Kohlhammer

Heiko Waller

Sozialmedizin

Grundlagen und Praxis

6., überarbeitete und erweiterte Auflage

Verlag W. Kohlhammer

Dieses Werk einschließlich aller seiner Teile ist urheberrechtlich geschützt. Jede Verwendung außerhalb der engen Grenzen des Urheberrechts ist ohne Zustimmung des Verlages unzulässig und strafbar. Das gilt insbesondere für Vervielfältigung, Übersetzungen, Mikroverfilmungen und für die Einspeicherung und Verarbeitung in elektronischen Systemen.

Die Wiedergabe von Warenbezeichnungen, Handelsnamen oder sonstigen Kennzeichen in diesem Buch berechtigt nicht zu der Annahme, dass diese von jedermann frei benutzt werden dürfen. Vielmehr kann es sich auch dann um eingetragene Warenzeichen oder sonstige gesetzlich geschützte Kennzeichen handeln, wenn sie nicht eigens als solche gekennzeichnet sind.

Es konnten nicht alle Rechtsinhaber von Abbildungen ermittelt werden. Sollte dem Verlag gegenüber der Nachweis der Rechtsinhaberschaft geführt werden, wird das branchenübliche Honorar nachträglich gezahlt.

6., überarbeitete und erweiterte Auflage 2007

Alle Rechte vorbehalten
© 1985/2007 W. Kohlhammer GmbH Stuttgart
Umschlag: Gestaltungskonzept Peter Horlacher
Gesamtherstellung:
W. Kohlhammer Druckerei GmbH + Co. KG, Stuttgart
Printed in Germany

ISBN 978-3-17-019170-9

Inhalt

Vorwort... 7

I Allgemeine Sozialmedizin... 9

1 Krankheit und Behinderung: medizinische und sozialwissenschaftliche Konzepte... 9
  1.1 Krankheit... 9
  1.2 Behinderung... 37

2 Krankheit, Behinderung und soziale Faktoren: Grundlagen und Ergebnisse der Epidemiologie... 41
  2.1 Grundlagen der Epidemiologie... 41
  2.2 Ergebnisse der Epidemiologie... 47
    2.2.1 Soziale Schicht und Krankheit... 54
    2.2.2 Arbeit, Arbeitslosigkeit und Krankheit... 58
    2.2.3 Migration und Krankheit... 62
    2.2.4 Geschlechtsrollen, Familienfaktoren und Krankheit... 64
    2.2.5 Umwelt und Krankheit... 65

3 Gesundheitswesen... 68
  3.1 Systemanalyse des Gesundheitswesens... 68
    3.1.1 Institutionen der Gesundheitsversorgung... 78
      3.1.1.1 Haushalte... 78
      3.1.1.2 Ambulante Versorgung... 80
      3.1.1.3 Stationäre Versorgung... 88
    3.1.2 Berufe im Gesundheitswesen... 90
  3.2 Systemgestaltung des Gesundheitswesens... 96
  3.3 Systembewertung des Gesundheitswesens... 101

4 Patienten im Gesundheitswesen... 104
  4.1 Patienten zu Hause... 104
  4.2 Patienten in ambulanten Einrichtungen... 108
  4.3 Patienten in stationären Einrichtungen... 111
  4.4 Selbsthilfe und Mitbestimmung im Gesundheitswesen... 114
    4.4.1 Selbsthilfe im Gesundheitswesen... 115
    4.4.2 Mitbestimmung im Gesundheitswesen... 118

5	Sozialmedizinische Praxis		122
	5.1	Prävention und Gesundheitsförderung	122
		5.1.1 Prävention	124
		5.1.2 Gesundheitsförderung	132
		5.1.3 Gesundheitsarbeit	136
	5.2	Beratung und Sozialtherapie	139
	5.3	Rehabilitation und Nachsorge	146
	5.4	Pflege und Sterbebegleitung	153
		5.4.1 Pflege	153
		5.4.2 Sterbebegleitung	163

II Spezielle Sozialmedizin ... 167

6	Körperliche Erkrankungen		167
	6.1	Herz-Kreislauf-Erkrankungen	168
		6.1.1 Medizinische Grundlagen	168
		6.1.2 Sozialmedizinische Grundlagen	169
		6.1.3 Sozialmedizinische Praxis	172
	6.2	Krebserkrankungen	175
		6.2.1 Medizinische Grundlagen	175
		6.2.2 Sozialmedizinische Grundlagen	177
		6.2.3 Sozialmedizinische Praxis	181
	6.3	Infektionserkrankungen, insbesondere AIDS	183
		6.3.1 Medizinische Grundlagen	186
		6.3.2 Sozialmedizinische Grundlagen	188
		6.3.3 Sozialmedizinische Praxis	191

7	Behinderungen	193
	7.1 Medizinische Grundlagen	193
	7.2 Sozialmedizinische Grundlagen	198
	7.3 Sozialmedizinische Praxis	201

8	Psychische, psychosomatische und Suchterkrankungen	217
	8.1 Psychiatrische Grundlagen	218
	8.2 Sozialpsychiatrische Grundlagen	225
	8.3 Sozialpsychiatrische Praxis	233

Literatur ... 245

Register ... 255

Vorwort

Das vorliegende Buch richtet sich in erster Linie an Studierende der Sozialarbeit, Sozialpädagogik, Soziologie, Psychologie, Gesundheitswissenschaft, Krankenpflege, Altenpflege etc., also an die nicht-ärztlichen Berufsgruppen, die im Gesundheitswesen tätig sind. Für diese Gruppen möchte das Lehrbuch einen Überblick geben über das Fachgebiet der Sozialmedizin einschließlich einer Einführung in die sozialmedizinische Krankheitslehre. Darüber hinaus will es – wie aus dem Untertitel deutlich wird – praktische Sozialmedizin vermitteln, auf Handlungsmöglichkeiten hinweisen, die psychosoziale und sozialmedizinische Arbeit im Gesundheitswesen ausmachen.

Sozialmedizin ist ein interdisziplinäres theoretisches und angewandtes Fachgebiet. Es verbindet die sozialwissenschaftliche mit der medizinischen Sichtweise von Krankheit und Behinderung und wendet sie in Prävention, Sozialtherapie und Rehabilitation praktisch an.

Aus dieser Definition leitet sich auch die Gliederung dieses Lehrbuches ab: Der erste Teil des Lehrbuches lässt sich als Allgemeine Sozialmedizin beschreiben und beschäftigt sich in fünf Kapiteln mit den Grundlagen sozialmedizinischer Theorie und Praxis. Der zweite Teil des Lehrbuches behandelt spezielle, d. h. auf die heutigen Haupterkrankungen bezogene Aspekte der Sozialmedizin und versucht damit zugleich, eine sozialmedizinisch orientierte Krankheitslehre zu vermitteln.

Das Buch ist aus den Erfahrungen meiner über dreißigjährigen Lehr- und Forschungstätigkeit geschrieben: Von 1974–1978 habe ich als Assistent am Institut für Medizin-Soziologie des Fachbereichs Medizin an der Universität Hamburg gearbeitet, seit 1979 bin ich als Professor für Sozialmedizin am Fachbereich Sozialwesen der Fachhochschule (jetzt Universität) in Lüneburg tätig. Seit 1992 leite ich die Sektion Gesundheitssoziologie und Sozialmedizin am Zentrum für Angewandte Gesundheitswissenschaften der Universität Lüneburg. Auch wenn das Buch primär aus der Sicht eines Wissenschaftlers geschrieben ist, so habe ich doch versucht, auch meine praktischen sozialmedizinischen Erfahrungen einzubringen. Diese habe ich in erster Linie in der Allgemeinmedizin und in der Sozialpsychiatrie gemacht.

Ich möchte mich bei allen meinen Studenten/innen und Kollegen/innen* bedanken, deren Anregungen, Diskussionen und Ermutigungen direkt oder indirekt in dieses Lehrbuch mit eingeflossen sind. Ein ganz besonderer Dank gilt Herrn Dr. Poensgen und Frau Reutter vom Lektorat des Kohlhammer-Verlags für die langjährige hervorragende Zusammenarbeit.

Lüneburg, Sommer 2007 *Heiko Waller*

---

* Aus Gründen der besseren Lesbarkeit wird im gesamten Text nur die männliche Form benutzt. Es sind Frauen und Männer in gleicher Weise gemeint.

I Allgemeine Sozialmedizin

Im 1. Teil dieses Buches beschäftigen wir uns in fünf Kapiteln mit den theoretischen und praktischen Grundlagen der Sozialmedizin. Im 1. Kapitel werden wir eine Reihe von unterschiedlichen Krankheitstheorien vorstellen und sie danach beurteilen, in welchem Maße sie geeignet sind, die heute vorherrschenden Krankheiten und Behinderungen unter besonderer Berücksichtigung ihrer sozialen Bezüge zu erklären. Mit der Epidemiologie dieser Krankheiten und Behinderungen befassen wir uns dann im 2. Kapitel. Wir benötigen dieses epidemiologische Wissen auch, um beurteilen zu können, ob und wie unser Gesundheitswesen, mit dem wir uns in Kapitel 3 beschäftigen, auf die Bewältigung der heutigen Gesundheitsprobleme ausgerichtet ist. Wir benötigen Kenntnisse über die sozialen Ursachen und über die sozialen Folgen der heutigen Krankheiten und Behinderungen, um Maßnahmen der Krankheitsvermeidung (Prävention), der sozialmedizinischen Beratung und Behandlung (Sozialtherapie), der Rehabilitation und Nachsorge sowie der Pflege und der Sterbebegleitung entwickeln und anwenden zu können. Mit diesen sozialmedizinischen Praxisfragen beschäftigt sich das Kapitel 5. Im Mittelpunkt auch der Sozialmedizin stehen die Patientinnen und Patienten. Um ihre Situation innerhalb und außerhalb des Gesundheitswesens geht es in Kapitel 4.

1 Krankheit und Behinderung: medizinische und sozialwissenschaftliche Konzepte

Bevor wir uns mit unterschiedlichen Theorien über Krankheit und Behinderung befassen, möchte ich anhand einiger Beispiele zeigen, dass sich Krankheit und Behinderung immer in einem sozialen Kontext präsentieren. Das erste Beispiel entstammt der Geschichte der Sozialmedizin.

1.1 Krankheit

Im Jahre 1849 wurde unter anderem der Pathologe R. Virchow vom Preußischen Gesundheitsministerium beauftragt, über die in Oberschlesien grassierende Typhus-Epidemie zu berichten und Vorschläge zu ihrer Eindämmung zu machen. Virchow hat die Ergebnisse seines Berichts in dem Buch: »Mitteilungen über die in Oberschlesien herrschende Typhusepidemie« zusammengefasst. Virchows Bericht ist eine brillante medizin-soziologische Analyse der durch Armut, Hunger und Ausbeutung gekennzeichneten Lebensbedingungen in Oberschlesien. Virchows Diagnose über die Ursachen der Typhusepidemie (der Erreger des Typhus war damals noch nicht bekannt, er wurde erst 30 Jahre später als Bakterium identifiziert) lautete:

»Aller Wahrscheinlichkeit nach sind es die lokalen Verhältnisse der Gesellschaft, welche die Form der Krankheit bestimmen, und wir können bis jetzt als ein ziemlich allgemeines Resultat hinstellen, daß die einfache Form umso häufiger ist, je armseliger und einseitiger die Nahrungsmittel und je schlechter die Wohnungen sind« (Virchow, 1848, S. 162).

Diese sozialökonomische Analyse des Zusammenhangs von benachteiligten Lebensbedingungen und Krankheit sowie die daraus abzuleitende Funktion der Medizin hat Virchow in späteren Arbeiten präzisiert. 1849 schrieb er:

»Die künstlichen Seuchen sind vielmehr Attribute der Gesellschaft, Produkte der falschen oder nicht auf alle Klassen verbreiteten Cultur; sie deuten auf Mängel, welche durch die staatliche und gesellschaftliche Gestaltung erzeugt werden und treffen daher auch vorzugsweise diejenigen Klassen, welche die Vortheile der Cultur nicht mitgenießen« (Virchow, 1849, S. 47).

In einer späteren Schrift prägte Virchow den viel zitierten Satz:

»Die Ärzte sind die natürlichen Anwälte der Armen und die soziale Frage fällt zu einem erheblichen Teil in ihre Jurisdiction« (Virchow, 1879, S. 4).

Ein weiteres Beispiel über die enge Verknüpfung medizinischer und sozialer Tatbestände stammt aus der Medizinsoziologie. In seiner heute ebenfalls schon »klassischen« Untersuchung »Krankheit in Regionville« untersucht der amerikanische Medizinsoziologe E. L. Koos (1954; deutsch 1967) Fragen der Krankheitsdefinition und des Krankheitsverhaltens von Angehörigen unterschiedlicher sozialer Schichten in einer Kleinstadt. So legte Koos unter anderem den Befragten eine Liste von Krankheitssymptomen vor und forderte sie auf, für jedes aufgeführte Symptom anzugeben, ob es einen Arztbesuch erforderlich machen würde. Das Ergebnis dieser Befragung ist in der Tab. 1.1 zusammengefasst.

Die Tabelle zeigt signifikante Unterschiede zwischen den Befragten unterschiedlicher sozialer Schichten: Befragte der Oberschicht (Gruppe I) maßen den meisten Symptomen eine besondere Bedeutung bei, während Angehörige der Mittelschicht (Gruppe II) und insbesondere Angehörige der Unterschicht (Gruppe III) bei den meisten Symptomen keinen Anlass für einen Arztbesuch sahen. Wir wollen an dieser Stelle nicht weiter auf die methodischen Schwierigkeiten bzw. Mängel dieser Untersuchung eingehen (z. B. auf das Problem der genauen Definition von Symptomen – was heißt z. B. »hartnäckiges« Rückenweh – oder auf das Problem der Diskrepanz von Einstellungen und tatsächlichem Verhalten), sondern im Wesentlichen auf die sozialschichtenspezifische Variabilität von Definitionen über behandlungsbedürftige Beschwerden, was eine Befragungsperson folgendermaßen ausdrückt:

»Wenn ich nur wüßte, was Sie eigentlich unter Krankheit verstehen? Manchmal habe ich mich elend gefühlt, daß ich mir am liebsten die Decke über die Ohren gezogen hätte, um zu sterben; aber ich mußte ja weiter machen, weil jemand sich um die Kinder kümmern mußte und wir außerdem nicht das Geld für einen Arzt hatten: Wie konnte ich da krank sein? ... Wie weiß man es überhaupt, daß man krank ist? Manche Leute können es sich leisten, sich ziemlich beliebig mit jeder Kleinigkeit ins Bett zu legen, aber die meisten von uns dürfen nicht krank sein – selbst wenn wir es nötig hätten« (Koos, 1967, S. 304).

1 Krankheit und Behinderung

Tab. 1.1: Krankheitsverhalten und Soziale Schicht
Prozentsatz von Befragten in jeder sozialen Gruppe, die bei spezifischen Symptomen die Notwendigkeit ärztlicher Konsultation bejahten*.

Symptom	Gruppe I (N = 51)	Gruppe II (N = 335)	Gruppe III (N = 128)
Appetitlosigkeit	57	50	20
Hartnäckiges Rückenweh	53	44	19
Fortgesetztes Husten	77	78	23
Hartnäckige Glieder- und Muskelschmerzen	80	47	19
Blut im Stuhl	98	89	60
Blut im Urin	100	93	69
Übermäßige Vaginalblutungen	92	83	54
Anschwellen der Fußknöchel	77	76	23
Gewichtsverlust	80	51	21
Zahnfleischbluten	79	51	20
Chronische Müdigkeit	80	53	19
Kurzatmigkeit	77	55	21
Hartnäckiges Kopfweh	80	56	22
Ohnmachtsanfälle	80	51	33
Schmerz im Brustkorb	80	51	31
Kloß in der Brust	94	71	44
Kloß im Unterleib	92	65	34

*Prozentsätze auf- und abgerundet
Quelle: Koos, 1954, S. 306

Wir werden in Kapitel 4 noch ausführlicher auf neuere Untersuchungen zum Gesundheits- und Krankheitsverhalten eingehen.

Unser drittes Beispiel bezieht sich auf ein sozialpsychologisches Experiment, das von dem amerikanischen Psychologen Rosenhan (1973) durchgeführt wurde und in der Öffentlichkeit sowie in der Wissenschaft teilweise zu spektakulären Reaktionen geführt hat. In dem von Rosenhan durchgeführten Experiment gelang acht Pseudopatienten – ausschließlich unter Simulation des Symptoms, sie würden Stimmen hören – die Aufnahme in verschiedene psychiatrische Anstalten. Die Pseudopatienten änderten nur ihren Namen und ihren Beruf, ließen aber ihre Lebensgeschichte unverändert, sie hörten auch sofort nach der Aufnahme auf, »Stimmen hören« zu simulieren. Keiner der Pseudopatienten wurde als solcher »entdeckt«. Bis auf einen Fall erhielten alle die Diagnose »Schizophrenie« und wurden im Durchschnitt nach 19 Tagen wieder entlassen. In vielen Fällen waren es die Mitpatienten, die die Versuchsperson als Pseudopatienten entlarvten.

Die Frage, der Rosenhan mit diesem Experiment nachgehen wollte, lautet, wie genau man psychisch Gesunde von psychisch Kranken unterscheiden kann und ob die Hauptcharakteristika, die zu Diagnosen führen, in dem Patienten selbst oder in seiner Umgebung liegen. Rosenhan negiert nicht die Existenz psychischer Erkrankungen. Was er in Frage stellt, ist die Angemessenheit psychiatrischen Diagnostizierens und psychiatrischen Handelns.

Zu diesen in der Rosenhan-Studie angesprochenen Fragen ist inzwischen eine große Fülle von Untersuchungen und Veröffentlichungen erschienen, insbesondere von Forschern, die dem sogenannten labeling-Ansatz – eine soziologische Theorie über abweichendes Verhalten – verpflichtet sind. Wir werden uns noch ausführlicher mit dieser Theorie und den Forschungsergebnissen beschäftigen.

Die zitierten Beispiele dokumentieren in unterschiedlicher Weise unsere Sicht, dass Krankheit und Behinderung sowohl *medizinische* als auch *sozialwissenschaftliche* Kategorien sind:

Eine Epidemie ist nur verständlich (und beherrschbar) vor dem Hintergrund der sozialen und ökonomischen Lebensbedingungen der Menschen: Ernährungssituation, Wohnungsverhältnisse, hygienische Verhältnisse inklusive Impfschutz sind die entscheidenden Merkmale dafür, ob sich ein Krankheitserreger ausbreiten kann oder nicht. Der Krankheitserreger ist die notwendige Bedingung einer Infektion, nicht jedoch hinreichend für seine epidemische Ausbreitung. Diese ist primär durch die sozioökonomischen Verhältnisse einer Gesellschaft (Gemeinde, Bevölkerungsgruppe etc.) bestimmt.

Ebenso ist das *Krankheitsverhalten* einer Bevölkerungsgruppe geprägt von psychischen und sozialen Faktoren, die außerhalb der eigentlichen Beschwerden bzw. Erkrankungen liegen, die Entscheidung aber, z. B. medizinische Hilfe aufzusuchen, ebenso stark mitbedingen wie die Art und die Intensität von Symptomen.

Und schließlich ist es auch die *Medizin* selbst, die mit ihren Krankheitstheorien, Einrichtungen, Berufen und therapeutischen Techniken als Institution der Gesellschaft auch Aufgaben übernimmt, die der sozialen Kontrolle dienen können und von daher als gesellschaftliche Ursachen von Krankheiten mitbedacht werden müssen.

Krankheitstheorien

Die Verknüpfung von medizinischen und sozialen Faktoren bei dem Phänomen Krankheit ist also vielfältig. Soziale Faktoren haben eine Bedeutung bei

- der Krankheitsentstehung,
- der Krankheitsdefinition,
- dem Krankheitsverhalten,
- den Krankheitsfolgen,
- der medizinischen Versorgung im Krankheitsfall.

Wir werden uns im Laufe dieses Buches mit allen genannten Aspekten beschäftigen, im Rahmen dieses 1. Kapitels soll nun aber die Verknüpfung medizinischer und sozialer Faktoren bei der *Krankheitsentstehung* ausführlicher betrachtet werden, und zwar aus der Perspektive unterschiedlicher Krankheitstheorien.

1 Krankheit und Behinderung

Krankheitstheorien lassen sich zuerst einmal danach einteilen, ob es sich um Laienkonzepte oder um wissenschaftliche Konzepte handelt. Faltermaier (1994, S. 88 ff.) hat sich ausführlich mit den *Laienkonzepten* (oder auch subjektiven Konzepten) von Krankheit beschäftigt. Er unterscheidet in seiner Literaturübersicht zwischen

- den Vorstellungen von kranken Menschen von ihrer spezifischen Krankheit,
- den Vorstellungen von relativ gesunden Laien von spezifischen Krankheitseinheiten und
- den Vorstellungen von relativ gesunden Laien von Krankheit im Allgemeinen.

An dieser Stelle soll auf die zuletzt genannten Vorstellungen etwas näher eingegangen werden (ebenda, S. 95 ff.):

»Das Wissen über Krankheit ist sozial organisiert und wird kulturell tradiert. Vorstellungen über Krankheit und Gesundheit sind nicht nur durch gesellschaftliche und soziale Verhältnisse geprägt. Sie können auch als kulturelles System verstanden werden, das in sozialen Gruppen und Gesellschaften von Generation zu Generation weiter getragen wird. Daher ist von der Existenz relativ eigenständiger Gesundheitskulturen und verborgener Wissensbestände in der Bevölkerung auszugehen; diese drücken sich etwa aus im Verhältnis zum Körper und zu körperlichen Phänomenen wie Schmerz, in der Bedeutung der Ernährung oder eben in den Laientheorien von Krankheiten und von ihren Ursachen.
Ein **historischer** Blick auf den **Wandel in den Vorstellungen von Krankheit,** wie in der Untersuchung von Herzlich und Pierret (1991) unternommen, zeigt die Eigenständigkeit der Laienkultur gegenüber dem medizinischen Diskurs, aber auch ihre wechselseitige Beeinflussung noch klarer. Krankheit wird immer am Körper wahrgenommen. Der Körper ist aber ebenso das Medium der Arbeit, der Lust und des Wohlbefindens, wie er der Sitz von Krankheit, Schmerz und Tod ist. Da die Interpretation des Körpers immer auch eine soziale Konstruktion ist, zeigt sich in der Wahrnehmung des kranken Körpers auch eine kulturelle Ordnung, ein Weltbild und ein Menschenbild. So wie in frühen Zeitaltern die Krankheit am veränderten und gepeinigten Körper ablesbar und mit Unglück, Sünde und dem Bösen verbunden war, so ist die moderne Krankheit unsichtbar, in einem stummen, äußerlich oft unversehrten Körper, der wie eine Maschine von der Medizin kontrollierbar ist.
Ähnlich wie das Verhältnis zum kranken Körper haben sich die Vorstellungen von der **Ursache** der Krankheit im historischen Verlauf verändert. Das einschneidende Ereignis einer Krankheit hat immer Erklärungen ausgelöst, die über das Körperliche hinausgehen. Bis zum Ende des 18. Jahrhunderts dominierten Erklärungen, die die Ursache von Krankheit in einer Strafe Gottes sahen oder – damit in engem Zusammenhang – in Störungen der Natur: Kalte, feuchte oder verdorbene Luft konnte ebenso zu Krankheit führen wie verdorbene Sitten. Die Vorstellung, daß Krankheiten durch Ansteckung entstehen können, war schon lange im Volk verbreitet, bevor sie im 19. Jahrhundert nach der Entdeckung der Bakterien auch von der Medizin übernommen wurde. Die heute sehr aktuelle Theorie, daß Krankheiten durch die moderne Lebensweise und Ernährung erzeugt werden, ist schon in der beginnenden Industrialisierung aufgekommen, als das Leben in den Städten und die Mangelernährung für die Entstehung von Krankheiten verantwortlich gemacht wurden. Gleichfalls entstand in dieser Phase der raschen Industrialisierung die Vorstellung, daß der Verschleiß durch Arbeit eine wesentliche Krankheitsursache ist. ... Heute stehen allerdings nicht mehr die körperlichen Abnutzungserscheinungen im Vordergrund, sondern nervöse Spannungen und die Überforderung im Beruf. Überhaupt rückten in neuerer Zeit mehr das Individuum und seine seelische Verfassung in den Mittelpunkt ätiologischer Vorstellungen. Die endogene Auffassung, Krankheit entstehe aus dem Individuum heraus, war zwar schon im 19. Jahrhundert präsent, damals stand aber noch die Idee einer Vererbung oder einer Störung der körperlichen Harmonie im Vordergrund. Heute dagegen wird immer mehr die seelische Verfassung, das Leiden an der eigenen Persönlichkeit als Ursache von Krankheit thematisiert; in der Psychosomatik wurde sie wissenschaftlich ausgearbeitet« (s. weiter unten).

Bevor wir uns mit den *wissenschaftlichen Krankheitstheorien* beschäftigen, sollte man sich mit folgender grundsätzlicher Einsicht vertraut machen: Diese unterschiedlichen Krankheitsmodelle sind *keine* konkurrierenden Theorien, d. h., sie schließen sich nicht gegenseitig aus, sondern sie betrachten das Phänomen Krankheit aus ganz unterschiedlichen Perspektiven und sind von daher alle mehr oder weniger zutreffend und – möchte man sich die Aufgabe stellen, ein kompliziertes Theoriegebäude von Krankheiten zu entwickeln – kombinierbar.

Um dies zu verdeutlichen, möchte ich ein Beispiel zitieren, das Armstrong (1994) gegeben hat. Die *Entstehung einer Depression* könnte z. B. vereinfacht wie folgt dargestellt werden: Schlechte Wohnbedingungen → Stress → Katecholamin-Mangel → Depression. Die Ursache der Depression kann also – je nach theoretischer Ausrichtung – sehr unterschiedlich gesehen werden:

So wird z. B. der *Sozialarbeiter*, der in einem Stadtteil mit vielfältigen sozialen Problemen konfrontiert ist, die Ursache der Depression einiger seiner Klienten in den *schlechten Wohnbedingungen* sehen.

Ein *Psychologe*, der beispielsweise in einer Beratungsstelle arbeitet, zu der der Sozialarbeiter seine Klienten geschickt hat, wird evtl. eher dazu neigen, die übermäßige *psychische Belastung* und die *geringe emotionale Unterstützung* als Ursache der Depression anzusehen.

Der *Psychiater*, der den gleichen Patienten in einem Landeskrankenhaus behandelt, wird mit großer Wahrscheinlichkeit eher der medizinischen *Theorie einer »endogenen« Depression* anhängen, die durch einen Katecholamin-Mangel gekennzeichnet ist.

Es stehen sich also drei verschiedene Erklärungen von Depression gegenüber: eine soziologische, eine psychologische und eine biomedizinische. Und es wird deutlich, wie unsinnig der häufige Streit zwischen den Vertretern biologischer und psychosozialer Richtungen in der Psychiatrie ist, wenn wir uns klarmachen, dass es Ursachen auf verschiedenen theoretischen Ebenen gibt und dass es ebenfalls logischerweise Interventionen auf verschiedenen Ebenen geben muss.

Gemeinwesenarbeit im Stadtteil, Psychotherapie und psychopharmakologische Therapie sind aus den jeweiligen theoretischen Ansätzen konsequent ableitbare Interventionen, nur mit – bezogen auf die Ursachenkette – unterschiedlicher zeitlicher Bedeutung: Gemeinwesenarbeit wäre eine präventive Intervention, d. h., sie will die Entstehung von Erkrankungen verhindern, während Psychotherapie und Psychopharmakotherapie unterschiedliche Ansätze der Behandlung sind zu einem Zeitpunkt, wo sich die Krankheit schon entwickelt hat.

Zwischen den Laiendefinitionen und den wissenschaftlichen Definitionen bzw. Theorien von Krankheit lässt sich die *sozialversicherungsrechtliche Definition von Krankheit* verorten: Danach ist Krankheit »ein regelwidriger körperlicher, geistiger oder seelischer Zustand, der Arbeitsunfähigkeit oder Behandlung oder beides nötig macht« (Bundessozialgericht 16. 5. 1972).

Wir wollen jetzt zu unserem Vergleich der unterschiedlichen Krankheitsmodelle zurückkommen und die einzelnen theoretischen Modelle etwas näher beschreiben.

1 Krankheit und Behinderung

Das biomedizinische Krankheitsmodell

Das biomedizinische Modell von Krankheit ist das die derzeitige Theorie und Therapie der Medizin (und des Gesundheitswesens) beherrschende Modell. Es gründet sich auf folgende Annahmen (vgl. Dubos, 1959):

(1) Jede Erkrankung besitzt eine *spezifische Ursache*.
(2) Jede Krankheit zeichnet sich durch eine *bestimmte Grundschädigung* aus. Diese Schädigung ist entweder in der Zelle lokalisiert, im Gewebe oder besteht in der Fehlsteuerung von mechanischen oder biochemischen Abläufen.
(3) Krankheiten haben typische äußere Zeichen *(Symptome)* und können von daher durch wissenschaftlich geschultes Personal (Ärzte) erkannt werden.
(4) Krankheiten haben *beschreibbare* und *vorhersagbare Verläufe*, sie verschlimmern sich ohne medizinische Intervention.

Zu den *spezifischen Ursachen* im biomedizinischen Krankheitsmodell zählen genetische Veränderungen, Mikroorganismen (Viren, Bakterien etc.), chemische (z. B. Asbest, Benzol), physikalische (z. B. Strahlen, Hitze), mechanische (z. B. Unfälle) und biochemische Einwirkungen (z. B. Insulinmangel). Die meisten »erblichen« Erkrankungen sind das Ergebnis eines – in den Einzelheiten noch weitgehend unverstandenen – Zusammenwirkens von Erbe und Umwelt. Nach einer von Schmidtke (2003, S. 61 ff.) vorgeschlagenen Einteilung lassen sich »erbliche Erkrankungen« im engeren Sinne von »genetisch bedingten Dispositionen« unterscheiden. Die erste Gruppe hat eine geschätzte Häufigkeit in der Bevölkerung von 0,5 %, zu ihr gehören – um nur zwei häufige Beispiele zu nennen – die Sichelzellkrankheit (Bildung deformierter roter Blutkörperchen, betroffen sind Bevölkerungen bestimmter tropischer und halbtropischer Gebiete mit einer Häufigkeit von 1:50) und die Trisomie 21 (Down-Syndrom, verursacht durch eine numerische Chromosomenaberration, mit einer Häufigkeit von 1:650 Geburten). Die 2. Gruppe der »genetisch bedingten Dispositionen« ist in ihrer Größenordnung nur sehr schwer abzuschätzen. Potentiell gehören hierzu alle multifaktoriellen chronischen Erkrankungen. Es wird davon ausgegangen, dass jeweils etwa 5–10 % dieser Erkrankungen auf die ganz überwiegende Wirkung eines Einzelgens zurückzuführen sind und sich dann auch als »familiäre Häufung« zeigen können.

Das biomedizinische Krankheitsmodell ist häufig kritisiert worden. Wir wollen diese Kritik hier etwas ausführlicher nachzeichnen, da sie zum Teil zur Entwicklung der später darzustellenden anderen Krankheitstheorien beigetragen hat. Wesentliche Aspekte dieser *Kritik* sind:

- Das biomedizinische Krankheitsmodell ist *einseitig biologisch* orientiert, es kann deshalb nur einen Teil der Krankheitsursachen erfassen.

So hat beispielsweise die schematische Übertragung des biomedizinischen Krankheitsmodells auf psychische Störungen und damit auf deren Thematisierung als Stoffwechseldefekte des Gehirns bis heute trotz immenser Forschungsanstrengungen nur begrenzte Einsichten gebracht. Bei der Erklärung der großen Gruppe psychosomatischer Erkrankungen (wie z. B. der Magersucht) musste das biomedizinische Krankheitsmodell vollständig »passen«. Doch auch einige der heutigen Volkskrankheiten werden durch das biomedizinische Modell nicht umfassend erklärbar. So erklären beispielsweise die Risikofaktoren Bluthochdruck, erhöhter Cholesterinspiegel und Rauchen nur ca. 50 % des Vorkommens des Herzinfarkts. Auch bei anderen chronischen Massenerkrankungen unserer Zeit – wie z. B. Krebs oder rheumatischen Erkrankungen – konnte das biomedizinische Krankheitsmodell nicht alle Ursachen aufdecken (über die sich daraus ergebende Notwendigkeit zur Entwicklung weiterer Krankheitsmodelle siehe später).

Die Erklärungskraft des medizinischen Krankheitsmodells lässt sich somit folgendermaßen darstellen (Schätzwerte):

```
100% ─── Infektionskrankheiten ─── Krebserkrankungen ─── Herz-Kreislauf-Krankheiten ─── Psychische Krankheiten ─── Psychosomatische Krankheiten ─── 0%
```

- Das biomedizinische Krankheitsmodell ist für die Bewältigung von Krankheiten nur begrenzt effektiv.

Diese insbesondere von McKeown aufgestellte These bezieht sich auf die Wirksamkeit der Medizin bei der Bekämpfung der Masseninfektionskrankheiten, also auf einen Bereich, in dem sich die Medizin besonders erfolgreich wähnt. McKeown konnte anhand ausführlichen statistischen Materials nachweisen, dass die bedeutendsten Einflüsse zur Gesundheitsverbesserung im letzten Jahrhundert primär umwelt-, ernährungs- und verhaltensbedingt waren und dass der Beitrag individuenbezogener Maßnahmen demgegenüber nur von drittrangiger Bedeutung ist. Als Beispiel für seine Argumentation soll der Einfluss der Entdeckung des Tuberkelbazillus (Medizinische Ätiologie), der Entwicklung von Streptomycin (Medizinische Therapie) und der Einführung der BCG-Impfung (Medizinische Prävention) auf den Rückgang der Tuberkulosesterblichkeit zitiert werden (vgl. Abb. 1.1).

Wie die Abb. 1.1 zeigt, erfolgte ein kontinuierlicher Rückgang der Tuberkulosesterblichkeit bereits lange vor der Entdeckung ihres Erregers im Jahre 1882, die wiederum keine statistisch nachweisbare deutliche Veränderung der Tuberkulosesterblichkeit zur Folge hatte. Die wesentlichen Ursachen des Rückgangs der Tuberkulosesterblichkeit in dieser Zeit sind in gesamtgesellschaftlichen Entwicklungen im Sinne einer Verbesserung von Arbeits-, Ernährungs- und Wohnbedingungen begründet.

»Die Geschichte der Tuberkulose verdeutlicht vielleicht besser als die irgendeiner anderen Infektion einen allgemeinen Gesichtspunkt über den Beitrag medizinischer Behandlung. Wirkungsvolles klinisches Eingreifen fand spät in der Geschichte einer Krankheit statt. Während des gesamten Zeitraums, in der sie zurückging, war dessen Beitrag klein, verglichen mit dem anderer Einflüsse. Waren auch die mit Tuberkulose verbundenen Probleme in der Mitte des

1 Krankheit und Behinderung

Abb. 1.1: Rückgang der Tuberkulosesterblichkeit

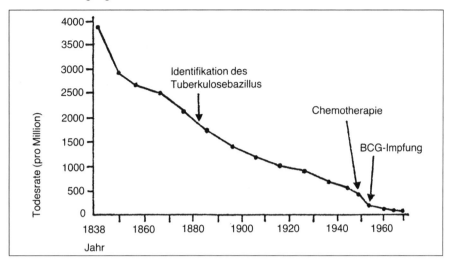

Quelle: McKeown, 1982, S. 136 (mittlere jährliche Todesraten für England und Wales, standardisiert auf die Bevölkerung von 1901)

20. Jahrhunderts kleiner als die im frühen 19. Jahrhundert, handelte es sich doch um eine verbreitete, oft tödliche Krankheit. Zwei ihrer Formen, die tuberkulöse Meningitis und die Miliartuberkulose, waren stets tödlich. Die Herausforderung an die medizinische Wissenschaft und Praxis bestand dann darin, den Rückgang der Sterblichkeitsrate zu beschleunigen und, wenn möglich, die Bedrohung durch diese Krankheit, die für fast zwei Jahrhunderte eine infektiöse Haupttodesursache gewesen war, zu beseitigen. Hierbei war die Medizin ungeheuer erfolgreich. Und es wäre genau so unvernünftig, die Errungenschaften zu unterschätzen, wie es unvernünftig wäre, die Tatsache zu übersehen, daß ihnen eine Verbesserung der Bedingungen vorausging, die dazu beitrug, daß Tuberkulose zu einer so schrecklichen Krankheit werden konnte. Es waren dies die geringere Widerstandskraft durch Unterernährung und ein hoher Ausgesetztheitsgrad durch Überbevölkerung« (McKeown, 1982, S. 140).

- Das biomedizinische Modell von Krankheit ist *individuenzentriert* und *kurativ* orientiert.

Diese Kritik schließt an die bisherige Kritik an. Eine überwiegend biologische und auf den einzelnen Menschen begrenzte Sichtweise von Krankheit kann logischerweise weder nicht-biologische noch außerhalb des einzelnen Menschen liegende Krankheitsursachen in den Griff bekommen. D. h., der gesamte Bereich der Prävention – also der Verhütung von Krankheit – durch andere als medizinische Maßnahmen bleibt ausgespart. Die Medizin wird erst wirksam und kompetent, wenn Krankheit bereits eingetreten ist. Doch durch die kurative Dominanz der Medizin bleiben nicht nur präventive Maßnahmen unterentwickelt, sondern ebenso rehabilitative Maßnahmen. Bei vielen der heutigen Massenkrankheiten kann von einer eindeutigen Heilung im Sinne der Wiederherstellung von Gesundheit nicht die Rede sein, ihr Verlauf ist vielmehr chronischer Natur und die Aufgabe der Medizin häufig auf die Verhütung der Verschlechterung oder von Rückfällen begrenzt. Da der Verlauf von Krankheiten aber nicht nur biologisch, sondern auch wesentlich psychosozial

determiniert ist, muss auch in diesem Bereich die Wirksamkeit der Medizin begrenzt bleiben.
- Das biomedizinische Modell stabilisiert die *Dominanz der Ärzte* im Gesundheitswesen und führt zur *Medikalisierung der Gesellschaft*.

Diese insbesondere von Illich (1977) vorgetragene Kritik des biomedizinischen Modells beinhaltet nicht nur die »Enteignung der Gesundheit« durch medizinische Experten, sondern darüber hinaus die Produktion von neuen Krankheiten durch die Medizin selbst. Nach Illich haben wir uns vom machtvollen Medizinsystem (insbesondere den Ärzten) abhängig gemacht, um unsere alltäglichen Probleme und Beschwerden zu lösen. Anstatt die Lösung dieser Probleme und Gesundheitsstörungen selbst in die Hand zu nehmen, lassen wir sie von Ärzten durch Medikamente, Psychotherapie oder andere Maßnahmen lösen. Dabei werden wir immer schwächer und abhängiger von Ärzten, und die Medizin selbst wird immer mächtiger. Dies hat auch zur Konsequenz, dass durch die Medikalisierung sozialer Probleme keine wirkliche Lösung dieser Probleme erfolgt, sondern nur eine Verschiebung in das Gesundheitswesen mit der Entstehung von medizinischen Karrieren und Krankheiten durch die vielfältigen »Nebenwirkungen« medizinischer Maßnahmen (Beispiel: Arbeitslosigkeit → Schlafstörungen → Schlafmittelgebrauch → Sucht). Auf die mit diesem Aspekt verwandte Kritik der gesellschaftlichen Kontrollfunktionen der Medizin werden wir später eingehen.

Da das biomedizinische Modell die Ärzte als die eigentlichen Experten für Gesundheit und Krankheit rechtfertigt, haben es andere Gesundheitsberufe schwer, im Gesundheitswesen entsprechend ihrer Bedeutung Fuß zu fassen. Auch dieser Aspekt wird uns noch ausführlicher beschäftigen (vgl. Kapitel 3).

Das psychosomatische Krankheitsmodell

Schwenkmezger (1992) unterscheidet psychoanalytische, psychobiologische und psychosoziale Theorie-Modelle der Psychosomatik. Allen genannten Richtungen ist gemeinsam, dass sie den Einfluss des Seelischen auf körperliche Erkrankungen des Menschen verfolgen. Sie unterscheiden sich in der Vorstellung darüber, wie sich Psychisches in Somatisches umsetzt.

- Zu den *psychoanalytischen Modellen* gehören das Konversionsmodell, das Modell krankheitsspezifischer Konflikte und das Alexithymie-Modell:

Im Konversionsmodell von Freud wird das Auftreten körperlicher Beschwerden bei intrapsychischen Konflikten als Folge der Umleitung psychischer Energien in den körperlichen Bereich erklärt. Der Ablauf lässt sich ganz grob folgendermaßen skizzieren:
1. Konflikt
2. Unfähigkeit, eine Lösung des Konfliktes zu finden → Verdrängung
3. Steigerung der inneren Spannung als Folge der Verdrängung führt zu
4. Angst, Depression, feindseliger Haltung
5. Konversion, Regression. Zuerst Stadium der »unorganisierten« Krankheit (funktionelle Störungen), dann eventuell »organisierte« Krankheit (Asthma bronchiale, Ulcus duodeni usw.).

Das Modell krankheitsspezifischer Konflikte von Alexander geht ebenfalls davon aus, dass eine psychosomatische Störung auf einem unbewussten emotionalen Konflikt basiert, dessen nicht abgeführte emotionale Spannung chronisch-vegetative Veränderungen auslöst. Abb. 1.2 zeigt, welche Erkrankungen mit welchen psychischen Konflikten Alexander in Verbindung bringt.

Im Alexithymie-Konzept wird die Manifestation psychosomatischer Erkrankungen auf die Unfähigkeit zurückgeführt, eigene Gefühle wahrzunehmen und adäquat auszudrücken.

- Die *psychobiologischen Modelle* werden in allgemeine und spezifische Modelle unterschieden:

»Allgemeine Modelle basieren auf der Überlegung, daß Basisemotionen wie Angst, Depression, Ärger, Wut, Trauer usw. zu einer Aktivierung des sympathischen Nebennierenmarksystems und des Hypophysen-Nebennierenrindensystems führen, welche dann ursächlich eine Erkrankung auslösen. Dies gilt vor allem dann, wenn eine Emotion chronifiziert, d. h. häufig und intensiv auftritt und über lange Zeit persistiert, obwohl sie möglicherweise ihre evolutionäre Bedeutung verloren hat« (Schwenkmezger, 1992, S. 6 [vgl. dazu die Ausführungen zum Stress-Modell der Psychosomatik weiter unten]). Spezifische Theorien beziehen sich dagegen auf einzelne Erkrankungen.

- Die *psychosozialen Modelle* werden in direkte, indirekte und interaktive Modelle eingeteilt:

»Bei den *direkten* Modellen wird davon ausgegangen, daß Emotionen ursächlich psychologische und physiologische Veränderungen des Organismus hervorrufen, die dann direkt zu einer Erkrankung führen, sei es, daß das Immunsystem beeinträchtigt oder die physiologische Reaktivität chronisch erhöht ist. Ein *indirekter Weg* liegt vor, wenn nach emotionaler Erregung Verhaltensweisen folgen, die ihrerseits Risikofaktoren darstellen (Rauchen, Drogenkonsum, unangemessenes Eßverhalten usw.) oder Emotionen das Vorsorgeverhalten oder die Compliance (Befolgung ärztlicher Anweisungen) beeinträchtigen (...). Bei interaktiven Modellen werden emotionale Dispositionen oder Prozesse postuliert, die Personen in die Konfrontation mit bedrohlichen Situationen einbringen und sie für Krankheiten anfälliger machen (Vulnerabilitätsaspekt). Emotionen können zu einer unangemessenen Krankheits*verarbeitung* führen, welche die Genesung oder Rehabilitation beeinträchtigt. Es ist aber auch denkbar, daß emotionale Prozesse oder Dispositionen eine krankheits*protektive* Funktion haben und entweder direkt oder kompensierend das Krankheitsrisiko bzw. präventives Verhalten fördern« (Schwenkmezger, 1992, S. 9).

Der Autor betont weiterhin, dass die genannten Modelle sich nicht gegenseitig ausschließen, sondern z. T. nur andere Akzentsetzungen vornehmen.

Die psychosomatische Medizin greift auch auf Laien-Vorstellungen über den Zusammenhang von Psyche und Soma zurück, die in der Alltagssprache eine lange Tradition haben. Jores (1981, S. 66 f.) hat eine Reihe dieser Äußerungen zusammengetragen:

I Allgemeine Sozialmedizin

Abb. 1.2: Schematische Darstellung der Spezifität psychosomatischer Erkrankungen

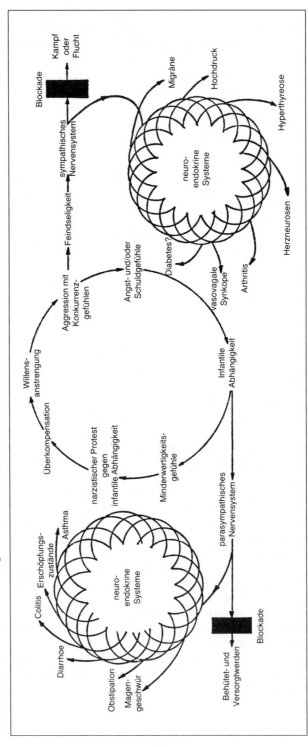

Quelle: Alexander, 1951

»*Herz*
Es drückt mir das Herz ab.
Man nimmt sich etwas zu Herzen.
Es bricht mir das Herz.

Verdauungsorgane
Es ist zum Kotzen.
Das ist ein schwerverdaulicher Bissen.
Der Bissen bleibt mir im Halse stecken.
Mein Hals ist mir wie zugeschnürt.
Das hängt mir zum Halse heraus.

Magen
Das schlägt mir auf den Magen.
Er frißt alles in sich hinein.
Er ärgert sich ein Loch in den Bauch.
Das liegt einem schwer im Magen.
Mir dreht sich der Magen um.
Das kann ich nur schwer verdauen.
Er reagiert sauer.

Gallenblase
Die Galle läuft mir über.
Man ärgert sich grün und gelb.
Man spuckt Gift und Galle.
Sich schwarz ärgern.

Stuhlgang
Er ist ein Korintenkacker.
Jemanden anscheißen.
Ich habe Schiß davor.
Ich bin durchgefallen.

Nieren
Das geht mir an die Nieren.
Auf Herz und Nieren prüfen.

Atmung
Es bleibt einem die Luft weg.
Es verschlägt mir den Atem.
Es stockt mir der Atem.
Man glaubt ersticken zu müssen.

Nase und Geruch
Ich kann einen Menschen nicht riechen.
Ich habe die Nase voll.
Er ist verschnupft über etwas.

Kopf
Sich den Kopf zerbrechen.
Dieses oder jenes kann einem Kopfschmerzen machen«

Die *Kritik* des psychosomatischen Krankheitsmodells ist ähnlich wie die Kritik am biomedizinischen Modell: Wenn auch eine weitere wichtige Ursachenvariable eingeführt wird (»Das Psychische«), so bleibt das Modell doch individualistisch und kurativ orientiert. Mit der Fixierung auf die übermäßige Bedeutung des Psychischen im Krankheitsgeschehen geraten der Psychosomatik zudem sehr häufig soziale Zusammenhänge aus dem Blickfeld. So bleiben beispielsweise Ergebnisse der *Umweltmedizin*, d. h. der direkten, ohne psychische Mechanismen vermittelten Beeinflussung von Gesundheit und Krankheit, außerhalb des Interesses psychosomatischen Denkens. Aber auch andere Zusammenhänge, die dem psychosomatischen Krankheitskonzept näher stehen – wie z. B. die Bedeutung des sogenannten *Typ-A-Verhaltens* in der Genese des Herzinfarkts (vgl. Kapitel 6) – werden häufig auf ihren psychologischen Gehalt reduziert und von ihren sozialen Zusammenhängen entkleidet. Schließlich darf im Hinblick auf die therapeutische Effizienz des psychosomatischen Modells nicht unerwähnt bleiben, dass die meisten Therapieformen zeitlich und ökonomisch sehr aufwändig sind und eine deutliche Mittelschichtenorientierung zeigen und somit die Hauptgruppe der besonders benachteiligten körperlich und psychosomatisch Leidenden nicht erreichen. Durch das am 1. 1. 1999 in Kraft getretene Psychotherapeutengesetz können nunmehr auch breitere Bevölkerungsschichten von einer psychotherapeutischen Behandlung profitieren.

Das *Stress-Modell der Psychosomatik* ermöglicht eine noch engere Verknüpfung zwischen psychologischen und physiologischen Abläufen im Organismus. Da es auch für das Verständnis des noch darzustellenden Stress- und Coping-Modells bedeutsam ist, werden wir es hier etwas ausführlicher darstellen:

I Allgemeine Sozialmedizin

Abb. 1.3: Stressreaktionen im Organismus

```
                    Hypothalamus
                   /            \
            Sympathikus        Hypophyse
           /          \              |
                                   ACTH
                                     |
    Organ-        Nebennieren-   Nebennieren-
  innervation       mark            rinde
                      |               |
                  Adrenalin-      Kortikoid-
                  freisetzung     freisetzung
```

Quelle: Seller, 1978, S. 35

Die Entwicklung des Stressmodells geht im Wesentlichen zurück auf die Arbeiten von Selye, Cannon, Wolff etc. Selye (1953) entdeckte eine immer gleiche Reaktion des Organismus auf unterschiedliche äußere belastende Einwirkungen (Stressoren wie Hitze, Kälte, Schock etc.). Die Reaktionen des Organismus (*Stressreaktionen*) teilte er wie folgt ein:

(1) Alarmstadium,
(2) Abwehrreaktion,
(3) Erschöpfungsstadium.

Dabei ließen sich im Einzelnen die in Abb. 1.3 skizzierten Abläufe im Organismus entdecken.

Die erhöhte Ausschüttung von *Katecholaminen* (Adrenalin und Noradrenalin) wirkt u. a. auf das Kreislaufsystem und erschließt somit wissenschaftlich ableitbare Möglichkeiten der Analyse von Ursachen der Kreislauferkrankungen (insbesondere Herzinfarkt) aus psychosozialen Stressoren. Über den Zusammenhang des Katecholaminstoffwechsels mit dem Serotoninstoffwechsel, der eine Bedeutung bei der Pathogenese der Depression hat, werden auch hier psychosoziale Erklärungen möglich. Darüber hinaus eröffnet die Bedeutung der erhöhten *Corticoid*-Ausschüttung für die Hemmung des körperlichen Abwehrsystems ein Verständnis für die psychosoziale Entstehung von Infektionen, sogenannten Autoaggressionserkrankungen bis hin zum Krebsgeschehen.

Dieses Modell lässt sich mit ganz unterschiedlichen Stressoren verknüpfen. Während Selye primär an den Wirkungen physikalischer und mechanischer Stressoren interessiert war, wandte z. B. Wolff (1950) das Stress-Konzept auf soziale Stressoren, Engel (1962) auf psychologische Stressoren an.

Die Faszination, die vom Stresskonzept ausgeht, ist verständlich, liefert es doch zum ersten Mal ein Erklärungsmodell von Krankheit, das Belastungs-

1 Krankheit und Behinderung

faktoren außerhalb des Körpers messbar mit Reaktionsabläufen innerhalb des Körpers auf eine Art verknüpft, die wissenschaftlichen Standards Rechnung trägt. Diese Faszination hat sich auch auf die Sozialmedizin und die Medizinsoziologie übertragen. Wie wir im nächsten Abschnitt sehen werden, entwickelten sie das Stresskonzept dahingehend weiter, dass sie die Bedeutung und Wirkung sozialer Stressoren analysierten und spezifizierten, insbesondere in Abhängigkeit von den jeweils gegebenen individuellen und kollektiven Bewältigungsmöglichkeiten (Coping) der von besonderen Belastungen betroffenen Individuen. Dies hat zu der Entwicklung des »Stress- und Coping-Modells« geführt, wobei heute der Bedeutung von Coping für die Entwicklung von Krankheit eine mindestens ebenso große Aufmerksamkeit zuteil wird wie der Bedeutung der Stressoren.

Das Stress-Coping-Krankheitsmodell

Das nun zu besprechende Krankheitsmodell steht in seiner theoretischen Fundierung zwischen dem psychosomatischen und den noch darzustellenden soziologischen Krankheitsmodellen. Es verknüpft in idealer Weise das organisch-somatische Geschehen mit sozialstrukturellen Bedingungen der Betroffenen über ihr psychosoziales Erleben (vgl. die ausführliche deutschsprachige Darstellung dieses Konzepts in Badura, 1981).

In Anlehnung an einen Vorschlag der beiden Medizinsoziologen L. und C. von Ferber lässt sich dieses Konzept wie in Abb. 1.4 skizzieren.

Die Intensität bzw. Pathogenität der Stressoren ist nicht unabhängig von den Möglichkeiten der Individuen, mit Belastungen umzugehen. Deshalb sprechen wir auch von einem Stress-Coping-Modell und heben damit die Bedeutung von unterschiedlichen Bewältigungsmöglichkeiten der Individuen im Umgang mit Belastungen als gleichberechtigten Mechanismus in der Krankheitsentstehung bzw. -vermeidung hervor. Bewältigungsmöglichkeiten können sowohl persönlicher wie kollektiver Natur sein. Unter persönlichen Bewältigungsmöglichkeiten verstehen wir das Gefühl, »Herr der Lage« zu sein und eine Reihe von Strategien zur Hand zu haben, um Probleme erfolgreich lösen zu können. Dabei ist auch von Interesse, dass inadäquate persönliche Bewältigungsaktivitäten – wie z. B. der Gebrauch von Alkohol – wiederum selbst als krankheitsverursachend wirken können.

Unter *kollektiven Bewältigungsmöglichkeiten* (soziale Unterstützung, soziales Netzwerk, soziale Integration etc.) verstehen wir das Vorhandensein von positiven sozialen Beziehungen primärer (Ehepartner, Familie, Freundschaften etc.) und sekundärer (Arbeitskollegen, Nachbarn, Vereine etc.) Art. Diese sozialen Bindungen wirken im Sinne der Gesunderhaltung bzw. Krankheitsbewältigung durch Abschirmung gegenüber sozialen Belastungen bzw. durch Hilfe bei deren Bewältigung.

Es ist offensichtlich, dass persönliche und kollektive Bewältigung vielfältig miteinander verbunden und zum Teil wiederum abhängig von sozialstrukturellen Bedingungen sind. So werden individuelle Persönlichkeits- und Verhaltensmerkmale wesentlich in der frühkindlichen Sozialisation erworben und sind somit gesellschaftlich vermittelt. Andererseits beeinflussen Art, Dichte und Dauer sozialer Beziehungen Persönlichkeitsmerkmale wie Selbst-

I Allgemeine Sozialmedizin

Abb. 1.4: Stress-Coping-Modell von Krankheit

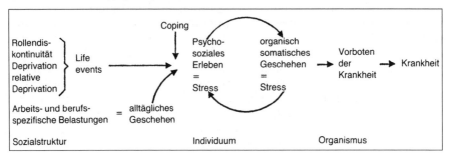

Quelle: L. u. C. Ferber, 1978, S. 45

bewusstsein, Optimismus etc., die wiederum entscheidend sind für die Ausprägung individueller Bewältigungsaktivitäten.

Badura (1981) unterscheidet folgende Stufen *sozialer Integration*:

- keine informellen Beziehungen (soziale Isolation),
- eher oberflächliche Bekanntschaften,
- enge Beziehungen,
- Confidentbeziehungen (engste Vertraute).

Er macht auf den interessanten Befund aufmerksam, dass für eine optimale soziale Integration das Vorhandensein von engen und weniger engen Beziehungen erforderlich ist.

Während Badura auf die Differenzierung sozialer Integration abhebt, hat der amerikanische Sozialpsychiater Caplan eine Systematik *sozialer Unterstützung* vorgelegt. Er unterscheidet:

(1) »Psychosoziale Hilfen wichtiger Bezugspersonen, die die psychischen Ressourcen des einzelnen mobilisieren und dadurch zur Meisterung emotionaler Belastungen beitragen.
(2) Praktische Hilfen, die den einzelnen bei der Bewältigung seiner Aufgaben entlasten.
(3) Finanzielle Unterstützung, materielle Unterstützung und kognitive Orientierungen zum Zurechtfinden in schwierigen sozialen Situationen« (Caplan, 1974, zit. n. Badura, 1981, S. 27).

Gerade diese Ausführungen von Caplan kennzeichnen die Bedeutung des Stress-Coping-Modells von Krankheit als theoretische Basis der Tätigkeit psychosozialer Berufe im Gesundheitswesen. Die idealtypische Beschreibung der Aufgaben z. B. des Sozialarbeiters im Gesundheitswesen umfasst ja diese von Caplan genannten Merkmale: materielle, finanzielle und praktische Unterstützung vermitteln, psychosoziale Hilfestellung geben, Beziehungen (wieder) herstellen, soziale Netze knüpfen helfen, z. B. durch Vermittlung in Selbsthilfegruppen, Gemeindeclubs etc.

Berkman und Syme (1979) haben zum gesundheitsfördernden Effekt sozialer Netzwerke und sozialer Unterstützung eindrucksvolle Forschungsergebnisse vorgelegt: Bei einer Zufallsauswahl von fast 7 000 Erwachsenen zeigte sich, dass Personen mit einem dichten Netz sozialer Bindungen ein weitaus geringeres Sterberisiko hatten (in einem 9-Jahres-Zeitraum nach der Untersuchung) als Personen mit weniger intensiven sozialen Kontakten. Diese Beziehung war unabhängig von Gesundheitsstatus, Sozialschicht, Gesundheitsverhalten hinsichtlich Rauchen, Trinken, Übergewicht, Bewegung und einigen anderen Faktoren.

Wir haben uns bisher primär mit der Frage der Bewältigungsstrategien beschäftigt. Doch auch im Hinblick auf die Art und Wirkung von *Stressoren* haben Sozialwissenschaftler inzwischen eine Reihe von Analysen und Forschungsarbeiten gemacht. Hier ist besonders die sogenannte »*life-event-Forschung*« zu nennen, die besonders belastende Lebensereignisse als krankmachende Stressoren thematisiert und – für die wissenschaftliche Akzeptanz des Konzepts wichtig – messbar macht. Lebensereignisse sind aber – abgesehen von »Schicksalsereignissen« – nicht unabhängig von sozialstrukturellen Bedingungen zu sehen, wie z. B. Brown (1976) gezeigt hat. Er unterscheidet:

- *Hintergrundmerkmale*, wie z. B. Soziale Schicht,
- *chronische Belastungen*, wie z. B. langdauernde Ehekonflikte,
- *akute Lebensereignisse* (life-events), die somit auf der Basis der oben genannten Faktoren Auslöse-Ereignisse (trigger) für die Herausbildung von Krankheit darstellen. Empirisch werden die genannten Merkmale in ausführlichen sog. *Intensivinterviews* erhoben, die auch die subjektive Bedeutung von Lebensereignissen für die Betroffenen mitberücksichtigen (so kann beispielsweise das Lebensereignis »Scheidung« je nach Ausgangssituation eine belastende wie auch entlastende Bedeutung haben).

Neben diesem sehr differenzierten Forschungsansatz gibt es auch eine etwas simplere Herangehensweise, soziale Stressoren zu bestimmen. Holmes und Rahe (1967) entwickelten anhand der Befragung einer repräsentativen Stichprobe der amerikanischen Bevölkerung über die Intensität der Belastung durch Lebensereignisse die sogenannte *Social Readjustment Rating Scale*. Die Höhe des Skalenwertes zeigt an, wie groß die Anstrengungen sind, die ein Individuum aufbringen muss, um nach einem bestimmten Lebensereignis wieder »Fuß zu fassen«. Diese Skala beinhaltet einen Katalog von 43 Lebensereignissen (vom Tod eines nahen Angehörigen, Ehescheidung, Verlust des Arbeitsplatzes, finanziellen Problemen bis hin zu kleinen Gesetzesübertretungen), die einer bestimmten Streßintensität zugeordnet sind und in Interviews abgefragt werden können.

In einer Reihe von empirischen Untersuchungen ist diese Skala mit unterschiedlichen Erkrankungen in Beziehung gesetzt worden. Dabei ließ sich die Hypothese der Autoren, dass die Wahrscheinlichkeit einer Erkrankung mit zunehmender Dichte von Lebensereignissen zunimmt, bestätigen. Allerdings sind die meisten dieser Untersuchungen retrospektiv angelegt, d. h., sie beziehen sich auf Interviews mit bereits erkrankten Personen über deren Lebensereignisse vor Eintritt der Krankheit, was erhebliche methodische Forschungsprobleme mit sich bringt.

Zur *Kritik* des Stress-Coping-Krankheitsmodells lassen sich folgende Gesichtspunkte anführen:

- Soziale Belastungen werden im Stresskonzept nur wirksam, wenn sie eine psychische Korrelation aufweisen. Direkte Einwirkungen des sozialen Umfeldes wie z. B. durch bestimmte Arbeitsvollzüge oder Schadstoffe in der Umwelt können im Stresskonzept nicht thematisiert werden.

I Allgemeine Sozialmedizin

- Die Erforschung der körperlichen Reaktionen auf Stressoren erfolgt zumeist in Laborsituationen oder in Tierversuchen, sodass die Übertragbarkeit der Ergebnisse auf den Menschen fraglich bleibt.
- Die festgestellten körperlichen Folgen unter chronischem Stress (wie z. B. Blutdruckerhöhung, vermehrte Ausschüttung von Harnsäure, Veränderung der Blutgerinnung etc.) sind eher als Krankheitsvorboten zu bezeichnen und konstituieren noch keine Krankheit im medizinischen Sinne.
- Die Ursachenkette: soziale Situation → Stress → Krankheit ist anhand retrospektiver Studien nicht immer eindeutig nachweisbar, insbesondere dann, wenn weitere Merkmale wie Bewältigung, soziale Unterstützung etc. einbezogen werden.

Trotz dieser Einschränkungen gehört das Stress-Coping-Konzept zu den wichtigsten Krankheitsmodellen der Sozialmedizin.

Das Verhaltensmodell von Krankheit

Das Verhaltensmodell von Krankheit geht davon aus, dass gesundheitsgefährdende Verhaltensweisen für die Entstehung heutiger Volkskrankheiten von Bedeutung sind. Das gilt insbesondere für das Rauchen, den übermäßigen Alkoholkonsum, für Über- oder Fehlernährung, riskantes Sexualverhalten sowie riskantes Verhalten im Verkehr oder am Arbeitsplatz. Der Zusammenhang zwischen diesen gesundheitsgefährdenden Verhaltensweisen und epidemiologisch bedeutsamen Krankheiten ist in vielen Untersuchungen empirisch nachgewiesen worden. So sind die gesundheitlichen Folgen des Rauchens seit langem gut erforscht und unumstritten: Ca. ⅓ aller Krebserkrankungen sind durch das Rauchen verursacht. Dabei sind insbesondere folgende Organe betroffen: Mundhöhle, Lunge, Kehlkopf, Speiseröhre, Harnblase, Niere, Bauchspeicheldrüse, Magen. Weiterhin werden ca. ¼ aller Herzinfarkttodesfälle sowie ein großer Teil der Erkrankungen an chronischer Bronchitis und an peripheren Durchblutungsstörungen – um nur die häufigsten zu nennen – auf das Rauchen zurückgeführt. Die Gesundheitsschäden durch Passivrauchen sind erst neuerdings ins Blickfeld der Wissenschaft und der Öffentlichkeit geraten. Dass auch das Passivrauchen die Krankheitsgefährdung erhöht, gilt inzwischen ebenfalls als unbestritten (Robert-Koch-Institut 2006, S. 107 f.).

Von Troschke hat ein Verhaltensmodell von Krankheit in einer älteren Arbeit (1979, S. 128) vorgestellt (vgl. Abb. 1.5). Er unterscheidet vier Motive des Risikoverhaltens, die längerfristig zu »Verhaltenskrankheiten« führen können:

(1) »Unter den Lebensbedingungen unserer Gesellschaft machen gesundheitsschädigende Verhaltensweisen für weite Bevölkerungsgruppen einen Großteil dessen aus, was als Lebensqualität gilt ...
(2) Risikoverhaltensweisen gehören zum »selbstverständlichen« Verhaltensrepertoire vieler sozialer Gruppen und vermitteln den Gruppenmitgliedern das Gefühl, dazuzugehören...
(3) Einmal konditionierte Verhaltensweisen werden zu liebgewonnenen Gewohnheiten, die reflexartig ablaufen ...
(4) Viele dieser Risikoverhaltensweisen (Rauchen, Alkohol, Essen, leichtsinniges Verkehrsverhalten) dienen als probate Mittel zur Entspannung und Abreaktion von Alltagskonflikten« (1979, S. 127).

1 Krankheit und Behinderung

Abb. 1.5: Das Verhaltensmodell von Krankheit

Quelle: v. Troschke, 1979, S. 128

Unter dem Titel »Kleine Freuden, kleine Fluchten – alltägliches Risikoverhalten und medizinische Gefährdungsideologie« (1986, S. 121) erörtert Franzkowiak umfassend das Konzept des Risikoverhaltens, und zwar u. a. in seinen unterschiedlichen wissenschaftstheoretischen Bezügen:

Im *biomedizinisch-epidemiologischen* Konzept der Risikofaktoren werden als Risikoverhalten »Handlungsweisen von Individuen und/oder Gruppen bezeichnet, die je nach Intensität, Dauer und wechselseitiger Interaktion zur Ausprägung sogenannter Risikofaktoren beitragen (wie etwa Alkoholkonsum und Bewegungsmangel) oder selbst als solche angesehen werden (wie das Rauchen). Risikofaktoren gelten ihrerseits als Vorläufer und Wegbereiter der chronisch-degenerativen Erkrankungen« (ebenda, S. 124).

Handlungstheoretisch werden Risikoverhaltensweisen »als spezifische Bewältigungsformen innerhalb einer belastenden Konstellation von Lebenszusammenhängen interpretiert. Damit sind sie aber nicht mehr die Verhaltenssache des Individuums allein, sondern Störungsindikator und Bearbeitungsversuch zugleich: von Brüchen in der normativen Struktur seiner soziokulturellen Umgebung, von erlebten, die eigenen Leistungs- oder Verarbeitungsgrenzen überschreitenden Belastungen, von unzureichenden sozialen Beziehungsgeflechten – oder von allen diesen Lebensumständen zusammen« (ebenda, S. 161).

In *sozialwissenschaftlich-psychoanalytischer* Sicht wird Risikoverhalten »als subjektiv sinnhaftes Element zwischen Krankheit und (idealisierter) Gesundheit gedeutet, das im biographisch ausgeprägten Sinnzusammenhang sozialen Handelns eines Individuums zu interpretieren ist (...). Riskantes Handeln wird als eine Art selbstschädigender Anpassung betrachtet; es ist konventionelles und normativ integriertes Handeln. Risikoverhalten, so lautet die Hypothese, stellt ein sozial legitimiertes und akzeptiertes, mit individuellem Sinn ausgestattetes Konfliktlösungsmuster dar« (ebenda, S. 162 f.).

Im Übergangsbereich zwischen »Risikoverhalten« und »Risikopersönlichkeit« lassen sich die von Gesundheitspsychologen formulierten Konzepte des Typ-A, -B und -C-Verhaltens ansiedeln, die in Beziehung zu speziellen Erkrankungen gebracht worden sind.

Friedman und Rosenman (1975) haben die Typologie des A-Typs und des B-Typs entwickelt. Damit werden Persönlichkeits- und Verhaltenseigenschaften charakterisiert, die mit einem besonders hohen (beim A-Typ) bzw. einem besonders niedrigen (beim B-Typ) Herzinfarktrisiko einhergehen. Ein Typ-A-Verhaltensmuster umfasst Eigenschaften wie Ehrgeiz, Arbeitseifer, Unfähigkeit zur Entspannung, latente Feindseligkeit, Ungeduld etc., der B-Typ die entgegengesetzten Merkmale. Während das Typ-A-Verhaltensmuster in der Herzinfarktforschung lange Zeit als Risikofaktor anerkannt war, bestehen hinsichtlich der Existenz eines unabhängigen krebsfördernden Typ-C-Verhaltensmusters eher Zweifel.

Faltermaier (2005, S. 112 ff.) hat den Stand der Diskussion kommentiert. Danach ist von einem nur schwachen Zusammenhang zwischen dem Typ-A-Verhaltensmuster und dem Auftreten koronarer Herzkrankheiten auszugehen, wobei sich die Forschung heute auf den Persönlichkeitsmerkmalskomplex Ärger, Feindseligkeit und Aggression sowie auf das Merkmal Depression konzentriert. Neue Erkenntnisse bestehen auch hinsichtlich der Bedeutung des Typ-A-Verhaltens bei der Herzinfarktrehabilitation: Hier scheint sich das Typ-A-Verhalten eher positiv im Sinne einer persönlichen Ressource auf den Rehabilitationserfolg auszuwirken. Im Zusammenhang mit der Forschung über das sog. Typ-C-Verhalten macht Schwarzer (2004) auf die fast unüberwindbaren methodischen Schwierigkeiten aufmerksam, die u. a. darin bestehen, dass es sich bei der Tumorgenese um ein über viele Jahre laufendes Geschehen handelt, sodass man kaum zwischen Ursache und Wirkung unterscheiden kann. Angesichts dieser Schwierigkeiten regt er an, sich auf die gesundheitspsychologische Verlaufsforschung zu konzentrieren, die danach fragt, welche Aspekte der Persönlichkeit oder des Krankheitsverhaltens sich bei bereits Erkrankten auf das Krebswachstum auswirken können.

Krankheit als abweichendes Verhalten: Das Devianz-Modell von Krankheit

Zwei soziologische Theorien abweichenden Verhaltens sind auf die Phänomene Gesundheit und Krankheit angewandt worden. Die erste Theorie – der *Strukturfunktionalismus* – beschäftigt sich – grob gesagt – mit der Beschrei-

1 Krankheit und Behinderung

bung und Analyse gesellschaftlicher Strukturen in ihrer Funktion für die Aufrechterhaltung eines sozialen Systems. Sie stellt die *soziale Kontrollfunktion der Medizin* in den Vordergrund. Es wird davon ausgegangen, dass die Medizin – ähnlich dem Rechtssystem oder der Kirche – Funktionen sozialer Kontrolle übernimmt, beispielsweise dadurch, dass sie über Arbeitsfähigkeit bzw. Arbeitsunfähigkeit entscheidet, oder dadurch, dass sie bestimmtes Verhalten als gesundheitsgefährdend und damit als unerwünscht definiert. In diesem Zusammenhang ist Krankheit abweichendes Verhalten, da Kranke aus ihren sozialen Rollenverpflichtungen (z. B. als Arbeitnehmer oder als Mutter) herausfallen. Die Aufgabe der Medizin bzw. der Ärzte ist es, dieses abweichende Verhalten »aufzufangen« und in konformes Verhalten zu verändern. Dieser Vorgang wird im *Konzept der Krankenrolle* von Parsons (1951) in vier Schritten beschrieben:

(1) Der Patient ist temporär von seinen normalen Rollenverpflichtungen befreit.
(2) Der Patient wird für seine Krankheit nicht verantwortlich gemacht.
(3) Der Patient hat die Verpflichtung, gesund werden zu wollen.
(4) Der Patient ist verpflichtet, fachkundige Hilfe aufzusuchen.

Dieses Konzept der Krankenrolle ist inzwischen vielfach als für die meisten der heutigen Massenkrankheiten unzutreffend kritisiert worden, insbesondere wegen der Tatsache, dass eine Heilung bei diesen Krankheiten häufig gar nicht möglich ist und eine Verantwortlichkeit des Patienten für seine Erkrankung zunehmend ins Feld geführt wird (Selbstverschuldung von Krankheiten durch Zigarettenrauchen, Übergewicht, Alkoholgenuss etc.). Bedeutsam bleibt aber die wichtige Funktion der Medizin, das abweichende Verhalten des Patienten zu legitimieren (Krankschreibung) und ihn soweit wie möglich von der Verantwortung für diesen Zustand zu entlasten. Dies erklärt auch, warum die Arztpraxis bzw. der Arzt im Gegensatz zu anderen sozialen Einrichtungen oder Berufen von Hilfesuchenden weitgehend ohne Schuldgefühle aufgesucht werden kann und auch wird, sehr häufig auch mit nicht-medizinischen Problemen. Die Einbeziehung von Sozialarbeitern in die ärztliche Praxis – wie z. B. in England – als nicht-stigmatisierte Möglichkeit des Aufsuchens von sozialer Hilfe hat hier ihre theoretische Basis.

Die zweite hier darzustellende soziologische Theorie abweichenden Verhaltens ist der *Stigmatisierungsansatz* bzw. *labeling-Ansatz*.

In den 60er- und 70er-Jahren hatte er eine große Bedeutung insbesondere im Hinblick auf das Verständnis psychischer Erkrankungen und psychiatrischer Institutionen sowie von Behinderungen (vgl. die »Klassiker« dieser Theorie Becker [1963]; Goffmann [1961 u. 1963]; Scheff [1966] sowie die deutschsprachigen Übersichtsarbeiten von Keupp [1972] und Trojan [1978]).

Auch dieser soziologische Ansatz liefert eine völlig andere Sichtweise von Krankheit als z. B. das medizinische Modell, insbesondere dadurch, dass er nicht an den biologischen Ursachen von Krankheit interessiert ist, sondern allein an Krankheit als *sozialer Definition*. Mit anderen Worten, die Ursachen primärer Devianz (d. h. die »ersten« Ursachen von Krankheit) sind für den labeling-Ansatz nicht bedeutsam. Bedeutsam ist allein die sekundäre Devianz, d. h. die Veränderung im Verhalten einer Person aufgrund der Tatsache, dass die primäre Devianz »einen Namen bekommt« (ein »Etikett« oder »label«),

I Allgemeine Sozialmedizin

der mit vielfältigen sozialen Bedeutungen und Verhaltenserwartungen verbunden ist. Hat dieses Etikett eine negative Bedeutung – wie in den meisten hier zu besprechenden Beispielen – so sprechen wir auch von einem »Stigma«. Dies sind zentrale Begriffe des Ansatzes, was sich auch an seinen unterschiedlichen Bezeichnungen als labeling-Ansatz, Etikettierungsansatz oder Stigmatisierungsansatz zeigt.

Sekundäre Devianz beginnt also in dem Augenblick, in dem primäre Devianz einen Namen bekommt, dies geschieht in der Medizin durch eine *Diagnose*. Eine Diagnose ist aber nicht nur eine wertfreie wissenschaftliche Bezeichnung, sondern beinhaltet eine Reihe von sozialen Vorstellungen, die zum Teil so ausgeprägt und festliegend (stereotyp) sind, dass der von der Diagnose Betroffene gar nicht anders kann, als sich nach diesen Verhaltenserwartungen zu richten, insbesondere dann nicht, wenn er sich in einer Krise befindet (was ja im Krankheitsfall fast immer der Fall ist), macht- und hilflos ist und nach neuen Orientierungen für sein Verhalten sucht. (Fragen Sie sich einmal selbst [oder gegenseitig], welche soziale Definition Sie z. B. von den folgenden Erkrankungen haben: Epilepsie, Tuberkulose, Krebs, Schizophrenie.)

Schließlich kann die durch den Prozess der Etikettierung verursachte Verhaltensänderung ausgeprägter sein als die durch die primäre Devianz bedingte. So bedeutsam die ärztliche Diagnose für den Beginn der sekundären Devianz ist, so wichtig sind medizinische Institutionen für die Aufrechterhaltung und Verstärkung dieses Verhaltens.

Am besten untersucht ist die *Wirkung psychiatrischer Krankenhäuser* auf die Veränderung des Verhaltens und der Identität von Personen, die dort über längere Zeit behandelt bzw. verwahrt wurden (vgl. z. B. Goffman, 1961). Diese Institutionen haben ihre eigenen Regeln und Routinen, die oft mehr dem reibungslosen Organisationsablauf dienen als den Patienteninteressen und dem Patienten häufig keinen Raum lassen für Privatheit, Eigenständigkeit, Freizügigkeit, sondern ihn vielmehr unter die neuen Verhaltensnormen zwingen. Was früher z. T. als krankheitsimmanenter Verlauf einer psychischen Störung angesehen wurde (medizinisches Modell), konnte mit Hilfe des labeling-Ansatzes z. T. als »*Institutionalismuseffekt*« erkannt werden (Barton, 1966). Wesentliche Elemente des Konzepts der *Gemeindepsychiatrie* oder der gemeindeorientierten Behindertenarbeit bauen auf diese Erkenntnis auf, indem sie die Krankenhausbehandlung oder Heimeinweisung gänzlich zu vermeiden oder aber zumindest abzukürzen versuchen (vgl. Kapitel 7 und 8).

Die *Kritik* des labeling-Ansatzes in seiner Bedeutung für die Erklärung von Krankheit ist – bezogen auf psychische Störungen – insbesondere von Gove, aber auch von Keupp (1972) und Trojan (1978) formuliert worden. Gove (1970) hält die Vorgehensweise des labeling-Ansatzes gänzlich für falsch, da dieser Ansatz die Tatsache negiere, dass psychiatrische Störungen existieren und Patienten aufgrund dieser Tatsache – und nicht aufgrund von Zuschreibungsprozessen – als psychiatrische Patienten behandelt werden.

Sozioökonomisches Krankheitsmodell

Das sozioökonomische Krankheitsmodell konzeptualisiert Krankheit als Ausdruck gesellschaftlicher Verhältnisse, insbesondere ihrer Produktionsbedingungen, Klassenunterschiede und Machtstrukturen. Aus marxistischer Perspektive sind insbesondere die Analysen von Navarro (1976 und 1978; vgl. auch Deppe 2005) interessant. Die Haupterkrankungen in kapitalistischen Gesellschaften sind nach seiner Auffassung primär sozioökonomisch erklärbar:

- *Psychosomatische Erkrankungen* sind die Folgen der Entfremdung des Individuums von der Gesellschaft, diese wiederum ist zum großen Teil bedingt durch den Mangel an Kontrolle der Bürger über ihre Arbeitsbedingungen und gesellschaftlichen Einrichtungen.
- *Arbeitsbedingte Krankheiten* sind die Folge der Tatsache, dass der Arbeitsprozess vom Kapital und nicht von den Arbeitern kontrolliert wird und somit Profitinteressen Vorrang haben vor Arbeitssicherheit und Arbeitszufriedenheit.
- *Krebserkrankungen* sind überwiegend durch Umweltfaktoren bedingt und treffen die Arbeiterklasse in ihren Wohngebieten weitaus stärker als die Mittelschichten.

Angesichts dieser Krankheitsbedingungen muss die Medizin, die die Ursachen von Krankheit primär in individuellem Fehlverhalten und biologischen Fehlregulationen sieht, versagen. Trotzdem ist das Medizinsystem in kapitalistischen Gesellschaften nicht nutzlos, im Gegenteil, es ist – nach Navarro – genau die Funktion der Medizin, die Menschen glauben zu machen, dass Krankheiten, die eigentlich ökonomisch und gesamtgesellschaftlich bedingt sind, individuell heilbar sind. In diesem Sinne legitimiere die Medizin das kapitalistische System und die herrschende Klasse.

Draper u. a. (1977) haben sich ausführlich mit der These auseinandergesetzt, dass in kapitalistischen Staaten die Produktion von Wohlstand unweigerlich mit der Erhöhung gesundheitlicher Risiken einhergehen muss, da die Produktionserhöhung einen Wert an sich darstellt und auf gesundheitliche Auswirkungen keine Rücksicht nimmt. Ihrer Arbeit ist auch die leicht gekürzte Tab. 1.2 entnommen, die sich in vielen Beispielen mit dem Konflikt zwischen »health and wealth«, also zwischen Gesundheit und Wohlstand, beschäftigt.

Eine *Kritik* des sozioökonomischen Krankheitsmodells könnte einerseits an der zugrunde liegenden Theorie selber ansetzen. Diese Kritik können wir in diesem Rahmen nicht leisten. Zum anderen ist jedoch kritisch anzumerken, dass diese Theorie ausschließlich den gesellschaftlichen Rahmen von Gesundheit und Krankheit thematisiert und keine Erklärungen über die Feinstruktur der Verknüpfung von z. B. »Entfremdung« und bestimmten Krankheiten liefert.

Ohne Frage liegt aber die Bedeutung des sozioökonomischen Krankheitsmodells in der konsequenten Erweiterung derjenigen Krankheitsmodelle, die auf medizinische oder psychologische Variablen begrenzt sind.

Ich habe in diesem Abschnitt versucht aufzuzeigen, dass Krankheit sowohl ein medizinisches als auch ein sozialwissenschaftliches Phänomen ist. Mir lag insbesondere daran zu verdeutlichen, dass unterschiedliche Theorien Krankheit ganz unterschiedlich definieren und aus ganz unterschiedlichen Blickwinkeln zu erklären versuchen. Damit wollte ich auch häufig geführten unfruchtbaren Diskussionen vorbeugen, die darum gehen, welches Krankheits-

I Allgemeine Sozialmedizin

Tab. 1.2: Gesundheit und Wohlstand

Krankheiten oder Risikobedingungen und ökonomische Kategorie	Beispiele	Spezielle Krankheiten, Risiken etc.
PRODUKTION		
(1) Bedingungen, die sich primär auf die Art und Organisation der Produktion beziehen	der Gebrauch verschiedener chemischer und anderer toxischer Stoffe in Bergbau, Industrie und Landwirtschaft	Berufskrankheiten und Arbeitsunfälle, z. B. Asbestose; verschiedene Haut-, Lungen-, Blasen- und andere Krebskrankheiten; Krankheiten durch Strahlen
	der rücksichtslose Gebrauch von kapitalintensiven Produktionsmethoden	Arbeitsunfälle z. T. tödlich; Arbeitslosigkeit und damit verbunden Angst, Depression, Alkoholismus, vermehrtes Rauchen mit der Folge von Bronchitis und Lungenkrebs
	zunehmender Einsatz von Arbeitskräften und passive, repetitive und maschinenähnliche Arbeitsvollzüge	Übergewicht; Arbeitsunfälle; Tabakkrankheiten; Alkoholismus; Langeweile und Stresskrankheiten
	Umweltverschmutzung	betrifft nicht nur die Arbeiter, sondern die gesamte Bevölkerung, auch in anderen Ländern (z. B. Bleivergiftung lokal, Vergiftungen durch Schwefeldioxid etc. bis weit in andere Länder)
(2) Bedingungen, die sich primär auf den Stand der Produktion beziehen	Zwang zur schädlichen Beschleunigung der Arbeitsvollzüge	Zunahme der Risiken von Arbeitsunfällen; Stressfolgen, z. B. vermehrter Tabakkonsum, Straßenverkehrsunfälle, Alkoholismus und Überernährung
	Zwang zur Nutzung neuer und nicht ausreichend geprüfter Energiequellen	Gesundheitsrisiken und Todesfälle durch Atomkraftwerke
	Zwang zur Anpassung an schädliche Formen des Gütertransports und der Arbeitsmobilität	Straßenverkehrsunfälle nicht nur von Lastwagen, sondern auch Bussen und Pkws; zerstörtes Familienleben

1 Krankheit und Behinderung

Krankheiten oder Risikobedingungen und ökonomische Kategorie	Beispiele	Spezielle Krankheiten, Risiken etc.
KONSUM		
(1) Bedingungen, die sich primär auf die Art und Organisation des Konsums beziehen	der Konsum von Produkten, die mit Gesundheitsrisiken und Unfallgefahren verbunden sind	Tabakkrankheiten; Zahnkaries und Süßigkeiten-, Schokoladen- und andere Zucker-Krankheiten incl. Überernährung und einige Diabetesformen; Kfz-Unfälle im Zusammenhang mit Alkohol-, Schlafmittel- und Tranquilizerkonsum; Vergiftungen durch Unkrautvernichtungs- und Schädlingsbekämpfungsmittel; Sprühdosen
	der Konsum von ernährungsunphysiologischen Produkten	verfeinertes Mehl und Zucker, d. h. schlackenarme Kohlehydrate (können zu Entzündungen und Krebs des Dickdarms führen)
	Risiken durch Industrieabfälle	Vergiftung durch Schwermetalle oder andere chemische und radioaktive Abfälle (der Arbeiter auf Mülldeponien oder allgemein durch Verseuchung des Grundwassers)
(2) Bedingungen, die sich primär auf den Stand des Konsums beziehen	Zwang zum Konsum von mehr Kalorien, z. B. Werbung zum »Mehr essen und mehr trinken«	Werbung, die zur Überernährung beiträgt und damit zu den Ursachen der Haupternährungsprobleme, Übergewicht und Folgekrankheiten wie z. B. Herzkrankheiten
VERTEILUNG		
Bedingungen, die sich primär auf die Ungleichverteilung von ökonomischen Möglichkeiten und Ressourcen beziehen	chronischer Fehlbedarf und Mängel in der Wohnungsversorgung und bei anderen Grundbedürfnissen trotz ständig steigender Produktion und steigendem Energieverbrauch	Unterkühlung; Erkrankungen der Atmungs- und Verdauungsorgane aufgrund mangelhafter Wohnungen und hygienischer Verhältnisse, Überbelegung, Obdachlosigkeit; Unfälle bei Kindern aufgrund des Fehlens sicherer und bedürfnisgerechter Spielmöglichkeiten insbesondere in Hochhäusern
	chronische Arbeitslosigkeit und Armut in Untergruppen der Bevölkerung	viele Ein-Eltern-Familien; Konzentration von Ausländern in überbevölkerten und verslumten Stadtgebieten mit hoher Arbeitslosigkeit; Arbeiter mittlerer und älterer Jahrgänge als Frühinvaliden; Landarbeiter mit nur wenig oder gänzlich ohne eigenes Land zum Gemüseanbau, zur Viehhaltung etc.; Armut und Arbeitslosigkeit verursachen Unter- und Fehlernährung, Angst, Depression, Tabak- und Alkoholkonsum etc.

modell denn nun eigentlich das »richtige« sei. Es gibt eben nicht nur *ein* »richtiges«, es gibt *mehrere* »richtige« Erklärungsmodelle, die ganz unterschiedliche Aspekte von Krankheit hervorheben und eine unterschiedliche Erklärungsreichweite haben: Je nachdem, ob es sich um Krankheit im Rahmen einer klinischen Diagnose, medizinischen Therapie, gesellschaftlichen Prävention oder sozialen Rehabilitation handelt, werden unterschiedliche Krankheitsmodelle eine jeweils unterschiedliche theoretische und praktische Bedeutung bekommen. Erst wenn wir alle diese verschiedenen Aspekte kombinieren, werden wir uns dem annähern, was unter Krankheit umfassend zu verstehen ist. Der Beitrag der Sozialwissenschaften zur Erklärung von Krankheit besteht also weder darin – wie Armstrong formuliert – zu sagen, dass »sozialwissenschaftliche Erklärungen besser sind, oder darin zu sagen, dass biologische Erklärungen falsch sind. Der Beitrag besteht in der Berücksichtigung einer großen Zahl kausaler Faktoren, die helfen sollen, Krankheitsätiologien besser zu verstehen und Krankheitsbehandlung effektiver zu gestalten« (Armstrong, 1994, S. 42).

Die bisher dargestellten Krankheitsmodelle kommen überwiegend aus einer wissenschaftlichen Disziplin, also der Biomedizin, der Psychologie oder der Soziologie. Wir wollen abschließend zwei Krankheitsmodelle vorstellen, die versuchen, die wichtigsten Merkmale aus diesen einzelwissenschaftlichen Modellen zu einem umfassenden Krankheitsmodell zu verbinden.

Das Risikofaktoren-Modell

Das Risikofaktorenkonzept ist ein *Multifaktorenkonzept* par excellence, d. h., es kombiniert – unter Verzicht auf eine einheitliche Theorie – Faktoren unterschiedlicher (medizinischer, psychologischer oder soziologischer) Herkunft, die sich als bedeutsam für die Entstehung bestimmter Krankheiten ergeben haben. So kann z. B. auch »Stress« ein Risikofaktor sein, sodass die gesamte Stresstheorie in das Risikofaktorenmodell integrierbar wird. Auch Verhaltens- und Persönlichkeitsmerkmale werden dadurch unter das Risikofaktorenkonzept subsumierbar, indem sie als »Risikoverhalten« (z. B. Rauchen) oder »Risikopersönlichkeit« (z. B. Typ-A-Persönlichkeit) bezeichnet werden. Das gleiche gilt für Umweltschadstoffe (z. B. Asbest), die dann ebenfalls als Risikofaktoren bezeichnet werden.

Dabei werden auch Versuche unternommen, eine Hierarchie der Risikofaktoren anzugeben, um die unterschiedlichen Faktoren (klinische, verhaltensbedingte, emotionale, soziale etc.) in ihrem Einfluss zu ordnen. So unterscheiden z. B. Schaefer und Blohmke (1978) in ihrer *»Hierarchie der Risikofaktoren«*

- *tertiäre* Risikofaktoren (Entstehungsbedingungen gesellschaftlicher Herkunft),
- *sekundäre* Risikofaktoren (psychologische und verhaltensmäßige Reaktionen) und
- *primäre* Risikofaktoren (Organreaktionen) (vgl. Abb. 1.6).

1 Krankheit und Behinderung

Abb. 1.6: Risikofaktorenmodell von Krankheit

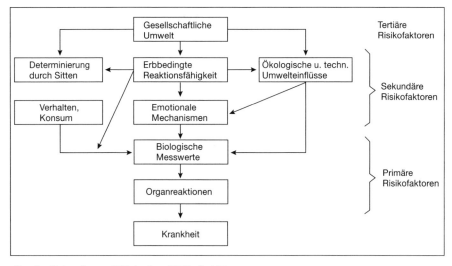

Quelle: Schaefer und Blohmke, 1978, S. 182

Für Schaefer und Blohmke ist mit dem Risikofaktorenmodell von Krankheit auch die gesellschaftliche Ätiologie vieler Krankheiten begründet:

»Das Prinzip, das in dieser Hierarchie der Risikofaktoren liegt, macht freilich deutlich, daß es (außer Naturkatastrophen, reinen Erbkrankheiten und in gewissem Ausmaß Infekten inclusive parasitären Krankheiten) *keine Krankheit geben kann, die nicht letztlich auch eine gesellschaftliche Ätiologie besitzt.* Die Erbanlage spielt bei der Krankheitsentstehung eine zwar wesentliche, immer aber die Rolle *eines* Faktors in einer multifaktoriellen Genese« (Schaefer u. Blohmke, 1978, S. 183).

In Tab. 1.3 sind Beispiele für den epidemiologischen Zusammenhang ausgewählter Risikofaktoren zu einigen Krankheiten aufgeführt.

Die *Kritik* am Risikofaktorenkonzept bezieht sich im Wesentlichen auf zwei Bereiche:

(1) auf die Definition von Risikofaktoren, die Kombination von Faktoren unterschiedlicher theoretischer Herkunft und auf die Annahme eines passiven Menschenbildes,
(2) auf die Ableitung von präventiven »massentherapeutischen« Interventionen aus dem Risikofaktorenkonzept.

Dabei ist wichtig zu berücksichtigen, dass Risikofaktoren keine Prädiktoren von Krankheiten sind, sondern nur Faktoren mit einer relativen pathogenen Wahrscheinlichkeit, die sich zudem immer nur auf Gruppenzusammenhänge und nie auf Einzelpersonen beziehen lassen. Auf Risikofaktorenmodelle basierende präventive Interventionsprogramme bleiben in ihrer Wirkung auf die Veränderung von Krankheitshäufigkeiten in einer gegebenen Bevölkerung somit für den einzelnen von nicht kalkulierbarem Wert.

I Allgemeine Sozialmedizin

Tab. 1.3: Zusammenhang zwischen Risikofaktoren und Krankheiten

Risikofaktoren	Krankheiten
Übergewicht	Diabetes mellitus, Herz-Kreislauf-Erkrankungen
Häufiger Zuckerkonsum	Zahnkaries
Ballaststoffmangel	Magen-Darm-Krankheiten Stoffwechselkrankheiten
Rauchen	Chronische Bronchitis Lungenkrebs Herz-Kreislauf-Erkrankungen
Bewegungsmangel	Erkrankungen des Stütz- und Halteapparates Herz-Kreislauf-Erkrankungen Stoffwechselkrankheiten Magen-Darm-Krankheiten
Alkoholmissbrauch	Leberzirrhose
Bluthochdruck	Schlaganfall Herzinsuffizienz Herzinfarkt
Stress → Bluthochdruck	Nierengefäßerkrankungen
Fehlhaltungen/einseitige Belastungen	Erkrankungen des Stütz- und Halteapparates
Schadstoffe am Arbeitsplatz bzw. in der Umwelt (z. B. Strahlen, Asbest, Teer etc.)	allergische Reaktionen Krebs

Quelle: AOK Hamburg, o. J.

Das sozialepidemiologische Modell

Das von Badura (1983) vorgelegte sozialepidemiologische Modell der Krankheitsentstehung (vgl. Abb. 1.7) kombiniert ebenfalls Merkmale aus unterschiedlichen einzelwissenschaftlichen Modellen: aus dem sozioökonomischen Krankheitsmodell die Merkmale Soziale Schichtung, Arbeits- und Wohnbedingungen, aus dem Stressmodell die akuten und chronischen Stressreaktionen, aus dem Stress-Coping-Modell die Merkmale Stressreaktionen und Soziale Unterstützung, aus dem Verhaltensmodell die Merkmale Lebensstil und Bewältigungsstrategien, aus dem psychosomatischen Modell die Merkmale Persönlichkeit und Verhaltenstypen, aus dem biomedizinischen Modell die Merkmale genetische Faktoren und somatische Risiken etc.

Im Unterschied zum Risikofaktorenmodell sind diese Merkmale aber nicht nur statistisch aufeinander bezogen (als Risikofaktoren, die statistisch mit einer Krankheit korrelieren), sondern sie haben auch einen inhaltlich-theoretischen Bezug und stehen in einem hierarchischen sowie Wechselverhältnis zueinander. Ihre Bedeutung in einem Krankheitsmodell ist darüber hinaus sozialepidemiologisch begründet.

Abb. 1.7: Sozialepidemiologisches Modell der Krankheitsentstehung und -verhütung

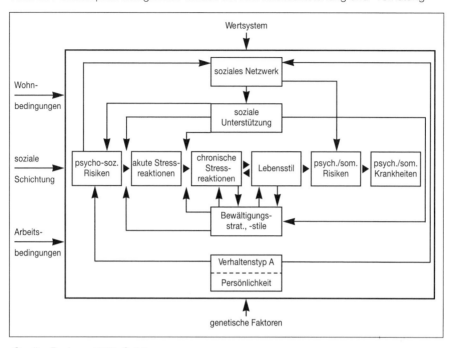

Quelle: Badura, 1983, S. 34

1.2 Behinderung

Hensle und Vernooij (2002, S. 18) unterscheiden auf der Basis von Bleidick (1976) vier Sichtweisen (Paradigmata) von Behinderung (Tab. 1.4):

Diese vier Erklärungsmodelle von Behinderung stimmen weitgehend überein mit einigen der Krankheitsmodelle, die wir im vorausgehenden Abschnitt dargestellt haben: das *personenorientierte Modell* mit dem medizinischen Modell, das *interaktionistische Modell* mit dem labeling-Modell, das *systemtheoretische Modell* mit dem strukturfunktionalistischen Modell und das *politökonomische* mit dem sozioökonomischen Modell.

In der Wissenschaft wie auch in der Behindertenpolitik hat sich in den letzten Jahren ein deutlicher Wandel vom medizinischen Modell zum soziologischen Modell vollzogen: Im Zentrum des Verständnisses von Behinderung steht nicht mehr die Schädigung oder die Funktionseinschränkung, sondern die »behinderte gesellschaftliche Teilhabe«. So heißt es im § 2 des SGB IX »Rehabilitation und Teilhabe behinderter Menschen« aus dem Jahr 2001:

(1) »Menschen sind behindert, wenn ihre körperliche Funktion, geistige Fähigkeit oder seelische Gesundheit mit hoher Wahrscheinlichkeit länger als sechs Monate von dem für das Lebensalter typischen Zustand abweichen und daher ihre Teilhabe am Leben in der Gesellschaft beeinträchtigt ist. Sie sind von Behinderung bedroht, wenn die Beeinträchtigung zu erwarten ist.

I Allgemeine Sozialmedizin

Tab. 1.4: Vier Paradigmata von Behinderung

Behinderung ist ...	Behinderung als ...	Bezeichnung des Paradigmas
(1) ein medizinisch fassbarer Sachverhalt	medizinische Kategorie	individual-theoretisches (personenorientiertes)
(2) eine Zuschreibung von sozialen Erwartungshaltungen	Etikett	interaktionstheoretisches (interaktionistisches)
(3) ein Systemerzeugnis der Leistungsdifferenzierung	Systemfolge	system-theoretisches
(4) durch die Gesellschaft gemacht	Gesellschaftsprodukt	gesellschafts-theoretisches (politökonomisches)

Quelle: Hensle und Vernooij, 2002, S. 18

(2) Menschen sind im Sinne des Teils 2 schwerbehindert, wenn bei ihnen ein Grad der Behinderung von wenigstens 50 vorliegt und sie ihren Wohnsitz, ihren gewöhnlichen Aufenthalt oder ihre Beschäftigung auf einem Arbeitsplatz im Sinne des § 73 rechtmäßig im Geltungsbereich dieses Gesetzbuches haben.

(3) Schwerbehinderten Menschen gleichgestellt werden sollen behinderte Menschen mit einem Grad der Behinderung von weniger als 50, aber wenigstens 30, bei denen die übrigen Voraussetzungen des Absatzes 2 vorliegen, wenn sie infolge ihrer Behinderung ohne die Gleichstellung einen geeigneten Arbeitsplatz im Sinne des § 73 nicht erlangen oder nicht behalten können (gleichgestellte behinderte Menschen).«

In diese Definition von Behinderung sind Teile der Internationalen Klassifikation der Funktionsfähigkeit, Behinderung und Gesundheit (International Classification of Functioning, Disability and Health = ICF) eingegangen. Die ICF wurde 2001 von der WHO vorgelegt und von einem Arbeitskreis von Fachleuten unter der Leitung von Schuntermann in eine deutschsprachige Fassung gebracht (DIMDI 2004). Sie löst die seit 1980 gültige und ebenfalls von der WHO entwickelte Internationale Klassifikation der Schädigungen, Fähigkeitsstörungen und Beeinträchtigungen (International Classification of Impairments, Disabilities and Handicaps = ICIDH) ab.

Bereits die ICIDH beinhaltete eine mehrdimensionale Definition von Behinderung, allerdings mit einer deutlichen Betonung auf der Bedeutung der Schädigung: Der Behinderung liegt eine Schädigung zugrunde, die unterschiedliche Ursachen haben kann, z. B. kann ein Unfall aber auch ein Knochenkrebs zur Amputation eines Beines führen und damit zur erheblichen Einschränkung der Bewegungsfunktion. Ob aus dieser Behinderung eine soziale Beeinträchtigung wird, liegt wesentlich an den Arbeits- und Lebensbedingungen, den Hilfsmöglichkeiten, die dem Behinderten zuteil werden, und an der sozialen Definition der Behinderung und weniger an der Ursache und der Art der funktionellen Einschränkung: Ob der Betroffene auf Krücken geht und arbeitslos ist, anstatt mit einer Prothese versorgt zu sein und evtl. einen neuen Beruf zu erlernen, ist für die Benachteiligung, die soziale Definition und die eigene Identität entscheidender als die Ursache der funktionellen Einschränkung.

Die neue Klassifikation ICF hat diese sozialen Aspekte des Behindertseins konsequent in den Mittelpunkt gerückt (Abb. 1.8).

1 Krankheit und Behinderung

Abb. 1.8: Das bio-psycho-soziale Modell der ICF

Quelle: Bundesarbeitsgemeinschaft für Rehabilitation, 2006, S. 11

Begrifflichkeit, Modell und Bedeutung der ICF für die Rehabilitation werden sehr anschaulich von der Bundesarbeitsgemeinschaft für Rehabilitation dargestellt:

»Die ICF stellt auf Aspekte der funktionalen Gesundheit und ihre Zusammenhänge ab ... Danach gilt eine Person als funktional gesund, wenn vor ihrem gesamten Lebenshintergrund (Konzept der *Kontextfaktoren*)
1. ihre körperlichen Funktionen (einschließlich des geistigen und seelischen Bereichs) und ihre Körperstrukturen allgemein anerkannten (statistischen) Normen entsprechen (Konzept der *Körperfunktionen- und strukturen*),
2. sie all das tut oder tun kann, was von einem Menschen ohne Gesundheitsproblem (ICD) erwartet wird (Konzept der *Aktivitäten*), und
3. sie ihr Dasein in allen Lebensbereichen, die ihr wichtig sind, in der Weise und dem Umfang entfalten kann, wie es von einem Menschen ohne Beeinträchtigung der Körperfunktionen oder- strukturen oder der Aktivitäten erwartet wird (Konzept der *Teilhabe an Lebensbereichen*).

Damit wird die rein bio-medizinische Betrachtungsweise verlassen. Zusätzlich zu den bio-medizinischen Aspekten (Körperfunktionen und –strukturen), die die Ebene des Organismus betreffen, werden Aspekte des Menschen als handelndes Subjekt (Aktivitäten) und als selbstbestimmtes und gleichberechtigtes Subjekt in Gesellschaft und Umwelt (Teilhabe) einbezogen. Die genannten Aspekte gleichsam umhüllend, werden die *Kontextfaktoren* der betreffenden Person in die Betrachtung einbezogen, d. h. alle externen Gegebenheiten der Welt, in der die betreffende Person lebt (Umweltfaktoren), sowie ihre persönlichen Eigenschaften und Attribute (personenbezogene Faktoren). Kontextfaktoren können sich positiv oder negativ auf die formale Gesundheit auswirken.

Im Gegensatz zum bio-medizinischen Modell (ICD) wird im bio-psycho-sozialen Modell (ICF) der Zustand der funktionalen Gesundheit einer Person als das Ergebnis der Wechselwirkung zwischen der Person mit einem Gesundheitsproblem (ICD) und ihren Kontextfaktoren aufgefasst. Eine Beeinträchtigung der funktionalen Gesundheit einer Person ist das Ergebnis der negativen Wechselwirkung zwischen dem Gesundheitsproblem (ICD) einer Person und ihren Kontextfaktoren. Jede Beeinträchtigung der funktionalen Gesundheit wird in der ICF *Behinderung* genannt« (2006, S. 10 f.; zur Bedeutung der ICF für die Soziale Arbeit vgl. Keel, 2003).

Eine ethisch-philosophische Diskussion von Behinderung hat u. a. Stadler (1992, S. 180) geführt:

»Wenn Behindertsein bedeutet, bestimmte Lebensvollzüge nicht oder nur unter erschwerten Bedingungen ausführen zu können, so ist es eine Existenzweise, die jeden Menschen im Lauf seines Lebens erfaßt. Eine Selbsthilfegruppe definierte Behinderung wie folgt: Behindert ist, wer Hilfe braucht. Und wer könnte von sich sagen, daß er ohne die Hilfe anderer Menschen existiert? In diesem Verständnis sind Menschsein und Behinderung ein Korrelat: Sie stehen in einem wechselseitigen Verhältnis zueinander und kennzeichnen die menschliche Existenz. Behinderung ist keine »Minus-Variante des Normalen«, denn das »Normale« an sich gibt es gar nicht; es ist nur als Bandbreite von Verhaltensweisen real, die von einer statistischen Mehrheit repräsentiert werden. Auch gibt es bekanntlich keine Definition von »Behinderung«, die alle individuellen und sozialen Beeinträchtigungen erfaßt ... Menschsein ist repräsentiert durch die Vielfalt der Daseinsformen, zu denen auch das Behindertsein gehört. Therapeutisches und pädagogisches Handeln muß auf Bewahrung und Entfaltung des Menschen auf jeder Altersstufe und in jeder Seinsweise gerichtet sein. Wir können nicht wissen, was aus einem schwerstbehinderten Menschen wird, wenn wir nicht bereit sind, ihn durch Pflege, Erziehung und Bildung zu fördern. Ethik muß deshalb auf Bewahrung des Lebens und nicht auf dessen Bewertung gerichtet sein. Positive Einstellungen zu Behinderten und deren uneingeschränkte Akzeptanz sind die Basis der Rehabilitation.«

Im folgenden Kapitel werden wir die wichtigsten epidemiologischen Daten über die heute in der Bevölkerung vorherrschenden Krankheiten und Behinderungen zusammenfassend referieren. Wir werden sehen, dass wir immer mehrere theoretische Modelle benötigen, um Krankheit und Behinderung in ihrer Ganzheit und in ihrem sozialen Kontext begreifen zu können.

2 Krankheit, Behinderung und soziale Faktoren: Grundlagen und Ergebnisse der Epidemiologie

Sicherlich wird sich der eine oder andere Leser fragen, warum er sich als Sozialarbeiter, Psychologe oder Gemeindeschwester etc. mit diesem Gebiet beschäftigen soll. Dazu möchte ich folgendes *Beispiel* geben:

In einer Psychosozialen Arbeitsgemeinschaft (ein Zusammenschluss von in der psychiatrischen Versorgung tätigen Berufsgruppen, vgl. Kapitel 5 und 8) einer Stadt wird die Frage diskutiert, ob die vorhandenen Einrichtungen für die Behandlung von Alkoholikern eigentlich ausreichend sind. In der Erörterung taucht bald die Frage auf, wie viele Alkoholkranke in der Bevölkerung der Stadt (mit z. B. 80 000 Einwohnern) leben. Zwar sind die verschiedenen mit Alkoholproblemen befassten Mitarbeiter der Psychosozialen Arbeitsgemeinschaft natürlich imstande, die von ihnen betreuten Alkoholkranken zahlenmäßig zu nennen (der Sozialarbeiter im Gesundheitsamt, der Krankenhaussozialarbeiter, der Psychologe in der Beratungsstelle, der Pädagoge in der Erziehungsberatungsstelle, der Arzt des Landeskrankenhauses etc.), doch wird bald deutlich, dass es sich dabei nur um einen Ausschnitt des Problems handelt, nämlich nur um die bereits in Behandlung befindlichen Patienten, die »Spitze des Eisberges«. Ein anderer Vorschlag beinhaltet, von der Gesamtzahl der behandlungsbedürftigen Alkoholiker in Deutschland auszugehen (ca. 4 Millionen bei ca. 80 Millionen Einwohnern) und diese Zahl auf eine Bevölkerung von 80 000 zu beziehen. Die sich ergebende Zahl von 4000 behandlungsbedürftigen Alkoholkranken ist dann doch für die meisten überraschend hoch, und die Diskussion konzentriert sich auf das Problem der Definition von Alkoholismus. Außerdem wird eingewandt, dass eine solche Vorgehensweise nicht die spezifischen Charakteristika einer Region (wie z. B. Altersstruktur, Arbeitslosenquote, Geschlechtsverteilung etc.) berücksichtigt.

Dieses Beispiel zeigt, wie schwierig es ist, zu verlässlichen Daten über die Häufigkeit von bestimmten Krankheiten zu kommen, und wie notwendig andererseits diese Daten für die Planung und Bewertung von Einrichtungen und Maßnahmen der Gesundheitsversorgung sind.

2.1 Grundlagen der Epidemiologie

Bevor wir die wichtigsten Ergebnisse der Sozialepidemiologie referieren, sollen einige Hinweise zum besseren Verständnis der speziellen Methoden und Begriffe der Epidemiologie gegeben werden. Im Hinblick auf die Probleme des Messens in der Epidemiologie, Fragen der Reliabilität und Validität, Fragebogenerstellung, Interviewdurchführung, Stichprobenproblematik und insbesondere zur statistischen Auswertung von Ergebnissen verweisen wir auf Lehrbücher der empirischen Sozialforschung und Statistik.

Die *Epidemiologie ist die Methode der Sozialmedizin*. Sie befasst sich mit der Beschreibung und Analyse der Verteilung von Krankheiten und deren Ursachen und Folgen in der Bevölkerung. Pflanz formuliert die wesentlichen *Aufgaben der Epidemiologie*:

(1) »Untersuchung physiologischer Variablen in Beziehung zu anderen Variablen der Bevölkerungsgruppen;
(2) Untersuchung kausaler Krankheitsfaktoren. Hier wird Krankheit in Abhängigkeit von Variablen physikalischer, chemischer, psychologischer und sozialer Natur untersucht, die innerhalb oder außerhalb des individuellen Organismus liegen können. Man kann durch epidemiologische Beobachtungen Zusammenhänge aufdecken, die wesentliche Hinweise auf kausale Beziehungen geben. Der Nachweis kausaler Beziehungen ist aber nach wie vor nur auf experimentellem Wege möglich;
(3) Untersuchung des natürlichen Verlaufs von Krankheiten durch Langzeitbeobachtungen;
(4) Untersuchung der Effizienz von Maßnahmen der Krankheitsverhütung und Krankheitsfrüherkennung;
(5) Beschreibung von örtlichen und zeitlichen Unterschieden der Krankheitshäufigkeit;
(6) Untersuchung der Folgen der Krankheit (Arbeitsunfähigkeit, sozialer Abstieg, Invalidität, Tod usw.);
(7) Lieferung von Daten über die Krankheitshäufigkeit und -dauer für Zwecke der Gesundheitsverwaltung, der Sozialpolitik und der Planung« (Pflanz, 1973, S. 2).

Datenquellen der Epidemiologie

Primärdaten: Unter diese Kategorie fallen alle epidemiologischen Studien, die aufgrund eigener Datenerhebungen durchgeführt worden sind. Das wird immer dann der Fall sein, wenn für die spezifische epidemiologische Fragestellung keine entsprechenden Daten vorhanden sind.

Sekundärdaten: In diese Kategorie fallen die meisten vorhandenen gesundheitsbezogenen Daten. Das »Statistische Jahrbuch« enthält unter der Rubrik Gesundheitswesen eine Reihe regelmäßig erhobener Daten. Das »Statistische Taschenbuch Gesundheit« des Bundesministeriums für Gesundheit veröffentlicht ebenfalls jährlich wichtige Daten aus dem Gesundheitswesen. Dabei handelt es sich u. a. um Statistiken über:

- *Todesursachen:* Diese Daten stammen aus den Leichenschauscheinen. Sie werden von den Gesundheitsämtern überprüft und vom Statistischen Landesamt nach Krankheitsgruppen klassifiziert. In diese Statistik geht immer nur die Haupttodesursache ein, nicht aber andere ernsthafte Krankheiten. Die Reliabilität (Verlässlichkeit) der Todesursachenstatistiken ist abhängig von der Sorgfalt bei der Ausfüllung des Leichenschauscheins und insbesondere von der Kenntnis über die zugrunde liegende Todesursache durch den ausfüllenden Arzt. Im Gegensatz zu anderen Ländern ist eine Aufschlüsselung der Todesursachen im Sinne einer Sozialepidemiologie (z. B. nach Berufen, Sozialschichten) in der Bundesrepublik nicht möglich, da diese sozialen Merkmale nicht mit erhoben werden.
- *Krankheitsarten:* Daten über Krankheitsarten, Krankenhausbehandlung, Krankenstand, Berufs- und Erwerbsunfähigkeit etc. stammen vorwiegend aus den Unterlagen der sozialen Krankenversicherung, der Rentenversi-

cherung, der Unfallversicherung etc. Die Problematik dieser Datenquellen besteht darin, dass die in diese Daten eingehenden Diagnosen – insbesondere bei der Krankschreibung – eine eher geringere Verlässlichkeit aufweisen. Darüber hinaus gibt es eine Vielzahl von Krankenkassen mit zum Teil unterschiedlichen Krankheitsklassifikationssystemen. Schließlich fehlt auch hier oft die für eine soziale Epidemiologie wichtige Berücksichtigung sozialwissenschaftlicher Merkmale.

Eine Besonderheit der Krankheitsarten-Statistik stellt das Krebsregister dar. Aufgrund des 1995 verabschiedeten Krebsregistergesetzes (KRG) haben alle Bundesländer bis zum 1.1.1999 ein bevölkerungsbezogenes Krebsregister eingerichtet. Ziel dieser Register ist die Verbesserung der Forschungsbasis über Ursachen und Behandlungsmöglichkeiten von Krebserkrankungen.

Daten über meldepflichtige Infektionskrankheiten stammen aus den Gesundheitsämtern. Nach dem Infektionsschutzgesetz vom Juli 2000, das das Bundesseuchengesetz abgelöst hat, müssen Personen, die an bestimmten übertragbaren Krankheiten leiden, dem Gesundheitsamt gemeldet werden. Bei besonders gefährlichen Infektionskrankheiten wie z.B. Pocken, Cholera, Pest etc. besteht eine Anzeigepflicht schon in Verdachtsfällen. Bei den weniger gefährlichen Infektionskrankheiten bestehen große Unterschiede im Hinblick auf die Vollständigkeit von Meldungen (Dunkelziffer). Gesundheitsämter sind ebenfalls für die Erhebung von Daten im Rahmen der Schulgesundheitsuntersuchung zuständig.

Eine deutliche Verbesserung der Datenerhebung erfolgte durch den Aufbau der sog. Gesundheitssurveys. Während sich der Nationale Gesundheitssurvey der Deutschen Herz-Kreislauf-Präventionsstudie noch auf Westdeutschland und Westberlin beschränkte, stellte der Bundes-Gesundheitssurvey von 1998 eine repräsentative Untersuchung zum Gesundheitszustand der gesamtdeutschen Bevölkerung dar. Im Rahmen dieses Projekts, das seit 1997 vom Robert Koch-Institut im Auftrag des Bundesministeriums für Gesundheit durchgeführt wird, wurden 7124 Personen im Alter von 18 bis 79 Jahren zu gesundheitsrelevanten Themen befragt und einer medizinischen Untersuchung unterzogen. Seit Mai 2003 wird mit dem bundesweiten Kinder- und Jugendgesundheitssurvey »KiGGS« der Gesundheitszustand der 0- bis 17-Jährigen in Deutschland umfassend untersucht. Über drei Jahre hinweg untersuchen ärztlich geleitete Teams eine repräsentative Stichprobe von ca. 17000 Kindern und Jugendlichen. Seit 2002 werden vom Robert Koch-Institut auch telefonische Gesundheitssurveys durchgeführt. Von September 2002 bis März 2003 wurden erstmals 8313 Personen aus der deutschsprachigen Wohnbevölkerung ab 18 Jahren u.a. zu Krankheiten, zu ihrem Gesundheitsverhalten und zur Inanspruchnahme von Leistungen des Gesundheitswesens befragt. 2004 und 2005 folgten zwei weitere Erhebungsphasen (über weitere Surveys vgl. das Heft vom Mai 2005 des Forum Public Health).

Die letzte hier zu nennende Datenquelle für Krankheiten ist der *Mikrozensus*. Seit 1963 wurden in unregelmäßigen Abständen Ermittlungen über den Gesundheitszustand der Bevölkerung als Zusatzbefragung im Rahmen der Befragung von Haushaltsstichproben durchgeführt. Seit 1976 sind diese Fragen zum Gesundheitszustand der Bevölkerung Bestandteil des

Mikrozensus-Grundprogramms. Im Rahmen des Mikrozensus wird eine repräsentative Stichprobe (0,25 % bis 1 % der Bevölkerung) befragt. Die Erhebung umfasst Daten zu Krankheitshäufigkeiten, Krankheitsarten, Krankheitsdauer, Inanspruchnahme medizinischer Einrichtungen, Risikofaktoren (z. B. Rauchen) etc. Aufgrund des Mikrozensusgesetzes von 1985 wurde das Frageprogramm eingeschränkt, insbesondere wird nicht mehr nach der Art der Erkrankung gefragt. Die Mikrozensuserhebung berücksichtigt eine Kombination aus Laiendefinition von Krankheit und soziologischem Krankheitsmodell, d. h., der Befragte definiert sich nur dann als krank, wenn er sich so beeinträchtigt fühlt, dass er seinen üblichen Beschäftigungen (Arbeit, Schule, Hausarbeit etc.) nicht nachgehen konnte. Als chronisch krank werden solche Personen bezeichnet, die sich selber so definieren und deren Leiden länger als sechs Wochen bestand und auch am Befragungstag noch andauert.

- *Behinderungen:* Nach § 51 Abs. 1 des Schwerbehindertengesetzes wird seit 1979 alle zwei Jahre eine Bundesstatistik durchgeführt. Sie soll Angaben über Zahl und persönliche Merkmale der behinderten Menschen sowie über Art und Ursache ihrer Behinderung liefern. Dazu haben die Integrationsämter ein Behindertenregister eingerichtet, in dem alle behinderten Menschen mit mehr als 30 % Minderung der Erwerbsfähigkeit (MdE) erfasst werden. Aufgrund der Neufassung des Schwerbehindertengesetzes im Jahre 1986 werden ab 1987 nur noch Schwerbehinderte (Grad der Behinderung > 50) mit einem gültigen Schwerbehindertenausweis erfasst.

Methoden der Epidemiologie

Die epidemiologischen Methoden lassen sich folgendermaßen unterteilen:

- Methoden zur Darstellung der Verteilung von Krankheiten (deskriptive Epidemiologie),
- Methoden zur Analyse der Ursachen von Krankheiten (analytische Epidemiologie),
- Methoden zur Durchführung von Wirksamkeitsuntersuchungen (experimentelle Epidemiologie)

(vgl. Pflanz 1973, S. 2, und für die folgenden Ausführungen Beaglehole u. a. 1997).

Deskriptive Epidemiologie

Die deskriptive Epidemiologie beschreibt die Verteilung von Krankheiten und physiologischen Variablen in einer definierten Bevölkerung. Dazu verwendet sie folgende Maßzahlen:

- Mortalität = Sterblichkeit: Angabe der Sterbefälle auf eine bestimmte Zahl der Bevölkerung (zumeist auf 10 000). Während die Sterbeziffer auf die Lebenden bezogen ist, wird die relative Mortalität auf die Gestorbenen bezogen.

2 Krankheit, Behinderung und soziale Faktoren

- Standardisierte Mortalität = Angabe der Sterbefälle von Personengruppen, die bezüglich Alter, Geschlecht etc. mathematisch vergleichbar gemacht werden.
- Morbidität = Erkrankungshäufigkeit: Angaben der Erkrankungshäufigkeit auf eine bestimmte Zahl der Bevölkerung (meistens auf 10 000).
- Letalität = Sterbequote: Angabe der Sterbefälle bezogen auf eine bestimmte Zahl von Erkrankten.
- Säuglingssterblichkeit = Todesfälle von der Geburt bis zum vollendeten ersten Lebensjahr bezogen auf die Lebendgeborenen des gleichen Zeitraums.
- Perinatale Sterblichkeit = Sterblichkeit nach der 29. Schwangerschaftswoche, unter der Geburt oder kurz danach.
- Postnatale Sterblichkeit = Sterblichkeit nach der 1. Lebenswoche bis zum Ende des 1. Lebensmonats.
- Krankenstand = Zahl der arbeitsunfähig erkrankten Personen bezogen auf die Zahl der Arbeitnehmer eines Betriebes etc.
- Inzidenz = Erkrankungshäufigkeit: Angabe der Zahl der in einer bestimmten Zeiteinheit an einer bestimmten Erkrankung neu Erkrankten (bezogen auf eine Bevölkerungszahl).
- Prävalenz = Krankheitshäufigkeit: Angabe der Zahl aller (d. h. neu Erkrankter und bereits Kranker) an einer bestimmten Krankheit Erkrankten (pro Zeiteinheit und Bevölkerungsgruppe).

Analytische Epidemiologie

Die analytische Epidemiologie versucht, Zusammenhänge und Determinanten von Krankheiten aufgrund gezielter Hypothesen zu erforschen. Dabei sind folgende epidemiologischen Begriffe und methodischen Konzepte wichtig:

- *Exposition:* Die Exposition spielt insbesondere in der Umwelt- und Arbeitsepidemiologie eine große Rolle. Die Exposition besitzt zwei Dimensionen: Höhe und Dauer. Bei Umweltfaktoren, die mehr oder weniger unmittelbar nach Expositionsbeginn akute Wirkungen hervorrufen, bestimmt die aktuelle Höhe der Exposition, ob Wirkungen auftreten. Viele Umweltfaktoren rufen jedoch erst nach einer langen Expositionsdauer Wirkungen hervor. Hier sind die vorausgehende Expositionshöhe und die Expositionsdauer wichtiger als die derzeitige Expositionshöhe. In epidemiologischen Studien werden verschiedene Verfahren zur Schätzung von Exposition und Dosis verwendet. Dazu gehören das biologische Monitoring sowie die Messungen an Individuen und Gruppen.
- *Korrelation:* Unter Korrelation versteht man das Ausmaß, in dem sich zwei Variablen gemeinsam ändern. Sie wird durch den Korrelationskoeffizienten gemessen. Eine kausale Beziehung zwischen den beiden Variablen ist damit nicht impliziert.
- *Kausalität:* Die Folgerung, dass beobachtete Beziehungen mit großer Wahrscheinlichkeit kausaler Natur sind, wird als kausale Schlussfolgerung bezeichnet. Dabei werden Kausalfaktoren von Kausalitätskriterien unterschieden. Zu den Kausalfaktoren gehören: prädisponierende Faktoren,

I Allgemeine Sozialmedizin

ermöglichende Faktoren, beschleunigende Faktoren und verstärkende Faktoren. Kausalitätskriterien sind: zeitliche Beziehung; Plausibilität; Konsistenz; Stärke; Dosis-Wirkung-Beziehung; Reversibilität; Studienplan; Beurteilung der Evidenz. Es gibt keine hundertprozentig zuverlässigen Kriterien, mit denen bestimmt werden kann, ob eine Beziehung kausal ist oder nicht. Kausale Schlussfolgerungen sind daher in der Regel vorläufig. Eine Beziehung ist mit hoher Wahrscheinlichkeit kausal, wenn viele verschiedene Beweise zum gleichen Ergebnis führen.

Fall-Kontroll-Studien und *Kohortenstudien* sind häufig angewandte Studientypen der analytischen Epidemiologie. Als Beispiel soll der Studientyp einer Kohortenstudie kurz erläutert werden: Kohortenstudien werden auch als Follow-up-Studien bezeichnet. Sie arbeiten mit einer Gruppe von Personen (einer Kohorte), die nicht erkrankt ist. Die Mitglieder der Kohorte werden entsprechend ihrer Exposition gegenüber einer möglichen Krankheitsursache oder -folge in Teilgruppen eingeteilt. Die zu untersuchenden Variablen werden bestimmt und gemessen, und die ganze Kohorte wird auch weiterhin untersucht, damit gezeigt werden kann, wie sich die exponierte und die nichtexponierte Gruppe hinsichtlich des Auftretens von Neuerkrankungen (oder von anderen Expositionsfolgen) in der Zukunft unterscheiden.

Experimentelle Epidemiologie

Die experimentelle Epidemiologie versucht, die Effektivität von Maßnahmen der Prävention oder der Intervention aufgrund statistischer Versuchsplanung zu erforschen. Diese Untersuchungen dienen u. a. als Basis für die Qualitätssicherung und für die Beurteilung der Wirksamkeit medizinischer Maßnahmen (Evidence-Based Medicine). Zu den experimentellen Studientypen gehören:

- randomisierte kontrollierte Untersuchungen,
- Felduntersuchungen,
- Gruppenuntersuchungen.

Der Studientyp der *randomisierten kontrollierten Untersuchung* soll wegen seiner besonderen Bedeutung kurz skizziert werden. Es sind epidemiologische Experimente, die neue präventive und therapeutische Maßnahmen testen. Aus einer Population werden Probanden ausgewählt und nach dem Zufallsprinzip in Gruppen eingeteilt, die als behandelte Gruppe bzw. als Kontrollgruppe bezeichnet werden. Die Randomisierung gewährleistet, dass die behandelte Gruppe und die Kontrollgruppe zu Versuchsbeginn innerhalb der Grenzen des Zufalls vergleichbar sind; alle Unterschiede zwischen den Gruppen sind Zufallsergebnisse und beruhen nicht auf bewussten oder unbewussten Verzerrungen durch die Untersucher. Die Auswertung der Ergebnisse erfolgt durch einen Vergleich der Behandlungsfolgen in mindestens zwei Gruppen.

2.2 Ergebnisse der Epidemiologie

Die Weltgesundheitsorganisation (WHO) hat im Rahmen ihres Programms »Gesundheit für alle bis zum Jahr 2000« eine Liste von Indikatoren vorgeschlagen, die den Gesundheitszustand einer Bevölkerung nach verschiedenen Kriterien bewerten (WHO, 1983, S. 39–45):

- Ernährungszustand und psychosoziale Entwicklung,
- Säuglingssterblichkeitsrate,
- Kindersterblichkeitsrate,
- Unter-5-Jahre-Sterblichkeitsrate,
- Lebenserwartung,
- Müttersterblichkeitsrate,
- Krankheitsspezifische Mortalität,
- Morbidität,
- Behinderungen,
- Soziales und psychisches Wohlbefinden.

Wir wollen jetzt einige der genannten Indikatoren in ihren sozialepidemiologischen Zusammenhängen darstellen (vgl. insbesondere Robert Koch-Institut, 2006).

Säuglingssterblichkeit

Die Säuglingssterblichkeit ist in Deutschland in den vergangenen Jahrzehnten stark zurückgegangen. Im Jahre 1900 starben von 1 000 Lebendgeborenen noch 226, 1939 waren es 61 und 2000 4,4. Die wichtigsten sozialen Faktoren der Säuglingssterblichkeit, bei denen zusätzlich Interdependenzen und kumulative Effekte bestehen, sind:

- niedriges Einkommen der Eltern,
- geringer Bildungsgrad sowohl der Mutter wie des Vaters,
- Zugehörigkeit zu ethnischen Minoritäten,
- Familienstand (Nicht-Verheirateten-Status der Mutter),
- Familiengröße (insbesondere Geburt als drittes oder weiteres Kind),
- Alter der Mutter (insbesondere jugendliches Alter).

Der Faktor »Zugehörigkeit zu ethnischen Minoritäten« ist auch nach neueren Untersuchungen relevant: So betrug die Säuglingssterblichkeit 2000 bei Ausländern 5,5, bei Deutschen 4,2 bezogen auf 1000 Lebendgeborene (Bundesministerium für Gesundheit 2005). Da sowohl Frauen unterer Sozialschichten als auch Ausländerinnen (die zudem ja zumeist auch Angehörige der unteren Sozialschicht und somit doppelt benachteiligt sind) die Angebote der Vorsorgemedizin in der Schwangerschaft nur selten wahrnehmen, werden Komplikationen erst spät – zumeist erst im Kreißsaal – erkannt. Inwieweit dies eine Folge geringerer präventiver Orientierung oder mangelnder Ausrichtung unserer Gesundheitsdienste auf die Belange von Ausländern und Angehörigen unterer Sozialschichten ist, werden wir später ausführlicher diskutieren.

I Allgemeine Sozialmedizin

Lebenserwartung

Die durchschnittliche Lebenserwartung eines Neugeborenen hat sich in den vergangenen rund hundert Jahren mehr als verdoppelt: 1871 betrug sie für einen neugeborenen Jungen 35,6 und für ein Mädchen 38,5 Jahre; 2003 betrug sie für einen neugeborenen Jungen 75,6 und für ein Mädchen 81,3 Jahre. Die Zunahme der Lebenserwartung ist primär ein Effekt der angesprochenen Veränderung der Säuglingssterblichkeit. Sind 1871 noch rund ein Viertel aller Neugeborenen im ersten Lebensjahr gestorben, so waren es 1951 lediglich zwischen 5 und 6 %. Ein 60-jähriger Mann konnte bereits 1871 mit einer weiteren durchschnittlichen Lebenserwartung von 12,1 Jahren rechnen, eine gleichaltrige Frau mit 12,7 Jahren (Statistisches Bundesamt 2004).

Mortalität und Morbidität

Wir werden in diesem Abschnitt nur eine Auswahl allgemeiner sozialepidemiologischer Befunde referieren. Auf sozialepidemiologische Zusammenhänge, die auf einzelne Krankheiten bezogen sind, gehen wir in den Kapiteln 6 bis 8 näher ein.

Wir können an dieser Stelle auf unsere ausführliche Diskussion verschiedener Krankheitsmodelle in Kapitel 1 verweisen, wenn die Erklärung von Krankheit und Behinderung zur Diskussion steht.

Anhand der Abb. 2.1 lässt sich dokumentieren, was allgemein als »Wandel des Krankheitsspektrums« bezeichnet wird.

Der norwegische Sozialmediziner Hjort (1994, zit. nach Schmacke, 1997, S. 155) hat diesen Wandel in den Industrienationen anhand von vier Wellen dargestellt.

Infektionskrankheiten verlieren ihren Schrecken, auch wenn sie neuerdings wieder leicht ansteigen. Die sogenannten Zivilisationskrankheiten (Herzkreislauferkrankungen, Schlaganfälle, Krebs) nehmen seit den Sechzigerjahren deutlich ab (was in Deutschland allerdings erst seit einigen Jahren der Fall ist). Psychosoziale und psychomentale Krankheiten und Probleme, psychosomatische Störungen und Gewaltphänomene (»die neue Morbidität«) nehmen deutlich zu. Das gilt auch für die mit der Zunahme der durchschnittlichen Lebenserwartung korrelierenden »Krankheiten alter Menschen«.

Während Hjort in seiner Darstellung einen Blick zurück auf das vergangene Jahrhundert geworfen hat, hat eine Arbeitsgruppe der WHO einen Blick nach vorn in das Jahr 2020 gewagt und eine Prognose der »Ten global burdens of disease« berechnet (Abb. 2.2). In die Berechnung sind die Erkrankungshäufigkeit, die Erkrankungsdauer und die Schwere der Beeinträchtigung (DALY) eingegangen.

Die Tab. 2.1 (S. 50) gibt die Haupttodesursachen aus dem Jahr 2004 wieder. Wie der Übersicht zu entnehmen ist, wird die heutige Mortalität von wenigen ganz überwiegend chronischen Krankheiten bestimmt.

2 Krankheit, Behinderung und soziale Faktoren

Abb. 2.1: Das Panorama der Krankheiten im 20. Jahrhundert: die vier Wellen

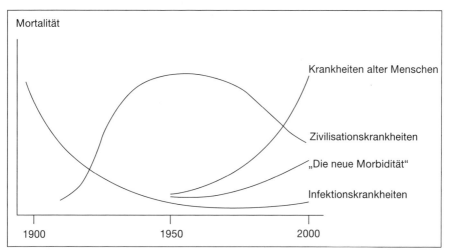

Abb. 2.2: »Global Burdens of Disease«

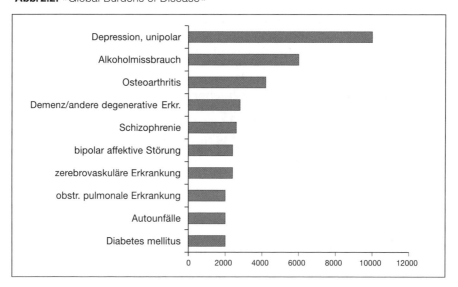

Quelle: WHO, 2003, zit. in Berger u. a., 2004, S. 277

Auch die Morbidität ist wesentlich durch chronische Krankheiten bestimmt. Das ergibt sich natürlich schon aus der Mortalität, wenngleich es auch häufige und chronische Erkrankungen gibt, an denen man nicht stirbt (rheumatische Erkrankungen, Allergien, psychische und psychosomatische Erkrankungen etc). Im telefonischen Gesundheitssurvey des Robert Koch-Instituts zu »chronischen Erkrankungen und ihren Bedingungen« (2004c) wurden erstmals Zahlen zur Häufigkeit von chronischen Erkrankung in Deutschland erhoben (vgl. Tab. 2.2, S. 51). Die Ergebnisse stimmen weitgehend überein mit einer Erhe-

Tab. 2.1: Todesursachen 2004 in Deutschland

Todesursache	Sterbefälle
Krankheiten des Kreislaufsystems	368 472
Neubildungen	214 863
Krankheiten der Atmungsorgane	52 500
Krankheiten der Verdauungsorgane	42 213
Verletzungen und Vergiftungen	33 309
Sonstige Ursachen	106 914
Gesamt	818 271

Quelle: Statistisches Bundesamt, 2005

bung über chronische Erkrankungen in Wien, die 2004 von der Stadt Wien veröffentlicht wurde: Aufgrund des Wiener Gesundheits- und Sozialsurveys (Angaben der Wiener Bevölkerung ab 16 Jahren) wurde bei den Männern eine Prävalenz von 29,3 % und bei den Frauen von 29,7 % erhoben (Stadt Wien, 2004).

Unter der Überschrift »Epidemiologie und Kosten chronischer Erkrankungen« hat sich auch der Sachverständigenrat mit der Bedeutung chronischer Erkrankungen befasst: »Der Anteil von chronisch Kranken in der Bevölkerung liegt in einer Größenordnung von 40 %. Die für Deutschland ermittelten Schätzungen stimmen recht gut mit Daten aus den USA überein. So litten ... 38 % der US-Amerikaner, bei demographisch ›jüngerem‹ Bevölkerungsaufbau, unter mindestens einer chronischen Erkrankung, 16 % wiesen mehr als eine chronische Erkrankung auf (Multimorbidität). Die Aufwendungen für die Versorgung chronisch Kranker betrugen ... Dreiviertel der gesamten Gesundheitsausgaben. So entfielen auf chronisch Kranke:

- 80 % der Krankenhaustage
- 69 % der Krankenhausfälle
- 66 % der ambulanten Arztkontakte
- 83 % der Arzneimittelverschreibungen
- 96 % der Hauspflegebesuche« (Sachverständigenrat, Gutachten 2000/2001, S. 61).

Inzwischen hat auch der Gesetzgeber mit einer am 1.1.2004 in Kraft getretenen »Richtlinie zur Definition schwerwiegender chronischer Krankheiten im Sinne des § 52 SGB V« auf die besondere Bedeutung von chronischen Erkrankungen reagiert. Darin heißt es:

§ 1 Allgemeines
(1) Diese Richtlinie bestimmt das Nähere zur Definition von schwerwiegenden chronischen Krankheiten gemäß § 62 Abs. 1 Satz 4 in Verbindung mit § 92 Abs. 1 Satz 1 SGB V.
(2) Die Feststellung, dass Versicherte an einer schwerwiegenden chronischen Krankheit im Sinne der Richtlinie leiden, wird durch die Krankenkasse getroffen.

Tab. 2.2: Gesundheitliche Einschränkungen und chronische Erkrankung nach Geschlecht, Alter, Wohnort, Sozialschicht und Migrationsstatus (in Prozent).

Teilgruppe	Gesundheitliche Einschränkungen			Gesamt
	ja, stark eingeschränkt	ja, eingeschränkt	nein, nicht eingeschränkt	
männlich	9,0	23,1	67,9	100
weiblich	9,6	26,3	64,1	100
• 18–29 Jahre	4,2	19,1	76,7	100
• 30–39 Jahre	6,9	19,5	73,6	100
• 40–65 Jahre	10,6	26,9	62,5	100
• über 65 Jahre	15,8	35,4	48,8	100
Alte Bundesländer	9,1	24,7	66,3	100
Neue Bundesländer	10,4	25,3	64,3	100
Unterschicht	9,6	30,3	60,1	100
Mittelschicht	10,5	24,3	65,2	100
Oberschicht	7,7	23,4	68,9	100
Deutsch	9,7	25,0	65,3	100
Migrationshintergrund	5,5	22,8	71,7	100
insgesamt	9,3	24,8	65,9	100
Anzahl	773	2 057	5 474	8 318

Quelle: Robert Koch-Institut, 2004, S. 29

§ 2 Schwerwiegende chronische Krankheiten

(1) Eine Krankheit im Sinne des § 62 Abs. 1 Satz 2 SGB V ist ein regelwidriger körperlicher oder geistiger Zustand, der Behandlungsbedürftigkeit zur Folge hat. Gleiches gilt für die Erkrankung nach § 62 Abs. 1 Satz 4 SGB V.

(2) Eine Krankheit ist schwerwiegend chronisch, wenn sie wenigstens ein Jahr lang mindestens einmal pro Quartal ärztlich behandelt wurde (Dauerbehandlung) und eines der folgenden Merkmale vorhanden ist:
   a) Es liegt eine Pflegebedürftigkeit der Pflegestufe 2 oder 3 nach dem zweiten Kapitel des Elften Buches Sozialgesetzbuch vor.
   b) Es liegt ein Grad der Behinderung (GdB) von mindestens 60 % nach § 30 des Bundesversorgungsgesetzes oder eine Minderung der Erwerbsfähigkeit (MdE) von mindestens 60 % nach § 56 Abs. 2 des Siebten Buches Sozialgesetzbuch vor, wobei der GdB bzw. die MdE zumindest auch durch die Krankheit nach Satz 1 begründet sein muss.
   c) Es ist eine kontinuierliche medizinische Versorgung (ärztliche oder psychotherapeutische Behandlung, Arzneimitteltherapie, Behandlungspflege, Versorgung mit Heil- und Hilfsmitteln) erforderlich, ohne die

I Allgemeine Sozialmedizin

nach ärztlicher Einschätzung eine lebensbedrohliche Verschlimmerung, eine Verminderung der Lebenserwartung oder eine dauerhafte Beeinträchtigung der Lebensqualität durch die aufgrund der Krankheit nach Satz 1 verursachte Gesundheitsstörung zu erwarten ist.

Die Zahl der *behinderten Menschen* ist kleiner als die der chronisch Kranken, da erstere einer amtlichen Anerkennung bedürfen. Auf der anderen Seite sind die meisten Behinderungen auf eine chronische Krankheit zurückzuführen (vgl. dazu ausführlicher Kapitel 7). Im Jahr 2003 lebten in Deutschland 8,4 Millionen (anerkannte) behinderte Menschen; das entspricht einem Anteil behinderter Menschen an der Gesamtbevölkerung von rund 10 %. 6 638 892 Personen, also ca. 8 % der Bevölkerung, waren bei den Versorgungsämtern als schwerbehindert mit gültigem Ausweis registriert.

Über Ursache und Art der Behinderung informiert die Tabelle 2.3.

Tab. 2.3: Anzahl der Schwerbehinderten am Jahresende*

Gegenstand der Nachweisung	2003
Deutschland	
Insgesamt	6 638 892
männlich	3 485 341
weiblich	3 153 551
nach Alter von ... bis unter ... Jahren	
unter 4	15 276
4– 6	14 885
6–15	93 824
15–18	40 471
18–25	106 209
25–35	210 406
35–45	476 492
45–55	770 516
55–60	568 325
60–62	319 984
62–65	596 952
65 und mehr	3 425 552
nach Art der Behinderung	
• Körperliche	4 477 147
• Zerebrale Störungen, geistige- und/oder seelische	1 158 251
• Sonstige und ungenügend bezeichnete	1 003 494

2 Krankheit, Behinderung und soziale Faktoren

Tab. 2.3: Anzahl der Schwerbehinderten am Jahresende* (Fortsetzung)

Gegenstand der Nachweisung	2003
nach Ursache der Behinderung	
• Angeborene	312 146
• Allgemeine Krankheit[1]	5 546 519
• Unfall, Berufskrankheit[2]	163 661
• Anerkannte Kriegs-, Wehr- oder Zivildienstbeschädigung	120 599
• Sonstige	495 967
nach Grad der Behinderung	
50	2 039 827
60	1 062 939
70	756 466
80	815 512
90	343 392
100	1 620 756

*mit gültigem Schwerbehindertenausweis
[1] einschl. Impfschaden
[2] einschl. Wege- und Betriebswegeunfall
Quelle: Statistisches Bundesamt Deutschland, 2004

Gesundheitsberichterstattung (GBE)

Es ist die Aufgabe der Gesundheitsberichterstattung, die o. g. vielfältigen epidemiologischen Daten und Ergebnisse für ihre Verwendbarkeit in Politik und Management aufzubereiten. Damit verfolgt eine Gesundheitsberichterstattung folgende Ziele:

- Prognosen über die Entwicklung des Gesundheitswesens in allen wesentlichen Dimensionen zu erstellen,
- die Existenz von Fehlversorgungen aufzudecken und Fehlentwicklungen frühzeitig zu erkennen,
- Ursachen von Defiziten zu benennen,
- medizinische und ökonomische Zielvorgaben für das Gesundheitswesen abzuleiten,
- gesundheitspolitische Interventionen in ihrer Umsetzung zu beschreiben und zu evaluieren.

Gesundheitsberichte lassen sich u. a. danach einteilen, ob sie sich auf Regionen, Institutionen oder Zielgruppen beziehen. Nach geographischen Gesichtspunkten unterteilt, gibt es weltumfassende Gesundheitsberichte wie z. B. den World Health Report der WHO (2004), nationale Berichte, Länderberichte, kommunale Berichte und Stadtteilberichte. Im Grunde könnte man auch Berichte über Institutionen (wie z. B. Betriebe, Schulen, Krankenhäuser etc.)

als »kleinsträumige« Gesundheitsberichte auffassen. Die folgende Aufstellung enthält einige Beispiele über vorliegende bzw. im Aufbau befindliche Gesundheitsberichte:

Regionen:

- Gesundheitsberichterstattung des Bundes (im Aufbau),
- Länderberichterstattung mit zwischen den Ländern vergleichbaren Kernthemen (z. B. in Berlin, Bremen, Hamburg, Hessen, Mecklenburg-Vorpommern, Nordrhein-Westfalen, Rheinland-Pfalz),
- kommunale Berichterstattung in Städten und Landkreisen (z. B. in Essen, Herne, Köln, Minden, München).

Spezielle Zielgruppen:

- Kinder und Jugendliche in Hamburg,
- ältere Menschen in Hamburg,
- Kinder im Kreis Herford,
- Kinder und Eltern in Herne.

Der Gesundheitsbericht für Deutschland (Statistisches Bundesamt 1998, auch einsehbar unter *www.rki.de*) enthält eine Fülle interessanter Informationen, gegliedert nach folgenden Bereichen:

- Rahmenbedingungen des Gesundheitswesens,
- Gesundheitliche Lage,
- Gesundheitsverhalten und Gesundheitsgefährdungen,
- Krankheiten,
- Ressourcen der Gesundheitsversorgung,
- Leistungen und Inanspruchnahme des Gesundheitswesens,
- Kosten und Finanzierung des Gesundheitswesens.

Im Anschluss an diesen Überblick über die Mortalitäts- und Morbiditäts-Daten wollen wir einige ausgewählte sozialepidemiologische Zusammenhänge detaillierter betrachten. Dabei sind ganz unterschiedliche Einteilungen der Beziehungen zwischen gesellschaftlichen Faktoren und Krankheit möglich. Wir haben folgende Gliederung vorgenommen:

- Soziale Schicht und Krankheit,
- Arbeit, Arbeitslosigkeit und Krankheit,
- Migration und Krankheit,
- Geschlechtsrollen, Familienfaktoren und Krankheit,
- Umwelt und Krankheit.

2.2.1 Soziale Schicht und Krankheit

Der Faktor »Soziale Schicht« besteht – je nach seiner soziologischen Definition bzw. Operationalisierung – aus einer Kombination unterschiedlicher Indikatoren der sozialen Lage von Bevölkerungsgruppen (wie z. B. Beruf, Einkommen, Ausbildung, Wohngegend). Dabei ist es häufig schwierig, den Einfluss der einzelnen Faktoren (ökonomische Faktoren wie z. B. Einkommen,

2 Krankheit, Behinderung und soziale Faktoren

Wohnsituation, Arbeit; kulturelle und subkulturelle Faktoren wie z. B. Ernährungsgewohnheiten, Krankheitsverhalten) in ihrer jeweiligen Bedeutung für die Krankheitsentstehung zu unterscheiden.

Die umfassendste Arbeit über den Zusammenhang von sozialer Benachteiligung und Gesundheit wurde von einer Arbeitsgruppe vorgelegt, die vom britischen Ministerium für Gesundheit und Soziales eingerichtet und von Douglas Black geleitet worden war. Der 1980 abgeschlossene und 1982 als Buch veröffentlichte Ergebnisbericht über »Inequalities in Health« wird deshalb auch »Black-Report« (Townsend und Davidson, 1982) genannt.

Der Bericht enthält eine Fülle von Informationen über den Zusammenhang von Sozialschicht, Alter, Geschlecht, Region etc. und Krankheitsarten, Todesursachen sowie über die Gesundheitsversorgung in Großbritannien und im internationalen Vergleich. Die wichtigsten Ergebnisse des Berichts lassen sich folgendermaßen zusammenfassen:

- Die unteren Sozialschichten sind – in allen Altersklassen – gesundheitlich benachteiligt (das gilt für alle wichtigen Erkrankungen).
- Während die Lebenserwartung in den oberen Sozialschichten zugenommen hat, ist sie in den unteren Sozialschichten gleich geblieben oder hat sich sogar verringert (so haben Männer und Frauen der untersten Sozialschicht im Vergleich zur höchsten Sozialschicht ein zweieinhalbmal größeres Risiko, vor dem 65. Lebensjahr zu sterben).
- Angehörige unterer Sozialschichten nutzen die Gesundheitsdienste im Verhältnis zu ihren größeren Gesundheitsproblemen seltener.

Einige Fragestellungen der Studie sind acht Jahre später erneut untersucht worden. Das Hauptergebnis dieser von Whitehead (1987) veröffentlichten Arbeit mit dem bezeichnenden Titel »The Health Divide« ist, dass sich die Schere zwischen armen und reichen Bevölkerungsgruppen hinsichtlich ihrer Gesundheitschancen noch weiter geöffnet hatte.

Diese Ergebnisse sind inzwischen auch in anderen europäischen Ländern wiederholt nachgewiesen worden (vgl. z. B. Mackenbach und Bakker 2002), und auch für Deutschland gibt es inzwischen eine Fülle von Untersuchungen zu diesem Thema (vgl. insbesondere Mielck, 2000 und 2004; Helmert, 2003; Robert Koch-Institut, 2005; Sachverständigenrat, 2005).

Das folgende aktuelle Beispiel über den Zusammenhang von Sozialer Schicht (gemessen über den Schulabschluss) und Gesundheit in Deutschland stammt aus dem Telefonsurvey des Robert Koch-Instituts von 2004.

Die Tabelle 2.4 zeigt, dass – bis auf Diabetes mellitus Typ 2 bei Männern und Arthritis bei Frauen – alle anderen Erkrankungen einen eindeutigen Schichtengradienten zeigen: Sie sind in der untersten Sozialschicht gegenüber der obersten Sozialschicht deutlich überrepräsentiert.

Das Robert Koch-Institut hat auch Analysen zur Frage der Einkommenseffekte auf die Gesundheitsversorgung vorgelegt:

»Obwohl die einkommensschwächere Bevölkerung verstärkt von Krankheiten und Beschwerden betroffen ist, sucht sie seltener einen Arzt auf: mit 56 % gegenüber 66 % gehen Männer der Armutsrisikogruppe seltener zum Arzt als Männer der ökonomisch besser gestellten Vergleichsgruppe. Bei Frauen betragen die entsprechenden Werte 70 % und 78 % ... Geht man von der Gruppe mit einer weniger guten oder schlechten Gesundheitseinschätzung als der Gruppe mit dem höchsten Versorgungsbedarf aus, dann lässt sich ein deutlicher Einkommens-

I Allgemeine Sozialmedizin

Tab. 2.4: Auftretenswahrscheinlichkeit spezifischer Krankheiten und Beschwerden in der niedrigsten im Vergleich zur höchsten Bildungsgruppe*

Krankheiten und Beschwerden	Männer OR	95 %-KI	Frauen OR	95 %-KI
Herzinfarkt	1,69	1,07–2,67	1,52	0,83–2,78
Schlaganfall	1,67	0,92–3,03	2,68	1,18–6,05
Angina pectoris	1,45	1,04–2,01	2,77	1,72–4,47
Hypertonie	1,14	0,95–1,37	1,32	1,08–1,61
Bösartige Neubildungen	1,32	0,90–1,94	1,21	0,84–1,73
Diabetes mellitus Typ 2	0,71	0,47–1,06	1,84	1,13–3,02
Chronische Bronchitis	1,32	0,97–1,80	1,44	1,08–1,93
Arthrose	1,43	1,25–1,77	1,47	1,18–1,83
Arthritis	1,42	0,93–2,19	0,87	0,61–1,24
Chronischer Rückenschmerz	1,90	1,59–2,28	1,72	1,43–2,07
Schwindel	1,23	1,02–1,49	1,19	1,01–1,42

OR = Odds Ratios nach Adjustierung für Alter; 95 %-KI = Konfidenzintervalle zu den Odds Ratios
* Volks- oder Hauptschulabschluss vs. Abitur
Quelle: Robert Koch-Institut, 2005, S. 40

effekt auf die ärztliche Inanspruchnahme belegen. Von den einkommensarmen Männern dieser Gruppe geben 78,9 % an, einen Arzt aufgesucht zu haben, im Vergleich zu rund 91,5 % der ökonomisch besser gestellten Männer. Auch bei Frauen ist ein Unterschied festzustellen, wenngleich dieser nur schwach ausgeprägt ist (89,3 % gegenüber 94,3 %)« (Robert Koch-Institut, 2005, S. 32 f.).

Wie lassen sich nun diese auffälligen Unterschiede zwischen den sozialen Schichten erklären? Die Autoren des Black-Reports haben *drei verschiedene Erklärungshypothesen* aufgestellt und überprüft:

1. Die Unterschiede entstehen aufgrund von biologischen oder sozialen Selektionsprozessen.
2. Die Unterschiede entstehen durch unterschiedliches gesundheitsbezogenes Verhalten der Individuen.
3. Die Unterschiede entstehen aufgrund sozioökonomischer Verursachungsprozesse.

Die Autoren des Black-Reports halten die dritte These über die sozioökonomische Verursachung für die wichtigste Hypothese zur Erklärung der Unterschiede im Gesundheitszustand zwischen den Sozialschichten. Sie betonen, dass dabei eine Vielzahl von Faktoren aus den sozioökonomisch determinierten Arbeits-, Lebens- und Umweltbedingungen sowie der Gesundheitsversorgung berücksichtigt werden müsse.

2 Krankheit, Behinderung und soziale Faktoren

Abb. 2.3: Erklärungsmodell zur gesundheitlichen Ungleichheit

Quelle: Mielck, 2005, S. 173 (© Verlag Hans Huber)

Diese Erklärungspfade hat auch Mielck (auf der Basis von Elkeles und Mielck 1993) in seinem Erklärungsmodell zur gesundheitlichen Ungleichheit aufgegriffen (Mielck 2004, S. 173, siehe Abb. 2.3).

Wilkinson hat dagegen die (provokante) These aufgestellt, dass in Ländern entwickelter Ökonomie Armut im Sinne eines Mangels an verfügbarem Einkommen gesundheitlich nicht mehr relevant sei (Wilkinson 2001).

»Vielmehr löse die relative, sprich: deprivilegierte soziale Stellung in allen sozialen Schichten individuellen, chronischen Streß und Sozialangst aus, was zu Verhaltensweisen führe, die sowohl unmittelbar (Konsum) als auch mittelbar (Sozialverhalten) der Gesundheit Schaden zufüge. Gesellschaften mit ausgeprägter sozialer Ungleichheit leiden unter einer Erosion des sozialen Zusammenhalts bzw. ihres Sozialkapitals, was gesundheitliche Nachteile gegenüber stärker egalitär ausgerichteten Gesellschaften mit sich bringe, selbst wenn letztere ökonomisch schlechter dastehen« (Streich 2001, S. 83 in seiner Einführung in die Wilkinson-Debatte).

Es lässt sich in der sozialepidemiologischen und medizinsoziologischen Forschung beobachten, dass – ausgehend von Untersuchungen über die ökologische und schichtenspezifische Abhängigkeit diverser Erkrankungen – nach und nach Einzelfaktoren aus diesen Konzepten isoliert und intensiv untersucht wurden (z. B. Wohnsituation) bis hin zu sozialpsychologischen Merkmalen (wie z. B. Isolation). Dieses wissenschaftlich sinnvolle Vorgehen beinhaltet allerdings die Gefahr, größere soziale Zusammenhänge aus dem Blickwinkel zu verlieren. Mit der Wiederentdeckung der »Gemeinde« in der Medizin, Psychologie und Sozialarbeit und ihrer spezifischen Bedeutung für die Verursachung aber auch Versorgungsmöglichkeit von Krankheiten ist diese parzellierte Sichtweise zum Teil wieder aufgegeben worden. In diesem Zusammenhang ist eine Richtung der Sozialepidemiologie von Interesse, die sich mit der räumlichen Verteilung von Krankheiten beschäftigt. So geben Analysen über regionale Unterschiede z. B. in der Krebssterblichkeit weitere Hinweise auf Ursachenkomplexe von Krankheiten und Todesfällen (vgl. z. B. Becker und Waahrendorf, 1998).

Auf die Konzentration von Gesundheitsrisiken in den Arbeits- und Lebensbedingungen sozial benachteiligter Bevölkerungsgruppen weist auch Beck hin. In seinem Buch »Risikogesellschaft« geht er ausführlich auf den komplexen Zusammenhang zwischen »Klassengesellschaft und Risikogesellschaft« ein:

> »Die Geschichte der Risikoverteilung zeigt, daß diese sich wie Reichtümer an das Klassenschema halten – nur umgekehrt: Reichtümer sammeln sich oben, Risiken unten (...). Dieses Gesetz der klassenspezifischen Verteilung von Risiken und damit der Verschärfung der Klassengegensätze durch die Konzentration der Risiken bei den Armen und Schwachen galt lange Zeit und gilt auch heute noch für einige zentrale Risikodimensionen: Das Risiko, arbeitslos zu werden, ist gegenwärtig für Ungelernte erheblich höher als für Hochqualifizierte. Belastungs-, Bestrahlungs- und Vergiftungsrisiken, die an den Arbeitsvollzug in den entsprechenden Industriebetrieben gebunden sind, sind berufsspezifisch ungleich verteilt. Es sind Bevölkerungsgruppen in der Nähe der industriellen Produktionszentren, die durch verschiedene Schadstoffe in Luft, Wasser und Boden dauerbelastet sind (...). Auch die Möglichkeiten und Fähigkeiten, mit Risikolagen umzugehen, ihnen auszuweichen, sie zu kompensieren, dürften für verschiedene Einkommens- und Bildungsschichten ungleich verteilt sein« (Beck, 1986, S. 46).

2.2.2 Arbeit, Arbeitslosigkeit und Krankheit

Die Untersuchung der Beziehungen zwischen Arbeitsbedingungen und Krankheit gehört primär zu den Aufgaben der Arbeitsmedizin. Arbeit ist jedoch mehr als nur ein Merkmal unter anderen in der Ursache-Wirkung-Beziehung von Krankheit. Arbeit ist eine grundlegende soziale Kategorie. Sie prägt entscheidend die Beziehungen der Menschen untereinander wie auch die Persönlichkeitsentwicklung des einzelnen. Von daher begründet sich auch für die Sozialmedizin die Bedeutung von Arbeit und Arbeitslosigkeit für Gesundheit, Krankheit und Behinderung.

Wir werden uns im Folgenden mit einigen wichtigen Ausschnitten einer sozialwissenschaftlichen Arbeitsmedizin beschäftigen: mit Berufskrankheiten, mit Frühberentung aufgrund von Berufs- und Erwerbsunfähigkeit, mit Arbeitsunfällen und schließlich mit Arbeitslosigkeit.

Der Umfang gesundheitlicher Beeinträchtigungen und Schäden aufgrund von Arbeitsbedingungen lässt sich – allerdings nur unzulänglich – aus den Zahlen über Berufskrankheiten, Arbeitsunfälle, Frühberentungen und dem Krankenstand ablesen.

Als *Berufskrankheiten* werden ausschließlich diejenigen Erkrankungen angesehen, die zweifelsfrei auf berufliche Einwirkungen zurückzuführen und als solche durch die Gesetzgebung als entschädigungspflichtig anerkannt sind. Sie sind in der Berufskrankheitenverordnung aufgeführt. Psychische und psychosomatische Erkrankungen, die z. B. aufgrund vielfältiger physischer wie psychosozialer Arbeitsbelastungen wie Stress, Hetze, Konkurrenzdruck,

Mobbing, Über- oder Unterforderung entstehen können, werden als Berufskrankheiten nicht anerkannt. Es ist davon auszugehen, dass mit der Einführung neuer Technologien gerade ihr Anteil zunehmen wird. 2003 wurden 64 856 neue Verdachtsfälle von *Berufskrankheiten* angezeigt, davon wurden 17 425 als Berufskrankheiten anerkannt (diese und die folgenden Daten aus: Europäische Agentur für Sicherheit und Gesundheitsschutz am Arbeitsplatz *www.de.osha.eu.int/statistics*). Die häufigsten angezeigten Berufskrankheiten waren: Hauterkrankungen, Lärmschwerhörigkeit, Erkrankungen der Lendenwirbelsäule, Asbestose, allergische Atemwegserkrankungen, Lungen-/Kehlkopfkrebs und Asbest, Infektionserkrankungen, Meniskusschäden, andere Atemwegserkrankungen. Die häufigsten anerkannten Berufskrankheiten waren: Lärmschwerhörigkeit, Asbestose, Hauterkrankungen, Silikose, Mesotheliom/Asbest, Lungen-/Kehlkopfkrebs/Asbest, allergische Atemwegserkrankungen, Infektionserkrankungen, Bronchitis/Emphysem der Bergleute.

Die Zahl der meldepflichtigen *Arbeitsunfälle* betrug 2003 1,142 Millionen, davon verliefen 1 029 Unfälle tödlich. Die Zahl der meldepflichtigen Wegeunfälle betrug 202 745, davon verliefen 695 Wegeunfälle tödlich. Die Statistiken zeigen seit 1965 und bis zur Wiedervereinigung eine stetige Abnahme der tödlichen Arbeits- und Wegeunfälle. Nach der Wiedervereinigung kamen dann die Unfallzahlen aus dem Osten hinzu. Ab 1994 werden dann wieder weniger tödliche Unfälle registriert.

Die rechtlichen Rahmenbedingungen der *Frühberentungen* haben sich seit 2001 geändert: Statt der bisherigen Renten wegen Berufs- und Erwerbsunfähigkeit gibt es seitdem eine für alle Versicherten gleichermaßen geltende Rente wegen teilweiser oder voller Erwerbsminderung. Voll erwerbsgemindert ist derjenige, der weniger als drei Stunden auf dem allgemeinen Arbeitsmarkt tätig sein kann. Teilweise erwerbsgemindert ist, wer zwischen drei und weniger als sechs Stunden arbeiten kann. 2003 wurden 73 837 Frauen und 100 339 Männer wegen verminderter Erwerbsfähigkeit berentet. Als Berentungsursachen standen bei Frauen und Männern psychische Erkrankungen an erster Stelle, gefolgt von Erkrankungen von Skelett/Muskeln/Bindegewebe, an dritter Stelle wurden bei Frauen Neubildungen und bei Männern Herz-Kreislauf-Erkrankungen genannt. »Bezogen auf die aktiv Versicherten zeigt sich, dass Arbeiter und Arbeiterinnen höhere Frühberentungsrisiken tragen als männliche und weibliche Angestellte: während etwa neun Arbeiterinnen und sieben Arbeiter pro 1 000 Versicherte früh berentet wurden, waren es bei den Angestellten 4 Frauen und 3 Männer ... Das Durchschnittsalter bei Renteneintritt betrug bei Frauen 49,3 Jahre ..., bei Männern 50,9 Jahre ... Im Jahr 2003 wurden für gesundheitsbedingte Frührenten 20,4 Milliarden Euro ausgegeben, das sind 2,9 Prozent des gesamten Sozialbudgets« (Robert Koch-Institut, 2006b, S. 26).

Der *Gesamtkrankenstand* lag im Jahresdurchschnitt 2003 bei 3,61 % und erreichte damit den seit Jahrzehnten niedrigsten Wert, ein Phänomen, das aus Zeiten mit vergleichbar hoher Arbeitslosigkeit bekannt ist (Badura u. a., 2005). Der Krankenstand ist eine Stichtagserhebung, die zu jedem Ersten eines Monats erfolgt. Die Krankenkasse ermittelt im Rahmen ihrer Mitgliedsstatistik die zu diesem Zeitpunkt arbeitsunfähig kranken Pflichtmitglieder. Informationsquelle für eine bestehende Arbeitsunfähigkeit bildet die Arbeitsunfähigkeitsbescheinigung des behandelnden Arztes. Im Gesundheitsreport

I Allgemeine Sozialmedizin

2005 der Deutschen Angestellten Krankenkasse (*iges@iges.de*) ist eine detaillierte Analyse des Krankenstandes der DAK-Versicherten vorgenommen worden: Erkrankungen des Muskel-Skelett-Systems liegen mit einem Anteil von 22,6 % am Krankenstand an der Spitze aller Krankheitsarten, gefolgt von Erkrankungen der Atmungssystems mit 15,5 %. Auf Verletzungen sind 14,4 % des Krankenstands zurückzuführen. Psychische Erkrankungen waren mit 9,8 % am Krankenstand die Krankheitsart mit der größten Zunahme.

Eine in Nordrhein-Westfalen seit 1994 zum dritten Mal in Folge (1994, 1999, 2004) durchgeführte repräsentativen Befragung zu aktuellen Belastungen am Arbeitsplatz ergab folgende Ergebnisse:

- Jeder zweite Beschäftigte klagt vor allem über psychische Belastungen wie hohe Verantwortung, hohen Zeitdruck, Arbeitsmenge und die Angst vor dem Verlust des Arbeitsplatzes.
- Bei den körperlichen Belastungen werden vor allem Zwangshaltungen, Lärm und klimatische Bedingungen am Arbeitsplatz als belastend empfunden.
- Männer fühlen sich tendenziell stärker belastet als Frauen.
- Während die Beschäftigten des Dienstleistungssektors sich relativ hohen psychischen Belastungen ausgesetzt fühlen, leiden die Arbeitnehmer im Produktionssektor eher unter körperlichen Belastungen.
- Fast zwei Drittel der Befragten nannten als gesundheitliche Beschwerden Rücken- oder Gelenkschmerzen.
- Nach einem leichten Absinken im Zeitraum zwischen 1994 und 1999 zeigen die jüngsten Erhebungen einen deutlichen Anstieg vieler arbeitsbedingter körperlicher und psychischer Beanspruchungsfolgen (Bundesarbeitsgemeinschaft für Sicherheit und Gesundheit bei der Arbeit, 2005)

Die psychischen und körperlichen Folgen von Arbeitslosigkeit sind in ihrer Tragweite nur dann richtig zu verstehen, wenn man sich noch einmal deutlich macht, welche grundsätzliche Bedeutung Arbeit für unsere soziale Existenz und die Persönlichkeitsentwicklung hat. Blohmke nennt folgende Verlusterlebnisse im Zusammenhang mit Arbeitslosigkeit:

- »Verlust der Struktur des Tages durch die Arbeit.
- Verlust der ökonomischen Sicherheit und der Möglichkeit der Bedürfnisbefriedigung durch finanzielle Mittel.
- Verlust der Perspektive, die in individueller Form (Karriere) und sozialer Form (Anerkennung) mit dem Beruf verknüpft ist. Stattdessen richtet sich nun soziale Diskriminierung gegen den Arbeitnehmer.
- Verlust der sozialen Kontakte mit Berufskollegen und zum Teil Gewerkschaftskollegen.
- Verlust der Arbeit als Lebensäußerung und Verlust der Befriedigungsmöglichkeit des produktiven Bedürfnisses.
- Verlust des Gefühls der eigenen Wichtigkeit in der Gesellschaft.
- Verlust von Anregungen durch die soziale Umwelt und Verlust des Kontakts zur sozialen Umwelt.
- Verlust der Ernährerrolle in der Familie« (Blohmke, zit. n. Kofler u. Lercher, o. J., S. 98).

In der schon klassischen soziologischen Untersuchung von Jahoda, Lazarsfeld und Zeisel aus dem Jahre 1933 über die Arbeitslosen von Marienthal wurde zum ersten Mal umfassend versucht, die sozialen, psychischen und gesundheitlichen Auswirkungen der existenziell bedrohlichen Arbeitslosigkeit, die den Ort Marienthal 1929 erfasste, zu beschreiben (Jahoda u. a., 1933).

Die Autoren beschreiben *vier »Haltungstypen«* als Reaktion bzw. Bewältigungsversuche der Arbeitslosigkeit: Ungebrochene, Resignierte, Verzweifelte, Apathische.

Diese Haltungstypen stehen in enger Beziehung zur ökonomischen Lage: Die Ungebrochenen haben das höchste Einkommen, die Apathischen das geringste. Diese Beziehung wird auch für den Gesundheitszustand der Kinder hergestellt: Bei Kindern mit dem besten gesundheitlichen Befund stehen noch 38,4 % der Väter in Arbeit, bei Kindern mit dem schlechtesten Befund keiner der Väter.

Seit der Untersuchung von Jahoda u. a. sind eine Reihe von Analysen zum Zusammenhang von Arbeitslosigkeit und Krankheit erschienen, die – entsprechend der Weiterentwicklung der Epidemiologie – ungleich komplexere Zusammenhänge aufgezeigt haben. So zeigen z. B. die Untersuchungen in der niederländischen Stadt Breda, in der von Strotzka und Leitner in Österreich durchgeführten Studie und insbesondere in den von Copp und Kasl in Amerika im Kontext des Stress-Coping-Konzepts von Krankheit gemachten Arbeiten, dass bereits die Ankündigung von geplanten Werkschließungen bei den Beschäftigten, aber auch bei ihren Familien zu massiven psychosomatischen Beschwerden und Gesundheitsbeeinträchtigungen führen kann, insbesondere zu Kopfschmerzen, Schlafstörungen, Magenbeschwerden, Herzbeschwerden, Blutdruckerhöhungen etc. Kommt es dann zur Arbeitslosigkeit und dauert diese länger an, so erhöht sich das Risiko der Gesundheitsbeeinträchtigungen der Betroffenen erheblich: Herzkrankheiten, Blutdruckkrankheiten, Gelenkerkrankungen und Störungen der Verdauungsorgane stehen im Vordergrund der durch Arbeitslosigkeit bedingten Krankheiten. Brenner (1979a) kommt in seiner vom amerikanischen Kongress in Auftrag gegebenen Studie zu dem Ergebnis, dass eine Steigerung der Arbeitslosenrate von 1 % fünf Jahre danach eine Erhöhung folgender Mortalitätsdaten etc. bewirkt:

- Gesamtmortalität von 1,9 %,
- Mortalität Herz-Kreislauf-Krankheiten von 1,9 %,
- Mortalität Leberzirrhose von 1,9 %,
- Zahl der Selbstmorde von 4,1 %,
- Zahl der Morde von 5,7 %,
- Aufnahme in Gefängnissen von 4,0 %,
- Aufnahme in psychiatrischen Kliniken von 3,4 %.

In einer früheren Arbeit hatte Brenner auf den Zusammenhang von ökonomischen Krisen (gemessen anhand der Arbeitslosenrate) und psychischen Krankheiten aufmerksam gemacht (Brenner, 1979). Er konnte zeigen, dass die Zahl der Neuaufnahmen in psychiatrische Krankenhäuser in New York besonders hoch war in der Folge ökonomischer Krisen und besonders niedrig in wirtschaftlichen Aufschwüngen. Dieser Zusammenhang galt besonders für die Diagnosegruppen Psychosen und Sucht.

Seit ca. einem Jahrzehnt gibt es in Deutschland eine hohe Arbeitslosigkeit: Ca. 10 % der Bevölkerung sind arbeitslos, von ihnen über ⅓ länger als ein Jahr. Inzwischen liegen auch für Deutschland neuere Untersuchungen vor. So hat das Robert Koch-Institut die Daten aus dem Bundesgesundheitssurvey (s. d.) für das Thema »Arbeitslosigkeit und Gesundheit« aufbereitet. Die Autoren gehen von zwei grundlegenden Hypothesen aus:

- Arbeitslosigkeit führt zu einem erhöhten Krankheitsrisiko (Kausalitätshypothese).
- Krankheit führt zu einem erhöhten Arbeitslosigkeitsrisiko (Selektionshypothese).

Für beide Hypothesen werden empirische Belege gefunden, wobei der Kausalitätshypothese die größere epidemiologische Bedeutung zugemessen wird. Doch auch die Selektionshypothese hat eine große gesundheitspolitische Brisanz.

Der gefundene Zusammenhang zwischen Arbeitslosigkeit (insbesondere Langzeitarbeitslosigkeit) und Krankheit gilt für alle Ebenen der epidemiologischen Betrachtung: Selbsteinschätzung des Gesundheitszustandes, gesundheitsbezogenes Verhalten, Morbidität, Inanspruchnahme ambulanter und stationärer Gesundheitsversorgung:

»Arbeitslose Männer und Frauen haben einen ungünstigeren Gesundheitszustand und leben weniger gesundheitsbewusst als berufstätige Männer und Frauen ... Die Wahrscheinlichkeit, die eigene Gesundheit weniger gut oder schlecht einzuschätzen, erhöht sich mit der Dauer der Arbeitslosigkeit. Ein oder mehrere Jahre lang arbeitslose Männer geben bis vier Mal so häufig einen weniger guten oder schlechten Gesundheitszustand an wie berufstätige Männer ohne Zeiten von Arbeitslosigkeit. Auswertungen von aktuellen Krankenkassendaten belegen, dass die Inanspruchnahme stationärer Leistungen unter Arbeitslosen deutlich erhöht ist: arbeitslose Männer verbringen mehr als doppelt so viele Tage im Krankenhaus wie berufstätige Männer, bei arbeitslosen Frauen sind es, verglichen mit berufstätigen Frauen, 1,7fach so viele Tage. Auch das Risiko der Sterblichkeit erhöht sich kontinuierlich in Abhängigkeit von der vorausgehenden Arbeitslosigkeitsdauer« (Robert Koch-Institut, 2003 d, S. 26).

2.2.3 Migration und Krankheit

Mehr als 12 % der in Deutschland lebenden Menschen sind ausländischer Herkunft.

Die Sozialepidemiologie hat schon immer Interesse gezeigt für die Frage der Veränderung von Krankheiten und Todesursachen bei Menschen, die in ein anderes Land ausgewandert sind. So konnte z. B. Matsumoto (1970) zeigen, dass Japaner, die in die USA eingewandert sind und die amerikanische Lebensweise annahmen, sehr bald auch das für Amerika typische Krankheitsmuster (in diesem Falle Herzinfarkt) zeigten, obwohl sie in ihrer Heimat ganz andere Krankheitsraten hatten. Diese Arbeiten tragen zur These von der *Kulturabhängigkeit* von Krankheiten bei. Mindestens ebenso bedeutsam aber sind Zusammenhänge, die auf die kulturellen und sozialen Benachteiligungen von Migranten im Hinblick auf Gesundheitschancen schließen lassen. Diese Arbeiten (s. u.) zeigen, dass sich die *Benachteiligung* von Migranten und ihren Familien in unserer Gesellschaft auch in besonderen Gesundheitsproblemen und verminderten Chancen bedürfnisgerechter Gesundheitsversorgung ausdrückt. Allerdings beziehen sich die hier durchgeführten empirischen Arbeiten häufig nur auf einzelne Gesundheitseinrichtungen oder Gemeinden und sind nur selten repräsentative Erhebungen. Im Einzelnen lassen sich folgende sozialepidemiologische Ergebnisse über die Gesundheitssituation von Migranten und ihrer Familien anführen:

- Die *Säuglingssterblichkeit* ist erhöht.
- Die Rate von Unfällen bei Kindern und Erwachsenen ist erhöht.
- Die Häufigkeit von Behinderungen bei Kindern ist erhöht.
- Die *Tuberkulosehäufigkeit* von Kindern und Erwachsenen ist erhöht.
- Kinder weisen eine höhere Rate an Krankenhauseinweisungen auf.
- Die Häufigkeit *funktioneller* und *psychosomatischer* Erkrankungen ist erhöht.
- Arbeitnehmer mit Migrationshintergrund zeigen (ab 1975) einen höheren Krankenstand als deutsche Arbeitnehmer.
- Frauen haben eine höhere Rate von *geburtshilflichen* Komplikationen.
- Migranten sind mit ihrer Gesundheit weniger zufrieden.
- Migranten nutzen die Versorgung durch niedergelassene Ärzte seltener, Rettungsstellen der Krankenhäuser häufiger (vgl. Weiss, 2003; Robert Koch-Institut, 2005).

Die sozialepidemiologischen Ergebnisse zur Gesundheitssituation ausländischer Arbeitnehmer und ihrer Familien lassen sich als Ergebnisbündel unterschiedlichster Faktoren erklären (vgl z. B. Borde und David 2003; Krämer und Prüfer-Krämer 2004): Die soziale Lage der Ausländer ist dadurch gekennzeichnet, dass sie häufig noch benachteiligter sind als die deutschen Unterschichten-Angehörigen (man spricht deshalb auch von »*Unterschichtung*«). Hinzu kommen die spezifischen Folgen der Migration (Entwurzelung, »Kulturgespaltenheit«, Sprachbarrieren, fehlende Kenntnisse über und mangelhafte Unterstützung durch das deutsche Gesundheits- und Sozialsystem, Angst vor Ausweisung sowie Angst vor der Gewalt ausländerfeindlicher Gruppierungen etc.).

Ein besonders gravierendes Problem stellen die Gesundheitsprobleme und die medizinische Versorgung von Menschen ohne legalen Aufenthaltsstatus dar (vgl. Groß, 2005). Wie viele Menschen ohne legalen Aufenthaltsstatus in Deutschland leben, kann nur geschätzt werden. Wohlfahrtsverbände gehen von 500 000 bis 1 Million Personen aus, davon allein ca. 100 000 in Berlin.

»Die Grenze vom legalen zum ›illegalen‹ Aufenthalt ist fließend: Menschen mit abgelaufenem Touristenvisum; Asylsuchende, deren Antrag abgelehnt wurde und die der Abschiebung entgehen wollen; Studenten, deren Visum mit Beendigung des Studiums abläuft; Ehen mit einem/einer Deutschen, die nicht lange genug halten, um eine unbefristete Aufenthaltsgenehmigung zu bekommen ... Das Leben in der Illegalität bedeutet nicht nur den Ausschluss vom Zugang zu medizinischer Grundversorgung, sondern geht mit weiteren Schwierigkeiten einher. So sind auch der reguläre Schulbesuch, Wohnungs- und Arbeitssuche sowie die Inanspruchnahme sozialer Beratungsstellen oft nur eingeschränkt oder gar nicht möglich. Jeder Kontakt mit öffentlichen Stellen könnte zu einer Entdeckung und damit zu einer Abschiebung führen. Diese physisch und psychisch belastenden Alltagssituationen des Lebens in der Illegalität führen zu einer zusätzlichen gesundheitlichen Belastung, was die Betroffenen oft in einen Teufelskreis bringt« (Bauer u. a. 2005, S. 24 f.).

Der Infodienst »Migration und öffentliche Gesundheit« der Bundeszentrale für gesundheitliche Aufklärung informiert regelmäßig über neue Veröffentlichungen, Fortbildungen und Praxisprojekte zum Thema (*www.infodienst.bzga.de*).

2.2.4 Geschlechtsrollen, Familienfaktoren und Krankheit

Diese Faktoren beschreiben den Einfluss von Geschlechtsrollen, Ehe, Scheidung, Verwitwung etc. auf den Gesundheitszustand der Betroffenen. Wir haben in der bisherigen Diskussion von Ergebnissen der Sozialepidemiologie schon kurz auf die Unterschiede in der Lebenserwartung, Mortalität und Morbidität zwischen Männern und Frauen hingewiesen. Danach haben Frauen mit 80 Jahren eine um fast sieben Jahre höhere durchschnittliche Lebenserwartung als Männer. Während die Sterberaten für Krebserkrankungen, Erkrankungen der Atmungs-, Verdauungs- und Harn- und Geschlechtsorgane sowie Infektionskrankheiten wenig Unterschiede zeigen, überwiegt bei Frauen die Sterberate für Herz-Kreislauf-Erkrankungen und Diabetes und bei Männern die Sterberate an sogenannten unnatürlichen Todesursachen (Unfälle, Selbstmorde etc.). Insgesamt zeigt sich aber eine ähnliche Reihenfolge in der Todesursachenstatistik.

Die vorhandenen Unterschiede insbesondere in der Lebenserwartung zwischen Männern und Frauen sind lange Zeit primär biologisch erklärt worden. Eine eingehende Analyse zeigt aber, dass viele psychosoziale Faktoren diese Unterschiede zumindest mitbedingen, wenn nicht gar wesentlich verursachen (vgl. insbesondere Maschewsky-Schneider, 1997, Kolip, 2000 sowie den Frauengesundheitsbericht des BMFSFJ, 2002). Die höhere Sterblichkeit bei Männern sei bedingt durch die in Beruf und Freizeit vorhandenen größeren Gesundheitsrisiken (Arbeitsunfälle, Kfz-Unfälle, Rauchen, Alkohol etc.). Die höhere Morbiditätsrate von Frauen lasse sich mit der größeren Kompatibilität von Frauenrolle und Patientenrolle erklären, d. h., Frauen haben eine größere Symptomaufmerksamkeit und ein medizingerechteres Krankheitsverhalten als Männer. Diese Erklärungen lassen allerdings außer Acht, dass Frauen häufig in einer durch außerhäusliche Berufstätigkeit und Hausarbeit doppelt belasteten Lebenssituation stehen, eine Tatsache, die die höhere Krankheitsrate ebenfalls plausibel macht (vgl. z. B. Hurrelmann und Kolip, 2002).

Auch im Hinblick auf den Familienstand sind eine Reihe von Analysen von Mortalitäts- und Morbiditätsdaten gemacht worden. Diese Untersuchungen zeigen ziemlich einheitlich, dass verheiratete Personen eine niedrigere Mortalitätsrate haben als geschiedene, verwitwete oder alleinlebende. Diese Beziehung gilt für viele körperliche (Leberzirrhose, Lungenkrebs, Diabetes, Herzkrankheiten, Tuberkulose) und psychische Krankheiten (Selbstmord, Depression). Dabei ist der »*protektive Effekt*« der Ehe für Männer ausgeprägter als für Frauen. Diese Unterschiede sind sehr ausführlich im Rahmen des Stress-Coping-Ansatzes von Krankheit thematisiert worden, und zwar dahingehend, dass eine Ehe/Familie gegenüber der Krankheitsentstehung durch psychologische Stressoren eine abschirmende Funktion und im Hinblick auf die Krankheitsgenesung eine fördernde Rolle hat. Trotz dieser eingehenden Analysen bleiben noch viele Fragen über den Zusammenhang von Familiensituation und Krankheit offen. Oakley hat angesichts der Tatsache, dass die überwiegende Zahl von Haushalten nicht dem Idealbild einer Kleinfamilie entspricht, zu Recht davor gewarnt, bei der Suche nach wissenschaftlichen Erklärungen, dem »sentimental model« der Familie zu verfallen (Oakley, 1976).

Trotzdem bleiben die Untersuchungsergebnisse über die Zunahme von Todesfällen und Krankheiten nach einer Scheidung oder den Verlust einer nahen Bezugsperson durch Tod eindrucksvolle Beispiele für die psychosoziale Prägung von Krankheit und Tod. Darüber hinaus sind sie für die psychosoziale Arbeit im Gesundheitswesen Grundlagen für Prävention und sozialtherapeutisches Handeln: Parkes u. a. (zit. n. Siegrist, 2005) fanden z. B. in einer Untersuchung bei über 55-jährigen Witwern in den ersten sechs Monaten nach dem Tod der Ehefrau eine Erhöhung der Mortalitätsraten von 40 %.

Die Familienbeziehungen sind aber nicht nur als »protektive Faktoren« im Zusammenhang mit Krankheit thematisiert worden, sondern auch als ursächliche pathogene Faktoren. Diese Betrachtungsweise bezieht sich wesentlich auf die Soziogenese psychischer Erkrankungen und hatte ihren Höhepunkt in den 50er- und 60er-Jahren. Englische und amerikanische Autoren wie Laing und Esterson (1964), Cooper (1967), Bateson u. a. (1970) und Watzlawick (1978) haben insbesondere bei der Untersuchung von schizophrenen Verhaltensweisen bestimmte Familienbedingungen (»schizophrenogene Mutter«) und Kommunikationsstrukturen (»double bind«) analysiert. Allerdings ist diese Forschung nie in das Stadium empirischer Überprüfbarkeit getreten.

Eine andere familiensoziologische Forschungsrichtung hebt die *Sozialisationsfunktion* der Familie hervor und untersucht z. B. psychische Störungen oder Suchten aus der Sicht von Sozialisationsdefiziten oder -problemen. So wird zum Beispiel immer wieder eine hohe Korrelation von »broken-home-Situationen« mit der späteren Entwicklung von Sucht, Depression, Selbstmord, aber auch Kriminalität, Prostitution und anderen abweichenden Verhaltensweisen festgestellt, ohne dass im Einzelnen deutlich wird, wie diese Beziehungen zustande kommen. Es sind ganz unterschiedliche Mechanismen denkbar, die im Verlaufe der Sozialisation wirksam werden, wie z. B. die Prägung »verletzlicher« Persönlichkeitsstrukturen, Mängel in der Ausbildung von Bewältigungsmöglichkeiten bis hin zu sozialer und ökonomischer Benachteiligung (vgl. Hurrelmann, 2000).

Eine besonders von Gesundheitsproblemen belastete Gruppe sind die alleinerziehenden Mütter.

»In Deutschland leben 1,4 Millionen alleinerziehende Mütter und Väter, die 1,9 Millionen minderjährige Kinder betreuen. 88 % der Alleinerziehenden sind Frauen ... Alleinerziehende Mütter leiden häufiger unter Allgemeinbeschwerden und Schmerzen als verheiratete Mütter und sind in ihrer psychischen Befindlichkeit sowie ihrer gesundheitsbezogenen Lebensqualität eher beeinträchtigt als diese ... Entsprechend ihrer jeweiligen Lebenssituation sind alleinerziehende Eltern unterschiedlich stark durch psychosoziale und gesundheitliche Risiken belastet und verfügen über ein unterschiedliches Maß an Ressourcen. Insbesondere eine schwierige finanzielle Situation und soziale Belastungen können ihre Gesundheit negativ beeinflussen« (Robert Koch-Institut, 2003a, S. 30; zur gesundheitlichen Situation von alleinerziehenden Sozialhilfeempfängerinnen vgl. Deneke u. a., 2003).

2.2.5 Umwelt und Krankheit

Die Berücksichtigung von Umweltaspekten von Gesundheit und Krankheit sprengt den traditionellen Rahmen der Sozialmedizin. Ähnlich wie die Arbeitsmedizin hat sich auch die Umweltmedizin als eigene Disziplin etabliert

I Allgemeine Sozialmedizin

Tab. 2.5: Umweltprobleme und gesundheitliche Folgen

Umweltproblem	Ursachen	gesundheitliche Folgen
Zerstörung der Ozonschicht	Spurengase wie industriell produzierte Fluorchlorkohlenwasserstoffe (FCKW), Stickstoffoxyd, Methan, Kohlendioxyd	Zunahme der UV-Bestrahlung und damit insbesondere von Hautkrebserkrankungen und Augenerkrankungen
Treibhauseffekt	Spurengase wie Kohlendioxyd (insbesondere durch Verbrennung fossiler Energieträger), Methan, FCKW, Ozon, Stickstoffoxyd	Temperaturanstieg mit Auswirkungen auf die Landwirtschaft und damit die Ernährungssituation; Klimaveränderungen mit der Gefahr von Klimakatastrophen
Luftverschmutzung	Schadstoffbelastung mit • Schwefeldioxyd (insbesondere aus Kraftwerken und Fernheizwerken) • Stickstoffoxyd (insbesondere durch Verkehr) • Kohlenmonoxyd (insbesondere durch Verkehr) • Staub (insbesondere durch Industrie) • organische Verbindungen (insbesondere durch Verkehr)	insbesondere Erkrankungen der Atemwege (chronische Bronchitis, Allergien, Krebserkrankungen)
Wasserverschmutzung	• Industriechemikalien • Pflanzenschutzmittel • Düngung mit Nitratverbindungen	direkt und durch Eindringen in die Nahrungskette indirekt verursachte Erkrankungen insbes. Vergiftungen, Allergien, Krebserkrankungen
Schadstoffbelastung der Böden	• Abfälle • Bodenversauerung (siehe Luft- und Wasserverschmutzung) • Düngung	insbesondere durch Eindringen in die Nahrungskette verursachte Erkrankungen (Allergien, Krebserkrankungen)

(vgl. z. B. Mersch-Sundermann, 1999). Zu komplex sind die ökologischen, toxikologischen, biologischen, klimatologischen etc. Zusammenhänge, als dass sie noch unter dem Dach der Sozialmedizin – hier als die Verbindung medizinischer und sozialwissenschaftlicher Sichtweisen von Gesundheit, Krankheit und Behinderung verstanden – Platz fänden. Und doch ist die Beziehung zwischen Umwelt und Gesundheit natürlich auch ein Thema der Sozialmedizin, wenn nicht in ihren toxikologischen Details, so doch in ihrem Verständnis davon, dass »unsere Umwelt« von uns gesellschaftlich geprägt, verändert und tagtäglich beeinflusst wird. Selbst die »natürlichen« Umwelteinflüsse wie Klima und Wetter stellen sich heute als durch gesellschaftliche Bedingungen verändert und somit für die Gesundheit der Menschen in doppelter Hinsicht bedrohlich dar. Als Schlagworte dieser Bedrohung gelten z. B. »Zerstörung der Ozonschicht«, »Treibhauseffekt«, »Luftverschmutzung«, »saurer Regen«. Auch wenn es sich dabei um »*globale* Probleme« handelt, handelt es sich doch auch um Ergebnisse unendlich vieler einzelner *lokaler*

Verstöße gegen die Natur, die von uns selber zu verantworten sind und auch nur von uns verändert werden können: im individuellen Verhalten, in der kommunalen Politik oder in nationalen sowie internationalen Entscheidungen, die von uns mitzubestimmen sind. Einzelne Beziehungen zwischen Umweltbedingungen und Gesundheit sind an anderen Stellen in diesem Buch schon angeklungen bzw. werden noch thematisiert, z. B. im Rahmen des sozio-ökonomischen Krankheitsmodells (Kapitel 1) und im Konzept der Prävention und Gesundheitsförderung (Kapitel 4). In der Tab. 2.4 werden einige Beispiele über die vielfältigen Beziehungen zwischen Umweltbedingungen (Klima, Luft, Wasser, Boden) und ausgewählten Krankheiten gegeben (vgl. Bundesvereinigung für Gesundheitserziehung, 1990; vgl. auch das Aktionsprogramm Umwelt und Gesundheit, BMG 2005).

3 Gesundheitswesen

Die in Kapitel 2 aufgezeigten Hauptgesundheitsprobleme stellen nicht nur die Frage nach ihrer gesellschaftlichen Entstehung, sondern auch nach ihrer gesellschaftlichen Bewältigung. Dies ist die Aufgabe des Gesundheitswesens. Wir werden anhand einer Systemanalyse auf die unterschiedlichen gesellschaftlichen Ausformungen von Gesundheitswesen eingehen, um dann das deutsche Gesundheitswesen ausführlicher vorzustellen. Zum Zeitpunkt der Abfassung der Neuauflage ist nicht abzusehen, welche Gestalt das Gesundheitswesen in Deutschland zukünftig haben wird. Wir werden deshalb auch die diskutierten Reformmodelle kurz darstellen.

Im Anschluss an die Darstellung des Gesundheitswesens in Kapitel 3 werden wir uns in Kapitel 4 mit der Situation von Patienten im Gesundheitswesen beschäftigen. Wir werden diese besser verstehen, wenn wir vorweg die Versorgungsstrukturen mit ihren Möglichkeiten, aber insbesondere auch ihren Zwängen kennen gelernt haben.

3.1 Systemanalyse des Gesundheitswesens

Eine Systemanalyse des Gesundheitswesens beinhaltet folgende Aspekte:

- *Identifizierung der Teilbereiche* des Gesundheitswesens, seiner institutionellen und personellen Leistungsträger,
- *Analyse der Planungs- und Entscheidungsträger:* Kommunale und staatliche Stellen, Selbstverwaltungsgremien, frei gemeinnützige Organisationen,
- *Analyse der Leistungsträger:* Ärztliche Praxen, Apotheken, Krankenhäuser, Gesundheitsämter, Beratungsstellen, Sozialstationen etc.,
- *Analyse der Finanzierungsträger:* Gesetzliche und private Krankenversicherungen, Haushalte von Gebietskörperschaften und private Organisationen,
- *Analyse der Austauschbeziehungen* zwischen den genannten Instanzen: Geld, Informationen, Dienstleistungen, Güter.

Systeme der Gesundheitsversorgung können unter anderem danach eingeteilt werden, ob sie eher *marktwirtschaftlich* oder eher *staatlich* organisiert sind. Fleissner u. a. haben in Tab. 3.1 auf der Grundlage einer Arbeit von Field verschiedene Typen von Gesundheitssystemen aufgestellt. Diese Typen sind jedoch nicht nur nach ihrem Grad von Markt versus Staat definiert, sondern zusätzlich bzw. damit verbunden nach der Stellung des Arztes bzw. der ärztlichen Standesorganisationen, nach dem Eigentum an medizinischen Einrichtungen und nach der Art der Bezahlung (Fleissner u. a., 1980).

Armstrong (1994) hat Vor- und Nachteile von marktwirtschaftlichen und staatlichen Gesundheitssystemen aufgelistet. *Marktwirtschaftliche Systeme*, die in der Theorie von einem »natürlichen« und konsumentenbestimmten Ausgleich von Angebot und Nachfrage ausgehen, zeigen folgende Probleme:

Tab. 3.1: Idealtypen von Gesundheitssystemen

Gesundheits-system	Marktwirtschaftlich	Versicherung/Sozial-versicherung	Nationaler Gesundheitsdienst
Allgemeine Definition	medizinische Versorgung als privates Konsumgut oder öffentliche Leistung	medizinische Versorgung als durch Versicherung garantierte(s) Konsumgut oder Dienstleistung	medizinische Versorgung als weitgehend vom Staat bereitgestellte(s) Konsumgut oder Dienstleistung
Stellung des Arztes	Einzelunternehmer und Angehöriger verschiedener Gruppen oder Organisationen	Einzelunternehmer und Mitglied von medizinischen Organisationen	öffentlich Bediensteter und Angehöriger medizinischer Organisationen
Bedeutung der professionellen Organisationen	sehr stark	stark	einigermaßen stark
Eigentum an medizinischen Einrichtungen	privat und öffentlich	privat und öffentlich	zumeist öffentlich
Bezahlung	direkt und indirekt	zumeist indirekt	zumeist indirekt
Prototypen	USA	Deutschland, Frankreich	Großbritannien, Italien

Quelle: auf der Basis von Fleissner u. a., 1980, S. 325

- Sie vernachlässigen die Bevölkerungsgruppen, die die meisten Gesundheitsprobleme haben (wie z. B. alte Menschen, behinderte Menschen, chronisch Kranke, Arbeitslose), aber auch die geringsten finanziellen Möglichkeiten, sich Gesundheitsleistungen zu kaufen. So sind z. B. in den USA ca. 17 % der Bevölkerung nicht krankenversichert (vgl. z. B. Waller 1999). Der englische Allgemeinmediziner Hart (1971) hat für diese Situation den Begriff »*inverse care law*« geprägt.
- Sie räumen der medizinischen Profession eine Monopolstellung ein mit der Folge, dass die von der Ärzteschaft diktierten Preise die Kosten des Gesundheitswesens enorm in die Höhe steigen lassen.
- Sie überfordern den Konsumenten mit der Definition von Gesundheitsbedürfnissen und ebenso mit der – den Markt steuernden – Beurteilung von Gesundheitsleistungen.
- Sie taugen nicht für die Bereitstellung von öffentlichen Gesundheitsleistungen, d. h. solchen Leistungen, die nicht auf die Gesunderhaltung des Einzelnen, sondern ganzer gesellschaftlicher Gruppen abzielen (z. B. durch Impfungen, Lebensmittelkontrolle, Abwässerbeseitigung etc.).

Staatliche Gesundheitssysteme wollen Gesundheitsleistungen erbringen für alle, die sie benötigen, und nicht nur für die, die sie sich leisten können. Sie zeigen entsprechend anders geartete Probleme:

I Allgemeine Sozialmedizin

- Da der Regulationsmechanismus von Angebot und Nachfrage wegfällt, besteht das Problem der Definition von »Gesundheitsbedürfnissen« und der Steuerung des Angebots. Die Steuerung von Gesundheitsleistungen kann z. B. erfolgen durch Patientenvertretungen in den Einrichtungen der Gesundheitsversorgung, Mitbestimmungsgremien in verschiedenen Managementebenen des Gesundheitssystems, aber auch durch Forschung über die Gesundheitsbedürfnisse in unterschiedlichen Bevölkerungsgruppen oder Regionen und über mögliche Lücken in der Gesundheitsversorgung. Es bleibt aber das Problem, dass die Entscheidung über Gesundheitsleistungen (z. B. Höhe der Ausgaben für das Gesundheitswesen, Zahl der niedergelassenen Ärzte, Zahl der Krankenhausbetten etc.) nicht nur von der Patientennachfrage, sondern darüber hinaus von einer Gesundheitsbürokratie abhängig ist, die stets mit anderen Staatsbürokratien (z. B. für das Erziehungssystem, Verkehrssystem, Verteidigungssystem etc.) konkurrieren muss.
- Verbunden mit der Schwierigkeit, Gesundheitsbedürfnisse zu formulieren und Prioritäten der Gesundheitsversorgung zu setzen, ist das Problem der Ausbalancierung von Angebot und Nachfrage. Dies geschieht in staatlich gesteuerten Systemen nicht durch die Verteuerung auf der Angebotsseite, sondern durch Verknappung (z. B. Wartelisten) und andere Unannehmlichkeiten, die Armstrong als »soziale Kosten« den finanziellen Kosten gegenüberstellt. Dies wiederum stärkt die Position des Ärztestandes ebenfalls im Sinne einer Monopolstellung im Hinblick auf die Entscheidungs- und Überweisungsbefugnisse in bestimmte »knappe« Behandlungen etc.

In Deutschland hat sich das *Versicherungsprinzip* als Grundlage der Verteilung von Sozialleistungen entwickelt. Dabei werden Leistungen und Gegenleistungen jedoch nicht nach dem Prinzip des privatwirtschaftlichen Tausches (wie z. B. in den USA), sondern nach dem *Solidaritätsprinzip* geregelt: Trotz unterschiedlich hoher Einkommen und von daher unterschiedlich hoher Beiträge zur Krankenversicherung hat jeder Versicherte im Prinzip Anspruch auf die gleichen Leistungen.

Der Begriff »Gesundheitswesen« umfasst sämtliche Einrichtungen und Personen, die zur Gesundheit der Bevölkerung beitragen, sie fördern und wiederherstellen. Eine Vielzahl *staatlicher und nichtstaatlicher Institutionen* ist für die gesundheitliche Versorgung tätig.

Träger staatlicher Einrichtungen im Gesundheitswesen sind Bund, Länder und Gemeinden oder öffentlich-rechtliche Körperschaften mit speziellen Aufgaben.

Eine besondere Bedeutung kommt den gesetzlichen Krankenkassen zu. Ihr Gesetzesauftrag ist es, ihren Versicherten einen umfassenden Schutz im Krankheitsfall zu gewährleisten.

Daneben gibt es zahlreiche gemeinnützige Organisationen, die zur Gesundheitsversorgung beitragen. Hierzu gehören insbesondere die Verbände der freien Wohlfahrtspflege: Arbeiterwohlfahrt, Caritasverband, Deutscher Paritätischer Wohlfahrtsverband, Deutsches Rotes Kreuz, Diakonisches Werk, Zentralwohlfahrtsstelle der Juden in Deutschland.

Die Kompetenz zur *Gesetzgebung im Gesundheitswesen* in der Bundesrepublik Deutschland ist zwischen Bund und Ländern aufgeteilt. In Artikel 74 des Grundgesetzes finden sich die wichtigsten Zuständigkeiten für das Gesundheitswesen. Diese gehören zur konkurrierenden Gesetzgebung. Den Ländern steht für bestimmte Bereiche Gesetzgebungsbefugnis zu, solange und soweit der Bund auf diesen Gebieten von seinem Gesetzgebungsrecht keinen Gebrauch macht.

Um Einheitlichkeit im gesamten Bundesgebiet sicherzustellen, hat der Bund für viele Gebiete des Gesundheitswesens Bundesgesetze erlassen, z. B.
- Recht der gesetzlichen Krankenversicherung (Sozialgesetzbuch V),
- Bundesärzteordnung, Zahnheilkundegesetz, Ausbildungsordnungen für Ärzte, Zahnärzte, Tierärzte, Apotheker sowie für nichtärztliche Heilberufe.
- Arzneimittelgesetz, Betäubungsmittelgesetz,
- Krankenhausfinanzierungsgesetz,
- Infektionsschutzgesetz.

Ihre Ausführung ist Aufgabe der Länder. Daneben gibt es zahlreiche Bereiche des Gesundheitswesens, die durch Landesgesetze geregelt sind (z. B. Heilberufs- bzw. Kammergesetze, Gesetze über den öffentlichen Gesundheitsdienst u. a.)

Finanzierungsträger der Gesundheitsversorgung sind die gesetzlichen und privaten Krankenversicherungen, soziale Pflegeversicherung, gesetzliche Renten- und Unfallversicherung, öffentliche und private Haushalte, Arbeitgeber etc. Sie brachten 2003 ca. 235 Milliarden Euro in das Gesundheitswesen ein.

Die gesetzliche Krankenversicherung (GKV) und die private Krankenversicherung (PKV) finanzieren die Kosten für vorbeugende Maßnahmen, ambulante und stationäre Behandlung sowie Krankheitsfolgeleistungen. Die Arbeitgeber wenden Mittel für die Lohnfortzahlung im Krankheitsfall, für Mutterschaftsleistungen, werksärztliche Dienste, vorzeitige Berentungen, Beihilfen etc. auf. Aus öffentlichen Haushalten werden u. a. Investitionen für Krankenhäuser, der öffentliche Gesundheitsdienst, Forschung und Lehre sowie berufliche Rehabilitationsmaßnahmen finanziert.

Die Ausgaben der gesetzlichen Rentenversicherung beziehen sich auf Maßnahmen der Abwendung von Berufs- und Erwerbsunfähigkeit primär durch Rehabilitationsmaßnahmen (Kuren) und Berufsförderungsmaßnahmen. Die Leistungen der gesetzlichen Unfallversicherung umfassen Maßnahmen der medizinischen und beruflichen Rehabilitation nach Arbeitsunfällen und Berufskrankheiten, Verletzten- und Übergangsgeld, Pflege sowie Verletzten- oder Hinterbliebenenrenten. Wie sich die Gesundheitsausgaben nach Leistungsarten und Ausgabenträgern aufteilen, zeigt die Tabelle 3.2 (S. 72 und S. 73). Tabelle 3.3 (S. 74 und S. 75) zeigt die gleiche Aufteilung nach Einrichtungen.

Mit der Einführung der Pflegeversicherung 1995 sind Leistungen der ambulanten und der stationären Pflege hinzugekommen. Die Pflegeversicherung finanziert die grundlegenden Pflegeleistungen unabhängig vom Einkommen und beendet die häufig als unwürdig empfundene Abhängigkeit von der Sozialhilfe im Falle einer stationären Pflegebedürftigkeit. 2003 erhielten ca. 2 Millionen Personen Leistungen aus der Pflegeversicherung, 69 % für ambulante und 31 % für stationäre Pflegeleistungen (Statistisches Bundesamt, 2005).

Die Finanzierung der gesetzlichen Krankenversicherung erfolgt durch einen nach dem Kostendeckungsprinzip kalkulierten Beitrag vom Bruttolohn, derzeit im Durchschnitt 14 %, der jeweils zur Hälfte von Arbeitnehmer und Arbeitgeber getragen und – wie die Beiträge zur Renten- und Arbeitslosenver-

I Allgemeine Sozialmedizin

Tab. 3.2: Aufteilung der Gesundheitsausgaben nach Leistungsarten und Ausgabenträgern nach der Gesundheitsausgabenrechnung 2003 für Deutschland

Leistungsart	Ausgabenträger/Angaben in Mio. Euro								
	Insgesamt	Öffentl. Haushalte	Gesetzl. Krankenversicherung	Soziale Pflegeversicherung	Gesetzliche Rentenversicherung	Gesetzliche Unfallversicherung	Private Krankenversicherung	Arbeitgeber	Private
Insgesamt	239 703	18 786	136 031	16 499	4 344	4 097	20 612	9 923	29 409
Prävention/Gesundheitsschutz	11 096	1 960	4 086	266	108	871	46	1 315	2 446
• Allg. Gesundheitsschutz	4 396	1 355	–	–	–	830	–	1 236	975
• Gesundheitsförderung	3 743	536	2 155	–	–	28	4	42	977
• Früherk. v. Krankheiten	1 679	22	1 586	–	–	10	21	36	5
• Gutacht. u. Koordination	761	46	316	266	108	3	21	1	1
• Förderung d. Selbsthilfe	517	0	29	–	–	–	0	0	488
Ärztliche Leistungen	62 278	640	44 528	–	1 163	618	8 867	4 179	2 284
• Grundleistungen	19 811	212	15 218	–	127	158	2 348	1 338	410
• Sonderleistungen	31 579	321	21 909	–	792	337	4 633	2 032	1 556
• Laborleistungen	6 059	58	3 995	–	149	69	1 127	472	189
• Strahlendiagnostische Leistungen	4 828	49	3 407	–	95	53	758	337	128
Pflegerische und therapeutische Leistungen	54 746	2 834	26 204	15 325	982	625	2 370	1 484	4 921
• pflegerische Leistungen	43 778	2 719	18 310	15 325	744	499	1 653	1 254	3 275
• therapeut. Leistungen	9 918	102	6 959	–	238	114	668	204	1 632
• Mutterschaftsleistungen	1 050	13	935	–	–	13	48	26	15

3 Gesundheitswesen

Leistungsart	Ausgabenträger/Angaben in Mio. Euro							
	Insgesamt	Öffentl. Haushalte	Gesetzl. Krankenversicherung	Soziale Pflegeversicherung	Gesetzliche Rentenversicherung	Gesetzliche Unfallversicherung	Private Krankenversicherung	Arbeitgeber	Private
Ausgleich krankheitsbedingter Folgen	4 823	1 390	568	54	151	69	3	71	2 517
Unterkunft/Verpflegung	14 953	1 095	8 049	–	941	190	1 046	614	3 017
Waren	64 142	663	41 391	240	411	830	4 323	2 180	14 102
• Arzneimittel	37 547	367	26 196	–	95	454	2 311	1 334	6 791
• Hilfsmittel	12 746	165	6 419	240	19	245	610	299	4 750
• Zahnersatz	6 179	39	2 477	–	–	14	959	266	2 424
• Sonst. medizin. Bedarf	7 669	92	6 299	–	298	118	443	281	138
Transporte	3 968	93	3 212	–	150	153	158	80	122
Verwaltungsleistungen	13 155	0	7 951	602	284	691	3 627	0	0
Forsch./Ausbild./Invest.	10 542	10 110	42	13	155	50	173	0	0
• Forschung	2 513	2 504	9	–	–	–	0	0	0
• Ausbildung	1 866	1 802	33	13	18	–	0	–	–
• Investitionen	6 163	5 804	–	–	136	50	173	–	–
Nachrichtlich: OECD-Gesundheitsausgaben									
• Gesamtgesundheitsausgaben	235 324	14 480	135 990	16 486	4 326	4 097	20 612	9 923	29 409
• laufende Gesundheitsausgaben	229 161	8 676	135 990	16 486	4 189	4 047	20 440	9 923	29 409
Einkommensleistungen	65 264	4 810	7 639	952	16 870	3 599	1 324	30 069	–

Quelle: Bundesministerium für Gesundheit, 2005

I Allgemeine Sozialmedizin

Tab. 3.3: Aufteilung der Gesundheitsausgaben nach Einrichtungen nach der Gesundheitsausgabenrechnung 2003 für Deutschland

Einrichtungen	Insgesamt	Öffentl. Haushalte	Ausgabenträger/Angaben in Mio. Euro						
			Gesetzl. Krankenversicherung	Soziale Pflegeversicherung	Gesetzliche Rentenversicherung	Gesetzliche Unfallversicherung	Private Krankenversicherung	Arbeitgeber	Private
Insgesamt	239 703	18 786	136 031	16 499	4 344	4 097	20 612	9 923	29 409
Gesundheitsschutz	4 520	2 082	–	–	–	–	–	–	2 438
• öffentl. Gesundh.dienst	2 082	2 082	–	–	–	–	–	–	–
• sonst. Einrichtungen	2 438	–	–	–	–	–	–	–	2 438
ambulante Einrichtungen	111 896	1 475	71 966	3 077	396	982	10 016	5 383	18 601
• Arztpraxen	32 474	419	24 073	–	396	379	4 222	2 259	727
• Zahnarztpraxen	15 120	146	10 224	–	–	9	1 765	1 146	1 830
• Praxen sonstiger med. Berufe	6 313	58	4 130	–	–	66	587	191	1 280
• Apotheken	33 048	320	22 906	–	–	394	2 114	1 215	6 099
• Gesundheitshandwerk/-einzelhandel	17 322	129	8 465	240	0	126	1 226	453	6 682
• ambulante Pflege	6 375	246	1 948	2 837	–	8	102	111	1 125
• sonst. Einrichtungen	1 244	158	220	–	–	–	0	8	858
stationäre/teilstationäre Einrichtungen	91 027	8 067	52 483	8 407	3 122	1 030	6 487	3 176	8 255
• Krankenhäuser	64 688	4 559	49 720	–	30	947	6 120	2 078	1 234

3 Gesundheitswesen

Ausgabenträger/Angaben in Mio. Euro

Einrichtungen	Insgesamt	Öffentl. Haushalte	Gesetzl. Krankenversicherung	Soziale Pflegeversicherung	Gesetzliche Rentenversicherung	Gesetzliche Unfallversicherung	Private Krankenversicherung	Arbeitgeber	Private
• Vorsorge-/Rehabilitationseinrichtungen	7 558	852	2 729	–	3 091	–	115	659	113
• stationäre/teilstationäre Pflege	17 194	2 649	35	8 407	–	83	252	439	5 328
• berufliche/soziale Rehabilitation	1 586	7	–	–	–	–	–	–	1 580
Rettungsdienste	2 452	76	2 031	–	–	104	120	41	81
Verwaltung	14 166	4	8 216	868	394	1 056	3 627	1	0
sonst. Einrichtungen u. private Haushalte	9 059	1 278	957	4 145	296	875	152	1 323	33
Ausland	419	–	379	3	–	–	37	–	–
Investitionen	6 163	5 804	–	–	136	50	173	–	–
Nachrichtlich: OECD-Gesundheitsausgaben									
• Gesamtgesundheitsausgaben	235 324	14 480	135 990	16 486	4 326	4 097	20 612	9 923	29 409
• laufende Gesundheitsausgaben	229 161	8 676	135 990	16 486	4 189	4 047	20 440	9 923	29 409
Einkommensleistung	65 264	4 810	7 639	952	16 870	3 599	1 324	30 069	–

Quelle: Bundesministerium für Gesundheit, 2005

sicherung – an die Versicherungsträger weitergeleitet wird. Seit 2005 erfolgt die Finanzierung von Zahnersatz und seit 2006 die Finanzierung des Krankengeldes ausschließlich durch die Versicherten. Dieses Finanzierungsprinzip liegt auch der Pflegeversicherung zugrunde, der Beitrag beträgt derzeit 1,7 % vom Bruttolohn. Nicht beschäftigte Familienangehörige sind ohne eigene Beiträge mitversichert. Rentner bleiben Mitglied ihrer Krankenkasse und erhalten den gleichen Versicherungsschutz. Zur Entlastung der Rentenversicherung gibt es einen kassenübergreifenden Finanzausgleich.

Krankenkassen sind Solidargemeinschaften, d. h., die Höhe der Beiträge wird nicht nach dem individuellen Risiko kalkuliert, sondern nach der Höhe des Einkommens. Die so erbrachten Mittel werden umverteilt (Solidarausgleich). Diese Umverteilung findet im Prinzip auch dann statt, wenn die Gesundheitsversorgung über nach dem Einkommen unterschiedlich hohe Steuern finanziert wird, wie z. B. in Großbritannien.

Die Versicherungspflichtgrenze lag 2005 bei einem monatlichen Bruttoeinkommen von 3 900 Euro (diese und die folgenden Zahlen aus BMGS, 2005). Bezieher von Einkommen oberhalb dieser Pflichtversicherungsgrenze sowie Beamte und Selbstständige können sich privat versichern. Die Beitragsbemessungsgrenze lag 2005 bei 3 525 Euro pro Monat, oberhalb dieser Grenze steigt der Beitrag nicht mehr an.

Pflichtversicherte sind:
- Arbeitnehmerinnen und Arbeitnehmer, deren Arbeitsentgelt aus der Beschäftigung mehr als 400 Euro monatlich beträgt, aber die Versicherungspflichtgrenze nicht übersteigt,
- Auszubildende und Studierende,
- Rentnerinnen und Rentner,
- Bezieher von Arbeitslosengeld, Arbeitslosengeld II oder Unterhaltsgeld nach dem SGB III,
- Land- und forstwirtschaftliche Unternehmer und ihre mitarbeitenden Familienangehörigen,
- Künstler und Publizisten.

Familienversichert sind die nicht berufstätigen Ehepartner, eingetragenen Lebenspartner und die minderjährigen Kinder. Die Beiträge der Rentnerinnen und Rentner werden je zur Hälfte von den versicherungspflichtigen Rentnerinnen und Rentnern und dem Rentenversicherungsträger bezahlt. Die Bundesagentur für Arbeit und der Bund tragen die Beiträge zur gesetzlichen Krankenversicherung für Bezieher von Arbeitslosengeld, Arbeitslosengeld II und Unterhaltsgeld. Sozialhilfeempfänger erhalten die gleichen Leistungen wie gesetzlich Krankenversicherte.

Ca. 88 % der Bevölkerung sind im Rahmen der gesetzlichen Krankenversicherung, ca. 0,2 % sind – mit steigender Tendenz – nicht versichert, der Rest ist Mitglied einer privaten Krankenversicherung oder durch besondere Sicherungsformen versichert.

Versicherte der gesetzlichen Krankenversicherung nach Versichertenstatus (in Millionen):

Versicherungspflichtige	28,84
Rentner	16,85
Freiwillig Versicherte	5,06
Familienversicherte	19,51

41 % der Versicherten waren 2003 in Ortskrankenkassen, 31 % in Ersatzkrankenkassen, 18 % in Betriebskrankenkassen, 6 % in Innungskrankenkassen und die übrigen in anderen Krankenkassen versichert.

Die *Leistungen der Krankenkassen* lassen sich in Sachleistungen und Geldleistungen unterscheiden. Zu den *Sachleistungen* gehören:

- Maßnahmen zur Gesundheitsförderung und Krankheitsfrüherkennung,
- ärztliche und zahnärztliche Behandlung,
- Versorgung mit Arznei-, Verband-, Heil- und Hilfsmitteln,
- Krankenhausbehandlung,
- Hilfe bei Schwerpflegebedürftigkeit,
- häusliche Krankenpflege, Haushaltshilfe,
- medizinische und ergänzende Leistungen zur Rehabilitation sowie Belastungserprobung und Arbeitstherapie,
- Leistungen bei Schwangerschaft und Mutterschaft,
- Leistungen der künstlichen Befruchtung.

Geldleistungen umfassen in erster Linie das Krankengeld: Nach Ablauf der Lohnfortzahlung durch den Arbeitgeber nach in der Regel sechs Wochen zahlen die Krankenkassen – für dieselbe Krankheit – für maximal 78 Wochen innerhalb von drei Jahren Krankengeld in Höhe von ca. 80 % des zuletzt erzielten Nettoverdienstes. Außerdem erhalten Versicherte jährlich bis zu zehn Arbeitstage Krankengeld für die Pflege eines kranken Kindes – bei Alleinerziehenden 20 Arbeitstage – bei unbezahlter Freistellung von der Arbeit. Dazu kommen Zuschüsse zu Kuren und die Übernahme von Fahrtkosten.

Die *Leistungen der Pflegeversicherung* umfassen (vgl. §§ 36 ff SGB XI):
- Pflegesachleistungen,
- Pflegegeld,
- Kombination von Geld- und Sachleistungen,
- Verhinderungspflege,
- Pflegehilfsmittel und technische Hilfen,
- Teilstationäre Pflege,
- Tages- und Nachtpflege,
- Kurzzeitpflege,
- Vollstationäre Pflege,
- Pflege in vollstationären Einrichtungen der Behindertenhilfe,
- Leistungen zur sozialen Sicherung der Pflegepersonen,
- Pflegekurse für Angehörige und ehrenamtliche Pflegepersonen.

2003 wurden ca. 17,6 Milliarden Euro für Pflegeleistungen aus der Pflegeversicherung finanziert (vgl. auch Kapitel 5.4).

Der Anteil der Gesundheitsausgaben am Bruttoinlandprodukt (BIP) liegt seit vielen Jahren bei etwa elf Prozent. Abb. 3.1 zeigt die Ausgabenentwicklung seit 1992 im internationalen Vergleich.

I Allgemeine Sozialmedizin

Abb. 3.1: Ausgaben für die Gesundheit in Europa, Japan und in den USA (Angaben in Prozent des Bruttoinlandsprodukts)

Angaben in Prozent des Bruttoinlandprodukts
■ 2002 ▨ 1992

Land	2002	1992
USA	14,6	13,0
Schweiz	11,2	9,6
Deutschland	10,9	9,9
Frankreich	9,7	9,0
Italien	8,5	8,4
Japan	8,0	6,2
Vereinigtes Königreich	7,6	6,9
Spanien	7,6	7,2

Quelle: www.oecd.org/health/healthdata

3.1.1 Institutionen der Gesundheitsversorgung

Bei der Darstellung der Institutionen des Gesundheitswesens haben wir uns an der sog. »Pyramide des Gesundheitssystems« (s. Abb. 3.2) orientiert, die aus dem Weltgesundheitsbericht der Weltbank stammt (1993, S. 135). Als Basis der Gesundheitsversorgung werden die Haushalte genannt, eine in vergleichbaren Darstellungen der Gesundheitsversorgung häufig vernachlässigte »Institutionen«.

3.1.1.1 Haushalte

Gesundheitsversorgung durch Haushalte meint alle Gesundheitsleistungen, die tagtäglich durch die Bürger selber erbracht werden, als Mütter, Väter, Verwandte, Freunde, Nachbarn etc. Hierfür haben sich auch die Begriffe Laiengesundheitssystem, informelle Gesundheitsversorgung oder Gesundheitsselbsthilfe eingebürgert.

3 Gesundheitswesen

Abb. 3.2: Pyramide des Gesundheitssystems

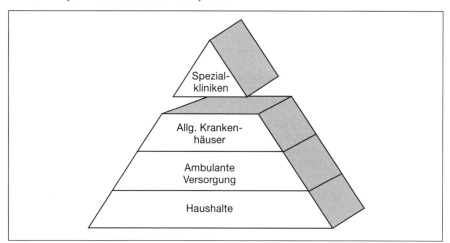

Quelle: World Bank, 1993, S. 135

Hinsichtlich der Frage, wie umfangreich das Selbsthilfepotential bei der Bewältigung von Gesundheitsproblemen einzuschätzen ist, gibt eine amerikanische Untersuchung aus dem Jahre 2001, die von Matzat (2005) zitiert wird, Hinweise. Danach hatten von 1 000 Personen 200 Personen keine Beschwerden, 800 berichteten über Symptome, 327 erwogen, medizinische Hilfe zu suchen, 217 kamen in eine Arztpraxis, 65 suchten komplementär- oder alternativmedizinische Hilfe auf, 21 kamen als ambulante Patienten in eine Poliklinik, 14 erhielten häusliche Krankenhilfe, 13 wandten sich an eine Notfallaufnahme, 9 wurden stationär aufgenommen, davon 1 in einem Universitätskrankenhaus.

Es ist häufig eingewendet worden, dass es sich bei den ohne professionelle medizinische Hilfe bewältigten Beschwerden um unbedeutende Störungen des Wohlbefindens handele und nicht um ernsthafte Symptome behandlungsbedürftiger Erkrankungen. Dieser Einwand ist sicherlich z. T. richtig. Auf der anderen Seite ist bekannt, dass auch bei gravierenden Symptomen nicht zwangsläufig professionelle Hilfe aufgesucht wird, sodass insgesamt davon ausgegangen werden kann, dass ein Großteil aller Gesundheitsprobleme im Kontext primärer und sekundärer Netzwerke – also in Gesundheitsselbsthilfe – bewältigt wird.

Mit dem Bereich der Gesundheitsselbsthilfe werden wir uns in Kapitel 4.4 noch ausführlicher beschäftigen. Faltermeier hat die für dieses Kapitel relevante Literatur folgendermaßen zusammengefasst (1994, S. 149 ff.):

Die umfangreichste Studie zur Gesundheitsselbsthilfe im Alltag im deutschen Sprachraum wurde von der Forschungsgruppe um Grunow anhand einer repräsentativen Befragung von 2 037 Haushalten durchgeführt (Grunow u. a, 1983). Sie gibt nicht nur einen Eindruck von dem Umfang, in dem Laienaktivitäten ausgeführt werden, sondern auch von ihren Inhalten und ihrer sozialen Organisierung.
In Übereinstimmung mit anderen Studien wird der hohe Anteil der Gesundheitsselbsthilfe von Laien belegt: 92 % der Bevölkerung haben bei gesundheitlichen Problemen individuelle oder

soziale Selbsthilfe aktiviert. Nur 8 % der befragten Personen geben an, weder selbst Maßnahmen ergriffen zu haben, noch Unterstützungsleistungen aus der sozialen Bezugsgruppe erhalten zu haben. Die gesundheitliche Selbsthilfe nimmt unterschiedliche Formen an, die wie folgt verteilt sind:

- 77 % haben sehr häufig oder gelegentlich Maßnahmen ergriffen, um sich selbst gesund zu erhalten;
- 63 % haben sich sehr häufig oder gelegentlich Rat und Informationen bei Familienmitgliedern geholt;
- 49 % haben sich von Familienmitgliedern sehr häufig oder gelegentlich durch praktische Hilfen unterstützen lassen;
- 26 % haben sehr häufig oder gelegentlich Freunde oder Bekannte um Rat gefragt, wie sie ihre Gesundheitssituation beurteilen und was sie am besten machen sollen;
- 9 % haben Nachbarn sehr häufig oder gelegentlich um Unterstützung bei der alltäglichen Lebensbewältigung gebeten;
- 3 % haben bereits an einer Selbsthilfegruppe teilgenommen.

Auch die Unterstützung anderer Personen, die bei Gesundheits- und Krankheitsproblemen Hilfen brauchen, ist relativ verbreitet. Fast zwei Drittel der Bevölkerung gab bereits in der einen oder anderen Form Hilfestellungen bei gesundheitlichen Problemen, wobei es jedoch sehr davon abhängt, um welche Personen und um welche Art der Unterstützung es sich dabei handelt:

- Kranken Familienmitgliedern haben 64 % der Befragten schon zumindest gelegentlich konkret und praktisch geholfen; eine dauerhafte Pflege haben 20 % übernommen (vgl. hierzu Kap. 3.2.1 und Kap. 4.4).
- Bei Freunden und Bekannten sind es 43 %, die in Krankheitssituationen schon Rat und Informationen gegeben haben, bei Arbeitskollegen haben 16 % schon gelegentlich Unterstützung bei krankheitsbedingten Schwierigkeiten gegeben.

Bei der Frage, an wen man sich aus dem Familien- und Freundeskreis wenden würde, wenn man in Gesundheitsfragen Informationen oder praktische Hilfen bräuchte, zeigen sich deutliche geschlechtsspezifische Unterschiede in der Familie: Überwiegend (mit über 60 %) war die Mutter oder Ehefrau die erste Wahl.

Wir werden noch an einigen anderen Stellen dieses Buches auf den Beitrag der Haushalte zur Gesundheitsversorgung zurückkommen, und zwar im Kapitel »Patienten zu Hause«, im Kapitel »Selbsthilfe« und im Kapitel »Pflege«.

3.1.1.2 Ambulante Versorgung

Tabelle 3.4 gibt eine Übersicht über die relevanten Versorgungsdaten in der ambulanten, stationären und pflegerischen Versorgung. Dabei haben wir bei der ambulanten Versorgung bewusst noch eine Unterscheidung in medizinische und psychosoziale Versorgung vorgenommen. Aus der Sicht der Gesundheitssystemanalyse ist nämlich bemerkenswert, dass die genannten ambulanten Einrichtungen aus ganz unterschiedlichen Quellen finanziert werden, obwohl sie – als Träger von Gesundheitsleistungen – im Prinzip alle über die Krankenversicherung finanziert werden müssten. Dass dies nicht der Fall ist, ist nur zu verstehen, wenn wir die im nächsten Kapitel noch zu vertiefenden Ergebnisse über die unterschiedlichen Professionalisierungsgrade der beteiligten Gesundheitsberufe (und der damit verbundenen Macht, Einfluss auf die Verteilung der Gesundheitsausgaben zu nehmen) und über die historisch unterschiedlich gewachsenen Teilbereiche des Gesundheitswesens zu Rate ziehen.

3 Gesundheitswesen

Tab. 3.4: Daten zur Gesundheitsversorgung

Ambulante Versorgung

Medizinische Versorgung

- 94 940 vertragsärztliche Einrichtungen (Einzelpraxen, Gemeinschaftspraxen, Medizinische Versorgungszentren) mit 125 317 Ärzten, davon ca. 37 000 Ärzte in 16 800 Gemeinschaftspraxen und 1 648 Ärzte in 420 Medizinischen Versorgungszentren
- Zahnarztpraxen (mit ca. 55 800 Zahnärzten)
- Heilpraktiker (ca. 16 000)
- Physiotherapeuten (ca. 78 000, davon ca. 31 000 in freier Praxis)
- Betriebsärztliche Dienste (ca. 14 000 Betriebsärzte)
- Gesundheitsämter (352 ohne Hessen und Nordrhein-Westfalen)
- Öffentliche Apotheken (ca. 21 400)
- Ambulante Hospize (ca. 1 300)

Psychosoziale Versorgung

- Drogenberatungsstellen (ca. 1 200)
- Sozialpsychiatrische Dienste (ca. 250)
- Selbsthilfekontaktstellen (ca. 270)
- Soziale Dienste der KK (ca. 200)
- AIDS-Beratungsstellen (ca. 100)
- Psychotherapeuten (ca. 12 000 psychologische P., 2 300 Kinder- u. Jugend-P. und 3 600 ausschließlich psychotherapeutisch tätige Ärzte)

Pflegerische Versorgung

- Ambulante Pflegedienste (ca. 10 600 mit ca. 200 000 Beschäftigten)

Stationäre Versorgung

- 2 166 Krankenhäuser mit ca. 531 333 Betten
- 1 294 Vorsorge- und Rehabilitationseinrichtungen mit ca. 176 473 Betten
- 9 740 Pflegeheime mit ca. 640 000 Plätzen und ca. 510 000 Beschäftigten
- 112 Stationäre Hospize und 90 Palliativstationen

Quelle: verschiedene Statistiken zwischen 2003 und 2005

In den folgenden Ausführungen werden wir uns ausführlicher mit einigen ausgewählten Einrichtungen aus der Übersicht befassen.

Arztpraxen

2004 gab es in Deutschland 94 940 vertragsärztliche Einrichtungen (Einzelpraxen, Gemeinschaftspraxen, Medizinische Versorgungszentren) mit insgesamt 125 317 niedergelassenen Ärzte. Hinzu kommen ca. 65 000 niedergelassene Vertragszahnärzte. Die Zahl der Ärzte hat in den letzten Jahren

I Allgemeine Sozialmedizin

erheblich zugenommen. Mehr Ärzte bedeuten aber nicht unbedingt mehr Gesundheit, mit Sicherheit aber höhere Kosten. Deshalb wurde durch das Gesundheitsstrukturgesetz die Zahl der Ärzte ab 1999 bedarfsgerecht beschränkt. Seitdem gilt auch eine Altersgrenze von 68 Jahren. Diese Regelungen gelten auch für die zahnärztliche Versorgung.

Die vertragsärztliche Versorgung gliedert sich in die hausärztliche und die fachärztliche Versorgung. An der hausärztlichen Versorgung nehmen Allgemeinärzte, Kinderärzte und Internisten ohne Schwerpunktbezeichnung, die die Teilnahme an der hausärztlichen Versorgung gewählt haben, teil.

Während früher der größte Teil der Ärzte als Hausärzte tätig war, sind heute prozentual mehr Ärzte spezialisiert.

Auch die Form der ärztlichen Praxis hat sich in den letzten Jahren gewandelt. Neben der herkömmlichen Einzelpraxis, in der nach wie vor die meisten Ärzte tätig sind (und hier möglicherweise Apparate- oder Laborgemeinschaften bilden), gibt es zunehmend mehr Gemeinschaftspraxen. So arbeiteten 2004 37 000 Ärzte in 16 800 Gemeinschaftspraxen. In Gemeinschaftspraxen arbeiten überwiegend Ärzte gleicher Fachrichtung zusammen. Die Möglichkeit zur Bildung von fachübergreifenden Gemeinschaftspraxen besteht noch nicht lange. Die Weichen zur Bildung von Medizinischen Versorgungszentren, in denen Ärzte und andere Gesundheitsberufe zusammenarbeiten, wurden erst mit der Gesundheitsreform von 2004 gestellt. Danach können Ärzte medizinische Kooperationsgemeinschaften untereinander und mit Zahnärzten, Psychologen, Sozialpädagogen, Logopäden, Pflegefachkräften oder Diätassistenten bilden. 2006 gab es bereits 420 Medizinische Versorgungszentren. Die dort am häufigsten vertretenen Facharztgruppen waren Hausärzte, Internisten und Radiologen. Eine Zusammenarbeit mit nicht-medizinischen Berufen war eher selten. Dies verwundert nicht, ist doch das Vergütungssystem zu sehr auf die Honorierung ärztlicher Leistungen ausgerichtet.

Mit der Gesundheitsreform von 2006 ist eine grundlegende Veränderung der Vergütung eingeleitet: Statt des komplizierten und intransparenten Honorierungssystems mit floatenden Punktwerten soll es ein vereinfachtes Honorierungssystem mit einer Gebührenordnung mit festen – bei einer bestimmten Mengenüberschreitung – abgestaffelten Preisen geben. Weiterhin sind Pauschalvergütungen mit wenigen Einzelleistungsvergütungen und Honorarzuschläge für besondere Qualität geplant sowie die Ablösung der sektoralen Budgets durch neue Instrumente der Mengensteuerung bei erhöhter Transparenz und weitgehender Kalkulationssicherheit.

Die Kassenärztlichen und Kassenzahnärztlichen Vereinigungen sind die Selbstverwaltungskörperschaften der Ärzte und Zahnärzte. Neben der Honorarabrechnung übernehmen sie weitere Funktionen. Dazu gehört auch die Bedarfsplanung für die regionalen Versorgungsgebiete. Damit soll eine flächendeckende, angemessene und wirtschaftliche Versorgung mit Ärzten erreicht werden. Mit steigenden Arzt- und Zahnarztzahlen ist eine bedarfsdeckende ambulante Versorgung der Bevölkerung weitgehend gewährleistet. Nur in wenigen Regionen – so z. B. in ländlichen Gebieten Ostdeutschlands – gibt es noch Unterversorgung. In größeren Städten und in Ballungsräumen gibt es teilweise Überversorgung.

Durch die Gesundheitsreformen der vergangenen Jahre sind die klassischen Strukturen und Grenzen der Versorgung (ambulante, stationäre und öffentliche Gesundheitsversorgung) in Bewegung geraten. Zwei Beispiele dafür sind Arztnetze und Vernetzungen durch Integrierte Versorgung. Arzt- oder Praxisnetze sind Zusammenschlüsse niedergelassener Ärzte einer Region, um den Patienten eine effizientere und verbesserte Versorgung zu ermöglichen. Um auf dem neuesten Stand der Medizin zu sein, tauschen sich Praxisnetz-Ärzte untereinander aus, treffen sich auf Netzkonferenzen und arbeiten nach festgelegten medizinischen Leitlinien. Doppeluntersuchungen werden vermieden. Einige Arztnetze schließen zusätzlich noch Kooperationen mit Krankenhäusern, Altenheimen, Reha-Kliniken, Pflegediensten etc. in der Region mit ein.

Der Begriff »Integrierte Versorgung« steht für die Vernetzung zwischen den o. g. medizinischen Versorgungssektoren. Niedergelassene Haus- oder Fachärzte bieten gemeinsam mit stationären Einrichtungen eine medizinische Versorgung »aus einer Hand« an. Sie kooperieren bei der Behandlung ihrer Patienten und teilen sich ein gemeinsames Budget. Bis zu ein Prozent der jährlichen ärztlichen Vergütungen und ein Prozent aus dem Krankenhausbudget werden speziell für die Integrierte Versorgung bereit gehalten. Ambulante oder stationäre Rehabilitationsleistungen, Heil- oder Hilfsmittel, häusliche Krankenpflege etc können im Versorgungsumfang berücksichtigt werden.

Das Gesundheitsamt

Das Gesundheitsamt ist Teil des sogenannten »öffentlichen Gesundheitswesens«, also des Bereichs der Gesundheitsversorgung, der sich mit »öffentlichen« gesundheitlichen Belangen im Gegensatz zu »privaten« befasst. Wir haben schon darauf hingewiesen, dass diese Unterscheidung weder theoretisch noch praktisch eindeutig zu treffen ist. Darauf verweisen auch Brand und Schmacke, wenn sie schreiben:

»Oft wird davon gesprochen, daß der ÖGD neben der ambulanten und der stationären Versorgung die dritte Säule des Gesundheitssystems sei. Dieses Bild geht davon aus, daß es definierte Teilbereiche gibt, die sich eindeutig gegeneinander abgrenzen lassen. Die Tendenz geht aber zur Zeit mehr zu einer Verzahnung von z. B. ambulanten und stationären Diensten. Ferner steigt die Anzahl der Patienten, die ambulanter Hilfe bedürfen, aber keine Arztpraxis aufsuchen, wie Drogensüchtige und Obdachlose, und die damit einer aufsuchenden Hilfe, z. B. durch den ÖGD, bedürfen. Auch angesichts der Tatsache, daß unter 1 % aller Ausgaben im Gesundheitswesen in den ÖGD fließen, ist das Bild der dritten Säule sicherlich ein falscher Ansatz« (1998, S. 259).

Gesundheitsämter sind »klassische« gemeindebezogene Einrichtungen, d. h., ihre Aufgaben beziehen sich auf Stadtteile, Städte oder Landkreise. Die *Aufgaben* der Gesundheitsämter lassen sich folgendermaßen skizzieren:

I Allgemeine Sozialmedizin

1. Aufsicht über Einrichtungen und Berufe des Gesundheitswesens (Medizinalaufsicht): Einrichtungen sind Krankenhäuser, Altenheime, Altenpflegeheime, Kurheime usw., sie werden auf Einhaltung der Hygiene und des Gesundheitsrechtes überwacht. Die Aufsicht über Ärzte, Zahnärzte und Apotheker liegt in erster Linie bei den jeweiligen Kammern, die Gesundheitsämter arbeiten mit diesen zusammen und führen eine Kartei.
2. Gesundheitsschutz, medizinischer Umweltschutz: Ortshygiene, Mitwirkung bei der Überwachung des Verkehrs mit Lebensmitteln und Bedarfsgegenständen, Trink- und Badewasserhygiene, Reinhaltung von Boden und Luft, Bodenbelastung (Altlasten), umweltmedizinische Beratung, Verhütung und Bekämpfung übertragbarer Krankheiten.
3. Gesundheitshilfe, Beratung und Betreuung einzelner Bevölkerungsgruppen: Kinder und Jugendliche, Mütterberatung, Schulgesundheit, Schwangerenberatung, Beratung und evtl. Untersuchungen für Behinderte, psychisch Kranke, Suchtkranke, Tbc-Kranke, HIV-Infizierte, AIDS-Kranke, Prostituierte, Asylbewerber.
4. Gesundheitsberichterstattung, Gesundheitsplanung, Gesundheitsförderung: Statistiken (Todesbescheinigungen, meldepflichtige Erkrankungen, Impfstatistik), Jahresgesundheitsbericht, Gesundheitsberichterstattung, Planungstätigkeiten im Gesundheitsbereich.
5. Gutachterliche Aufgaben: Bundessozialhilfegesetz, Pflegebedürftigkeit, Unterbringung psychisch Kranker, gerichtsärztliche Gutachten, Gesundheitszeugnisse, amtsärztliche Gutachten nach den jeweiligen gesetzlichen Vorschriften.

Der Aufgabenbereich des öffentlichen Gesundheitswesens und damit auch seine Bedeutung im Bewusstsein der Bevölkerung ist in den vergangenen 50 Jahren ständig zurückgegangen. Insbesondere hat der öffentliche Gesundheitsdienst gegenüber den niedergelassenen Ärzten an Boden verloren:

»Durch den Ausbau der medizinischen Versorgung und die Etablierung des Kassenarztwesens wurden verschiedene *Aufgaben* aus dem ÖGD in andere Gesundheitsbereiche *verlagert*. Die Übertragung des Impfens erfolgte, ohne daß man sich darüber Gedanken machte, wie Durchimpfungsraten weiterhin festgestellt werden können und wie die Personengruppen, die im Sinne der ›Komm-Strukturen‹ der Kassenärzte nicht erreichbar sind, geimpft werden können, um die notwendige Durchimpfungsrate zu erreichen.

Eine ähnliche Entwicklung spielt sich zur Zeit im Bereich der Umweltmedizin, dem individualmedizinischen Teil der Umwelthygiene, ab. Waren es zuerst die Gesundheitsämter, die in diesem Bereich die Pionierarbeit geleistet haben, so wird jetzt dieser ›Markt‹ von niedergelassenen Ärzten entdeckt und damit aus dem ÖGD herausgelöst werden« (Brand u. Schmacke 1998, S. 266).

Hinsichtlich der Zukunftsperspektiven des öffentlichen Gesundheitsdienstes führen diese Autoren weiter aus:

»Der ÖGD wird verstärkt gesundheitsfördernde und präventive Funktionen in der Kommune wahrnehmen. Daneben wird die Rolle des Sachverwalters der gesundheitlichen Belange des Bürgers im Aufgabenfeld der Beratungs- und Dienstleistungsfunktion in den Vordergrund treten. Die sozialkompensatorische Funktion des ÖGD wird bei sich ändernden gesellschaftlichen Verhältnissen eine wichtige Aufgabe bleiben, um so die Sicherung gleicher Gesundheitschancen zu ermöglichen.

Auszubauen sind ferner die Steuerungs- und Koordinationsaufgaben lokaler Gesundheitspolitik« (ebenda S. 267, vgl. auch Grunow und Grunow-Lutter, 2000).

Die 352 Gesundheitsämter (ohne Hessen und Nordrhein-Westfalen) sind Arbeitsplatz für 16 230 Beschäftigte, unter ihnen sind die Ärzte und die Sozialarbeiter mit jeweils 2 500 Personen die größten Berufsgruppen.

Einrichtungen des Arbeitsschutzes

Während sich die Aufgaben der Gesundheitsämter auf den Gesundheitsschutz in der Gemeinde beziehen, obliegt der Arbeitsschutz den Betrieben.

Die Entwicklung des Arbeitsschutzes lässt sich an ihren *wichtigsten gesetzlichen Grundlagen ablesen.*

Von 1891 stammt das heute noch geltende Beschäftigungsverbot an Sonn- und Feiertagen. Es wurde 1938 durch die Arbeitszeitordnung ergänzt. Die Arbeitszeitordnung enthält Regelungen zur werktäglichen Arbeitszeit, zur Höchstarbeitszeit, zu Mindestruhepausen und -zeiten sowie spezielle Vorschriften für weibliche Beschäftige hinsichtlich Arbeitszeit und Beschäftigung. Wesentliche Schutzvorschriften für berufstätige Schwangere und Wöchnerinnen sind im Mutterschutzgesetz von 1968 enthalten. Die Schutzvorschriften für arbeitende Jugendliche finden sich im Jugendarbeitsschutzgesetz von 1976. Arbeitsschutzrechtliche Bestimmungen für Schwerbehinderte sind im Schwerbehindertengesetz von 1986 zusammengefasst. Zum Arbeitsschutz zählt auch der Kündigungsschutz. Kündigungsschutzregelungen finden sich in mehreren Gesetzen, hauptsächlich im Kündigungsschutzgesetz von 1969, im Mutterschutzgesetz von 1968 sowie im Schwerbehindertengesetz von 1986.

Die speziellen Bestimmungen zum Betriebsschutz finden sich in zahlreichen staatlichen Gesetzen und Verordnungen sowie in speziellen Unfallverhütungsvorschriften der Berufsgenossenschaften. Beispiele sind die Arbeitsstättenverordnung von 1975, die Gefahrstoffverordnung von 1986, die ebenfalls 1986 erlassene Strahlenschutzverordnung, die Gewerbeordnung von 1987 etc. Eine abschließende gesetzliche Regelung ist wegen der fortschreitenden technischen Entwicklung zwangsläufig nicht möglich.

Im August 1996 schließlich wurde das »Gesetz zur Umsetzung der EG-Rahmenrichtlinie Arbeitsschutz und weiterer Arbeitsschutz-Richtlinien« verabschiedet. Während die Artikel 2 bis 5 Angleichungen bereits bestehender Gesetze enthalten, liegt mit Artikel 1 ein neues Gesetz – das *Arbeitsschutzgesetz* (ArbSchG) – vor.

Der Unternehmer trägt die Verantwortung für die Umsetzung und Durchführung des betrieblichen Arbeitsschutzes. Das Gesetz verpflichtet ihn dazu, Arbeitsabläufe so zu organisieren und Arbeitsplätze, Maschinen, Geräte, Anlagen und sonstige Einrichtungen so einzurichten und zu betreiben, dass die Arbeitnehmer vor gesundheitlichen Schädigungen geschützt sind. Dazu muss er alle Vorschriften und Regeln des Arbeitsschutzes einhalten. Angesichts der vielen Regelungstatbestände kann er die für seinen Betrieb erforderlichen Maßnahmen i.d.R. nur ergreifen, wenn er sachkompetente Unterstützung hat. Deshalb regelt das Arbeitssicherheitsgesetz, dass der Arbeitgeber zu seiner Unterstützung und Beratung qualifizierte *Betriebsärzte, Sicherheitsingenieure und »andere Fachkräfte für Arbeitssicherheit«* bestellt. Die Unfallverhütungsvorschriften »Fachkräfte für Arbeitssicherheit« und »Betriebsärzte« regeln im Einzelnen, über welche Qualifikationen diese Mitarbeiter verfügen müssen (Fachkundennachweis), und welche Einsatzzeiten für sie vorgeschrieben sind. Eine betriebsärztliche Qualifikation in Deutschland haben ca. 14 000 Ärztinnen und Ärzte.

Die *staatliche Aufsicht* über den Arbeitsschutz wird durch Gewerbeaufsichtsämter und gewerbeärztliche Dienststellen bzw. durch Bergämter ausgeübt. Die Aufsichtsmaßnahmen umfassen Kontrollen, in der Regel durch unangemeldete Betriebsbesichtigungen, Beratungen, Anordnungen, Regelungen im Einzelfall und Erteilung von Ausnahmegenehmigungen.

Unfallversicherungsträger, vor allem Berufsgenossenschaften, aber auch Unfallversicherungsverbände sind mit der Durchführung von Arbeitsschutzmaßnahmen beauftragt. Tätigkeitsschwerpunkte der Berufsgenossenschaften sind Betriebsbesichtigungen, Aus- und Fortbildungsmaßnahmen zur Arbeitssicherheit und der Erlass von Unfallverhütungsvorschriften und die Herausgabe von Merkblättern zum Arbeitsschutz.

Für die Koordinierung und Förderung des Arbeitsschutzes sind die 1971 gegründete Bundesanstalt für Arbeitsschutz sowie die 1991 errichtete Bundesanstalt für Arbeitsmedizin zuständig.

Sozialstationen

Die ambulante gesundheitliche Versorgung der Bevölkerung durch niedergelassene Ärzte wird durch ein vielfältiges Angebot an gesundheits- und sozialpflegerischen Diensten ergänzt. Ziele dieser Dienste sind:

- Förderung der selbstständigen und unabhängigen Lebensführung sowie
- Betreuung bei Pflege- und Hilfsbedürftigkeit.

Nach der Erhebung von Schneekloth und Leven über »Hilfe- und Pflegebedürftige in Privathaushalten in Deutschland 2002« (2003) gibt es knapp 1,4 Millionen in Privathaushalten wohnende Personen, die Leistungen aus der Pflegeversicherung erhalten. Hinzu kommen knapp 3 Millionen Menschen, die Einschränkungen bei vorrangig hauswirtschaftlichen alltäglichen Verrichtungen unterhalb der Schwelle des erheblichen Pflegebedarfs aufweisen. Ca. 10 600 Pflegedienste mit ca. 200 000 Beschäftigten bieten ambulante Hilfen für Kranke, Behinderte und für alte Menschen an. Die Bezeichnungen sind unterschiedlich, die Aufgaben jedoch ähnlich. Sie werden zumeist als Sozialstationen bezeichnet. Sozialstationen sind gegen Ende der 60er-Jahre – zuerst in Rheinland-Pfalz – als *ambulante Einrichtungen der Sozial- und Gesundheitspflege* entstanden. Sozialstationen sollten die durch beginnende Unterversorgung charakterisierten Dienstleistungen der häuslichen Krankenpflege, der ambulanten Altenpflege und der Haus- und Familienpflege in einer neuen Organisationsform zusammenführen und für die Zukunft absichern.

Anfänglich war auch an die Einbindung von psychosozialer Beratung in die Sozialstationen gedacht. Damit hätten sich die Sozialstationen zu integrierten Zentren der Gesundheits-, Sozial- und Gemeindepflege entwickeln können. Wie aus einer Reihe empirischer Untersuchungen über das Dienstleistungsangebot von Sozialstationen entnommen werden kann, ist es zu dieser Integration pflegerischer und psychosozialer Leistungen nur selten gekommen.

Folgende *Aufgaben* können den Kernaufgaben der Sozialstationen zugerechnet werden: Kranken- und Altenpflege, Kinderkrankenpflege, Behindertenpflege, Familienpflege (Hauspflege), Gesundheitserziehung und -aufklärung und Schulung in häuslicher Krankenpflege sowie Ausleihe von Pflegehilfsmittel. Weitere soziale Dienste können hinzukommen: z. B.

Beratungs-, Besuchs-, Begleit-, Mahlzeiten-, Fahr- und Vorlesedienste, Hausnotruf und Aktivierung der Nachbarschaftshilfe (z. B. Telefonketten) und ehrenamtlicher Helfer einschließlich deren Schulung. Für den Mahlzeitendienst haben sich Bezeichnungen wie »Essen auf Rädern« oder »Stationärer Mittagstisch« herausgebildet.

In einigen Bundesländern werden bestimmte Aufgaben der »sozialen Dienste« in mehr oder weniger eigenständigen Organisationseinheiten, wie Mobile soziale Dienste, Dorfhelferstationen, Krankenpflegestationen oder Haus- und Familienpflegestationen, angeboten.

Den Sozialstationen sind z. T. auch Krankenwohnungen zugeordnet. Solche Krankenwohnungen sind dort notwendig, wo eine »Rund-um-die-Uhr-Versorgung« von Patienten nötig ist. Sie können helfen, unerwünschte und unnötige Krankenhaus- oder andere stationäre Langzeitaufenthalte zu vermeiden (bzw. abzukürzen), und den Patienten dazu befähigen, selbstständig/unabhängig zu bleiben.

Die Sozialstationen verfügen über das erforderliche *Fachpersonal* zur Erbringung ihrer sozialen Hilfen. Dazu gehören Angehörige der verschiedenen Gesundheitsberufe, wie z. B. Krankenschwestern, Altenpfleger, Familienpfleger, Dorfhelfer, Krankenpflegehelfer, Sozialarbeiter und Zivildienstpflichtige.

Träger der weit über 2 000 Sozialstationen in der BRD sind die Verbände der Freien Wohlfahrtspflege, die Kirchen, Zusammenschlüsse von Kirchengemeinden und/oder Pflegevereinen und – subsidiär – die kommunalen Gebietskörperschaften bzw. Zweckverbände.

Die *Finanzierung* der Sozialstationen erfolgt einmal durch den Trägeranteil und Zuschüsse von Ländern, Kreisen und Gemeinden, zum anderen durch die Abrechnung der erbrachten Hilfen mit den Krankenkassen (Pflegekassen), Sozialämtern und selbstzahlenden Patienten. Weitere Einnahmen können z. B. durch Spenden und Förderkreise aufkommen (aus Schell, 1995, S. 229 f.).

Psychosoziale Dienste

Wir haben bislang folgende Sektoren der ambulanten Gesundheitsversorgung vorgestellt:

- medizinische Versorgung durch Arztpraxen, Gesundheitsämter, betriebsärztliche Dienste,
- pflegerische Versorgung durch Sozialstationen und vergleichbare Dienste.

Als dritten Sektor der ambulanten Gesundheitsversorgung wollen wir abschließend die *psychosozialen Dienste* behandeln. Hierzu gehört eine Vielzahl von Einrichtungen, wie z. B. Drogenberatungsstellen, AIDS-Beratungsstellen, Soziale Dienste der Krankenkassen, Psychosoziale Kontaktstellen, Sozialpsychiatrische Dienste, Selbsthilfekontaktstellen. Wir werden im zweiten Teil dieses Buches zur speziellen Sozialmedizin bei der Frage der Versorgung ausgewählter Patientengruppen wiederholt auf diese Einrichtungen hinweisen. Psychosoziale Dienste sind der Hauptarbeitsplatz für Sozialarbeiter und Psychologen im Gesundheitswesen.

Der psychosoziale Sektor der ambulanten Gesundheitsversorgung hat seit Anfang der 70er-Jahre stark expandiert. Bergold und Filsinger diskutieren verschiedene Erklärungen für diese Expansion (1993, S. 16 ff.):

»Eine Erklärung kann darin gesehen werden, daß *gestiegene Lebensrisiken und Belastungen* (z. B. infolge von erhöhter beruflicher Beanspruchung und Mobilitätsanforderungen), *soziokulturelle Veränderungen* bzw. Umbrüche (z. B. Zunahme gesellschaftlicher Komplexität, Verkleinerung der Haushalte, zunehmende Berufstätigkeit von Frauen) und neue *prekäre Lebens- und Problemlagen* (z. B. Armut, Migration, Pflegebedürftigkeit) einen wachsenden Bedarf an (kompensativ-kurativen) psychosozialen Dienstleistungen hervorbringen (*systemischer Bedarf*) ... Eine andere Erklärung sieht die Expansion als Resultat *einer gestiegenen Nachfrage*, als Ausdruck von geänderten »Klientenbedürfnissen« (Keupp 1987). In dieser Argumentation reichen die alltagsweltlichen Bewältigungskapazitäten für Krisen und Belastungen nicht mehr aus, da traditionelle Sinnzusammenhänge und Normensysteme, bewährte Bewältigungsformen und soziale Netzwerke ›zerfallen‹. Deshalb werden professionelle Dienstleistungen (z. B. Beratung und Therapie) verstärkt nachgefragt ... Offe (1984) hat ferner auf *Arbeitsmarktentwicklungen* aufmerksam gemacht und gezeigt, daß der Arbeitskräftebedarf im industriellen Sektor im Zuge der Rationalisierung abnimmt und somit Beschäftigungsdefizite entstehen. Expansionschancen bestehen im wesentlichen nur noch im Bereich der Dienstleistungen. Durch die wachsende Zahl von Absolventen psychologischer, pädagogischer und sozialarbeiterischer Ausbildungen entsteht überdies ein Expansionsdruck auf den psychosozialen Sektor, da erweiterte psychosoziale Angebote neue Bedürfnisse und Nachfragen provozieren ... Die hier diskutierten Erklärungen schließen sich einander nicht aus. Vielmehr können sie gemeinsam ein *Erklärungsmuster* für die Expansion professioneller Dienste bieten.«

Als Beispiel für einen psychosozialen Dienst wollen wir nun kurz auf die *Sozialpsychiatrischen Dienste* eingehen: Sozialpsychiatrische Dienste sind im Zuge der sog. »PsychKGs« – also der Ländergesetze über Hilfen und Schutzmaßnahmen für psychisch Kranke – um 1978 entstanden. Herausgehobenes Ziel der Einrichtung Sozialpsychiatrischer Dienste ist die Verbesserung der Versorgung chronisch psychisch kranker Menschen und die Verhinderung oder zumindest »Humanisierung« von Zwangseinweisungen.

Brill hat die Aufgaben Sozialpsychiatrischer Dienste folgendermaßen zusammengefasst (1993, S. 119):

a) »Beratung von Hilfesuchenden, Gespräche mit Angehörigen und Personen aus der sozialen Umgebung beziehungsweise MitarbeiterInnen anderer Einrichtungen und Dienste;
b) Gewährung vorsorgender Hilfen mit dem Ziel der rechtzeitigen (ärztlichen) Behandlung und Inanspruchnahme von Hilfsangeboten bei begonnener bzw. erneuter Erkrankung;
c) Betreuung von PatientInnen nach einer Krankenhausbehandlung im Zuge der nachgehenden Hilfe zur Wiedereingliederung in die Gemeinschaft;
d) Erbringung dieser Aufgaben durch das Angebot von Sprechstunden sowie aufsuchender Hilfen;
e) Koordination von Hilfen für psychisch erkrankte Menschen, die von mehreren Einrichtungen oder Diensten betreut oder behandelt werden;
f) Zusammenarbeit mit anderen Diensten und Einrichtungen in der Region.«

Im Rahmen der Novellierung der »PsychKGs« um 1998 sind in den meisten Bundesländern als weitere Aufgaben die Erarbeitung des Psychiatrieplans und der Aufbau und die Leitung des Sozial- oder Gemeindepsychiatrischen Verbunds hinzugekommen.

3.1.1.3 Stationäre Versorgung

Die bisher skizzierten Einrichtungen der Gesundheitsversorgung haben gemeinsam, dass sie den Bürger bzw. Patienten im Rahmen seiner gewohnten Lebens- und Arbeitswelt zu erreichen versuchen, sie werden deshalb als *ambulante* Einrichtungen bezeichnet. Damit werden sie den jetzt darzustellenden Einrichtungen der *stationären* Versorgung gegenübergestellt, die den Patienten aus medizinischen und/oder sozialen Gründen für einen begrenzten oder unbegrenzten Zeitraum aus seinem Alltag herausnehmen. Wir wollen zuerst einen Blick in die Statistik tun, um uns die Größenordnung und die Vielfalt des stationären Sektors der Gesundheitsversorgung vor Augen zu führen (vgl. Statistisches Bundesamt, 2005 und Schell, 1995, S. 137 f.).

Die Krankenhausstatistikverordnung führte dazu, dass zum Jahresbeginn 1990 eine Änderung der Krankenhausstatistik eintrat. Diese beginnt beim Begriff des Krankenhauses. Hier findet nunmehr eine Trennung zwischen Krankenhäusern und Vorsorge- oder Rehabilitationseinrichtungen statt. Krankenhäuser lassen sich nach folgenden Kriterien unterscheiden:

»*Unterscheidung nach der betrieblichen Funktion:*
Allgemeinkrankenhäuser vereinen mehrere Fachabteilungen der allgemeinen ärztlichen Disziplinen, ohne daß eine bestimmte Fachrichtung im Vordergrund steht. Sie dienen v. a. der Versorgung Akutkranker und sind durch eine überwiegend kurze Verweildauer gekennzeichnet.
Fachkrankenhäuser sind meist auf eine Fachrichtung spezialisiert und versorgen durch Gebietsärzte bestimmte Krankheitsarten oder Gruppen von Krankheitsarten der allgemeinen oder besonderen ärztlichen Disziplinen. Auch sie dienen v. a. der Versorgung Akutkranker; auch sie kennzeichnet eine überwiegend kurze Verweildauer.
Sonderkrankenhäuser sind Allgemein- oder Fachkrankenhäuser, die Sonderaufgaben wahrnehmen. Sie dienen entweder der Aufnahme bestimmter Personengruppen oder einer besonderen Unterbringung der Patienten oder der Durchführung besonderer Versorgungsmaßnahmen oder Behandlungsmethoden. Sie sind zumeist durch eine längere Verweildauer gekennzeichnet.
Belegkrankenhäuser bieten den Patienten nur Unterkunft, Verpflegung und Pflege an. Die ärztliche Behandlung wird durch niedergelassene Ärzte erbracht, die vom Krankenhausträger das Recht erhalten haben, ihnen Patienten und die ihnen überwiesenen Patienten ihres Fachgebietes im Krankenhaus stationär (weiter) zu behandeln.
Tageskliniken werden v. a. im Bereich der psychiatrischen Versorgung eingerichtet. Sie sind Krankenhäusern angeschlossen und dienen der halbstationären Behandlung von Patienten, die den Abend und die Nacht im gewohnten familiären Bereich verbringen können. Tageskliniken verfügen über die gleichen Behandlungs- und Pflegemöglichkeiten wie die Krankenhäuser und unterscheiden sich von diesen nur durch die Beschränkung ihrer Inanspruchnahme auf die Tageszeit.
Nachsorgekliniken sollen Rekonvaleszenten, die nicht mehr der unmittelbaren Krankenhausbehandlung wohl aber noch einer Krankenhausüberwachung bedürfen, einen nahtlosen Übergang von der stationären in die ambulante Versorgung ermöglichen. Sie werden in räumlicher und funktioneller Verbindung mit Krankenhäusern geschaffen und dienen der Risikoüberwachung sowie der Abwendung von Rückfällen, gesundheitlichen und sozialen Nachteilen.

Unterscheidungen nach Anforderungs- und Versorgungsstufen:
Krankenhäuser der Grundversorgung dienen der ortsnahen Krankenversorgung. Ihr medizinisches Leistungsangebot umfaßt bis zu 3 Fachrichtungen.
Krankenhäuser der Regelversorgung erfüllen überörtliche Aufgaben der Krankenhausversorgung und halten ein entsprechend differenziertes medizinisches Versorgungsangebot bereit.
Krankenhäuser der Schwerpunktversorgung nehmen ebenfalls Aufgaben der überörtlichen Krankenhausversorgung wahr. Ihr medizinisches Leistungsangebot umfaßt gegenüber den Krankenhäusern der Regelversorgung weitere Fachrichtungen.
Krankenhäuser der Zentral- bzw. Maximalversorgung besitzen über die Ausstattung der Schwerpunkt-Krankenhäuser hinaus weitere Hauptfachabteilungen und versorgen Patienten, die hochdifferenzierter Diagnostik bedürfen« (aus Schell, 1995, S. 137 f.).

Das stationäre Behandlungsgeschehen wird durch das Vergütungssystem erheblich beeinflusst. Während früher eine Finanzierung stationärer Leistungen auf der Basis kostendeckender Pflegesätze erfolgte, wurde durch das GKV-Reformgesetz 2000 ab dem 1. 1. 2003 ein durchgängiges, leistungsorientiertes und pauschalierendes Entgeltsystems auf der Basis von »Diagnosis Related Groups« (DRG) eingeführt. Die Umstellung auf »Fallpauschalen« ist kompliziert und dauert noch an. Psychiatrische und psychosomatische Krankenhäuser sind aus dem DRG-System ausgenommen.

Krankenhäuser werden in der Bundesrepublik Deutschland von unterschiedlichen Institutionen und Personen betrieben. Nach der Trägerschaft gibt es öffentliche, freigemeinnützige und private Krankenhäuser.

2004 gab es in Deutschland 2 166 Krankenhäuser mit 531 333 Betten (diese und die folgenden Zahlen aus Statistisches Jahrbuch, 2005). 54,5 % der Betten waren in öffentlicher, 36,7 % in freigemeinnütziger und 8,9 % in privater Trägerschaft. Der Anteil privater Krankenhäuser hat in den vergangenen Jahren deutlich zugenommen. Im gleichen Jahr gab es 1 294 Vorsorge- und Rehabilitationseinrichtungen mit 176 473 Betten. 16,7 % der Betten waren in öffentlicher, 16,1 % in freigemeinnütziger und 67,2 % in privater Trägerschaft.

2004 waren in den Krankenhäusern 805 988 Personen beschäftigt. Unter ihnen waren das Pflegepersonal mit 309 510 Personen und das ärztliche Personal mit 117 681 Personen die größten Berufsgruppen. In den Vorsorge- und Rehabilitationseinrichtungen waren 92 944 Personen beschäftigt, auf das Pflegepersonal entfielen 20 831 und auf das ärztliche Personal knapp 8 000 Personen. Mit den bisherigen Ausführungen ist der Bereich der stationären Gesundheitsversorgung noch lange nicht vollständig beschrieben. Wir müssen zum stationären Sektor der Gesundheitsversorgung u. a. noch hinzurechnen: Heime für psychisch Kranke, geistig behinderte Menschen, körperlich behinderte Menschen, Pflegeheime, Übergangsheime etc. Diese Einrichtungen haben keinen Krankenhausstatus und werden auch überwiegend aus anderen Mitteln als der gesetzlichen Krankenversicherung finanziert, sie betreuen aber – und dieses Definitionsmerkmal ist hier entscheidend – Menschen mit gesundheitlichen Problemen bzw. Behinderungen. Gegenwärtig gibt es ca. 640 000 Plätze in 9 740 Pflegeheimen und etwa 142 000 Plätze in ca. 3 000 Wohneinrichtungen der Behindertenhilfe. Schließlich sind noch die stationären Hospize zu nennen (mit denen wir uns später ausführlicher befassen werden), deren Zahl in den letzten Jahren deutlich – auf 112 Hospize – zugenommen hat.

3.1.2 Berufe im Gesundheitswesen

Die Gesundheitsversorgung wird im Rahmen bezahlter Dienstleistungen durch Gesundheitsberufe und – in bestimmten Bereichen – auch durch individuelle und soziale Selbsthilfe erbracht. Wir werden an dieser Stelle auf die professionellen Dienstleistungen und in den folgenden Abschnitten auch auf die Selbsthilfe eingehen.

Bevor wir uns mit den Gesundheitsberufen im Einzelnen beschäftigen, wollen wir einige allgemeine berufssoziologische Aspekte diskutieren, die in diesem Zusammenhang von Interesse sind (vgl. insb. Freidson, 1979; Siegrist 2005).

In der berufssoziologischen Literatur werden solche Berufe als »*Profession*« hervorgehoben, die

- über ein Spezialwissen verfügen, das in einer Hochschulausbildung vermittelt wird und wissenschaftlich fundiert ist;
- eine Monopolstellung in der praktischen Anwendung dieses Wissens erreicht haben; diese Monopolstellung wird zum Teil durch eine staatliche

Anerkennung legitimiert und durch starke berufsständische Vereinigungen verteidigt;
- über herausgehobene berufsethische Normen und besonderes öffentliches Engagement verfügen. Im Gesundheitswesen beinhaltet dies die Zurückstellung eigener Interessen zugunsten der Interessen des Patienten. Man spricht in diesem Zusammenhang auch von Professionalismus oder »Berufung«.

Ärzte werden in der berufssoziologischen Literatur als das »Paradebeispiel« eines voll-professionalisierten Berufs behandelt. Alle genannten Kriterien einer Profession treffen voll auf sie zu. Berufsgruppen, die Teile dieser Kriterien erfüllen, werden als *Semi-Profession* bezeichnet, wie z. B. das Krankenpflegepersonal, wobei dem dritten Kriterium »Berufung« kaum unterscheidende Bedeutung zukommt, da ein besonderes Berufsengagement für alle helfenden Berufe charakteristisch ist. Es wird weiter davon ausgegangen, dass jede Berufsgruppe das Ziel hat, eine Voll-Professionalisierung zu erreichen, um ein Optimum an gesellschaftlicher Anerkennung – in Form von Prestige und Bezahlung – und volle berufliche Autonomie zu erreichen. Wir bezeichnen diesen Prozess als »*Professionalisierung*«. Zur Kritik der traditionellen Professionalisierungsmodelle als Machtmodelle zum Erhalt der Kontrolle über Märkte und damit zur Sicherung von Einkommen, Prestige und Autonomie vgl. z. B. Siegrist, 2005.

Für die Analyse der Arbeitsteilung im Gesundheitswesen ist weiterhin der Begriff »*paramedizinisch*« von Bedeutung, mit dem sich insbesondere Freidson auseinandergesetzt hat. Das wesentlichste Definitionsmerkmal der paramedizinischen Berufe besteht in der Abhängigkeit ihrer Tätigkeit von der ärztlichen Profession bzw. in der Tatsache, dass ihre Tätigkeit ärztlicherseits kontrolliert wird:

»Der Ausdruck ›paramedizinisch‹ bezieht sich auf Berufsgruppen, die etwas mit der Heiltätigkeit des Arztes zu tun haben und die letztlich von Ärzten kontrolliert werden. Die Kontrolle der Ärzte manifestiert sich auf verschiedene Weise. Erstens stammt ein Großteil des Fachwissens, das von den paramedizinischen Angestellten während ihrer Ausbildung erlernt und später in ihrer Arbeit verwendet wird, von Ärzten, wird von ihnen weiterentwickelt oder zumindest von ihnen ausgewählt. Zweitens werden die zentralen Aufgaben in Diagnostik und Therapie durch die von den Paramedizinern ausgeführten Aufgaben eher unterstützt als ersetzt. Drittens haben Paramediziner normalerweise eine untergeordnete Stellung, weil ihre Arbeit oft auf Ersuchen oder ›Verordnung‹ des Arztes ausgeführt und häufig von ihm überwacht wird. Schließlich ist auch das Prestige, das die paramedizinischen Berufe in der Öffentlichkeit genießen, meist geringer als das der Ärzte (Freidson, 1979, S. 43).«

Andere voll-professionalisierten Berufe im Gesundheitswesen wie z. B. Apotheker sind in die paramedizinische Arbeitsteilung nicht voll einbezogen, die Zahnärzte haben sich unabhängig von der Dominanz der Humanmediziner entwickelt. Dagegen sind die halb-professionalisierten Berufe im Gesundheitswesen – wie z. B. Krankenschwestern, Medizinisch-technische Assistentinnen, Krankengymnastinnen etc. – voll in die Hierarchie der Gesundheitsberufe eingeordnet. Auch wenn einige dieser Berufsgruppen es geschafft haben, auf dem Weg der Professionalisierung voranzukommen (z. B. durch eine längere und selbstkontrollierte Hochschulausbildung, staatliche Anerkennung und Fachautonomie), bleibt ihre Tätigkeit im Prinzip doch von der Anordnung des Arztes abhängig. Dies ist besonders deutlich in den klassischen medizinischen Einrichtungen wie im Krankenhaus oder in der Arztpraxis. Die Tätigkeit in der Gemeinde dagegen lässt eher eine berufliche Autonomie erreichen.

Sozusagen von außen in das Gesundheitswesen »eindringende« Berufe wie Psychologen und Sozialarbeiter stellen für die ärztlichen Dominanzansprüche dagegen eine Herausforderung dar, ein Faktum, das die Schwierigkeiten oder auch das Versagen der Kooperationsversuche z. B. zwischen Sozialarbeiter und Amtsarzt im Gesundheitsamt oder zwischen Psychiater und klinischem Psychologen im psychiatrischen Krankenhaus zum Teil erklären.

Wir haben uns bislang zur Hauptsache mit den *Unterschieden* zwischen den Gesundheitsberufen beschäftigt. Wir wollen jetzt noch einige Bemerkungen zu den *Folgen* der Professionalisierung machen. Der gesellschaftliche »Sinn« der Professionalisierung ist es, bestimmten Berufsgruppen bestimmte Aufgaben zu übertragen und deren qualifizierte Ausübung zu garantieren bzw. Scharlatanerie zu unterbinden. Dies wird um so wichtiger in solchen Bereichen, in denen der »Laie« nicht mehr imstande ist, die Qualität der Dienstleistungen selber zu beurteilen; er ist dann auf staatliche Anerkennung von Qualifikationen etc. angewiesen. Negative Effekte von Professionalisierung entstehen jedoch dann, wenn der Prozess der Professionalisierung eine Eigendynamik entwickelt, d. h., wenn die Erreichung der oben genannten Kriterien für »Profession« sich verselbstständigen. Dies kann dann folgende Probleme mit sich bringen:

- Die Entwicklung von Spezialwissen und die Gesundheitsbedürfnisse der Bevölkerung können sich auseinanderentwickeln; so lässt sich feststellen, dass medizinische Forschung primär auf die Behandlung von Krankheiten, d. h. die Entwicklung von diagnostischen und therapeutischen Techniken ausgerichtet ist und weniger auf die Verhütung von Krankheiten, d. h. auf die Prävention.
- Die Anwendung von Spezialwissen kann die »Konsumenten« von Gesundheitsleistungen in eine starke Abhängigkeit zum Fachmann bringen mit der Konsequenz, dass sie ihre auch noch so kleinen Gesundheitsprobleme nicht mehr selber lösen können. Insbesondere Illich hat auf diese Gefahr der Professionalisierung hingewiesen und spricht in diesem Zusammenhang von der »Enteignung der Gesundheit« durch die Experten.
- Die Monopolstellung kann zur Folge haben, dass Beiträge zur Lösung von Gesundheitsproblemen durch nicht-ärztliche Berufe nicht wahrgenommen werden. Sie kann weiterhin zur Folge haben, dass Teamarbeit mit anderen Gesundheitsberufen unmöglich wird.

Man könnte die Berufe im Gesundheitswesen auch danach einteilen, ob sie eher »Gesundheitsberufe« oder eher »Heilberufe« sind, d. h., ob sie in ihrer Tätigkeit eher präventiv, gesundheitsfördernd und gesundheitsberatend sind oder ob sie es primär mit der Behandlung von Kranken und mit der Rehabilitation zu tun haben.

Tabelle 3.5 gibt einen Überblick über die Gesundheitsberufe.

Tab. 3.5: Berufe im Gesundheitswesen (Angaben in Tausend)

Gegenstand der Nachweisung	2004	
	Insgesamt	davon Frauen
Berufe insgesamt	4 229	3 061
Gesundheitsdienstberufe	2 247	1 773
• Ärzte, Zahnärzte, Apotheker	426	177
– Ärzte	306	118
– Apotheker	54	34
– Zahnärzte	65	25
• Übrige Gesundheitsdienstberufe	1 822	1 595
– Arzthelfer/zahnmedizinische Fachangestellte	511	505
– dav.: zahnmedizinische Fachangestellte	197	195
– Diätassistenten	13	13
– Heilpraktiker	21	14
– Helfer in der Krankenpflege	221	166
– Gesundheits- und Krankenpfleger	710	605
– dav.: Hebammen	17	17
– Physiotherapeuten, Masseure, med. Bademeister	136	102
– dav.: Physiotherapeuten	78	67
– Medizinisch-technische Assistenten	96	88
– Pharmazeutisch-technische Assistenten	52	51
– Therapeutische Berufe a. n. g.	61	52
Soziale Berufe	317	274
• Altenpfleger	296	258
• Heilerziehungspfleger	8	6
• Heilpädagogen	13	10
Gesundheitshandwerker	139	68
• Augenoptiker	40	25
• Orthopädiemechaniker	10	3
• Zahntechniker	71	36
• Sonstige Gesundheitshandwerker	18	4
Sonstige Gesundheitsfachberufe	78	56
• Gesundheitsingenieure	13	10
• Gesundheitssichernde Berufe	14	3
• Gesundheitstechniker	9	2
• Pharmakanten	5	3
• Pharmazeutisch-kaufmännische Angestellte	38	37
Andere Berufe im Gesundheitswesen	1 448	891

Quelle: Statistisches Jahrbuch, 2005

Wie die Tabelle zeigt, arbeiten rund 4,23 Millionen Menschen im Gesundheitswesen, rund 3 Millionen Beschäftige sind Frauen. Damit ist die Gesundheitsbranche ein zentraler Arbeitsmarkt für Frauen.

I Allgemeine Sozialmedizin

Wir wollen jetzt einige Berufe im Gesundheitswesen etwas näher betrachten.

Das *Krankenpflegepersonal* ist mit Abstand die größte Berufsgruppe im Gesundheitswesen. Hinzu kommt noch die Gruppe der Helfer in der Krankenpflege. Davon sind ca. die Hälfte im Krankenhausbereich beschäftigt, die andere Hälfte in der Gemeinde- und Altenpflege. Auch wenn die Berufsgruppe des Krankenpflegepersonals eine »typisch weibliche« Berufsgruppe ist, hat der relative Anteil der Männer unter dem Krankenpflegepersonal insbesondere in den höher eingestuften Positionen kontinuierlich zugenommen. Ähnlich wie in der Berufsgruppe der Ärzte gibt es auch unter dem Krankenpflegepersonal eine starke Arbeitsteilung und Spezialisierung (z. B. in Kinderkrankenschwestern/-pfleger, Operationsschwestern/-pfleger, Anästhesieschwestern/-pfleger, Psychiatrieschwestern/-pfleger), zu der noch die zunehmende Zahl von un- und angelernten Pflegekräften kommt.

Eine bedeutsame Entwicklung in der Krankenpflege der letzten Jahre stellt ihre zunehmende Akademisierung dar. Derzeit bieten einige Universitäten und zahlreiche Fachhochschulen pflegewissenschaftliche und pflegepädagogische Studiengänge an, womit der große Nachholbedarf gegenüber anderen europäischen Ländern hinsichtlich der wissenschaftlichen Pflegeausbildung zunehmend kompensiert wird.

Die Zahl der berufstätigen Ärzte und Ärztinnen ist in den letzten Jahren weiter gestiegen. Ende 2004 kamen auf einen berufstätigen Arzt bzw. eine berufstätige Ärztin 269 Einwohner. Damit liegt Deutschland hinsichtlich der Arztdichte im internationalen Vergleich im oberen Drittel. 125 317 Ärzte waren niedergelassen, und zwar in 94 940 vertragsärztlichen Einrichtungen wie Einzelpraxen, Gemeinschaftspraxen und Medizinischen Versorgungszentren. Eine etwa gleich große Zahl der Ärzte (125 676) war im stationären Bereich tätig.

Die Zahl der im Gesundheitswesen beschäftigten *Sozialarbeiterinnen und Sozialarbeiter* ist nach Auskunft des Berufsverbandes der Sozialarbeiter (DBS) nicht genau bekannt. Es wird davon ausgegangen, dass 20 % aller diplomierten Sozialarbeiter im Gesundheitswesen (ohne Behindertenarbeit) tätig sind, das wären ca. 40 000 Personen. Damit rangiert die Sozialarbeit im Gesundheitswesen hinter der Jugendarbeit mit 120 000 Beschäftigten auf Platz 2. Krankenhäuser, Drogenarbeit und Gemeindepsychiatrie sind die großen Handlungsfelder für Sozialarbeiter im Gesundheitswesen (vgl. Ortmann und Waller, 2005).

Über das breite Spektrum der Methoden und Handlungsfelder der Sozialarbeit im Gesundheitswesen gibt die Tab. 3.6 Auskunft.

Gesundheitsbezogene Sozialarbeit lässt sich in Sozialarbeit im Gesundheitswesen und Gesundheitsarbeit im Sozialwesen unterteilen (vgl. Ortmann u. Waller, 2005): Während Sozialarbeit im Gesundheitswesen überwiegend krankheitsorientiert ist und sich derzeit als »klinische Sozialarbeit« profiliert (vgl. z. B. Geißler-Piltz u. a., 2005), ist Gesundheitsarbeit im Sozialwesen präventiv und gesundheitsfördernd ausgerichtet. Die in der Tabelle skizzierten Handlungsfelder sind in erster Linie Beispiele der Sozialarbeit im Gesundheitswesen (und durch weitere Beispiele wie z. B. Sozialpädiatrische Zentren (Weiß u. a., 2004) zu ergänzen). Gesundheitsarbeit im Sozialwesen kann potentiell in allen Handlungsfeldern der Sozialarbeit stattfinden, besonders erfolgreiche Projekte gibt es in Kindertagesstätten, Jugendzentren, Schulen, Wohnungs-

Tab. 3.6: Sozialarbeit im Gesundheitswesen

Einrichtung der Gesundheitshilfen	Rechtliche materielle Hilfen	Psychosoziale Hilfen	Gruppenarbeit	Therapie	Koordination/Kooperation	Gemeinwesenarbeit	Literatur (Auswahl)
• Suchtprävention	+						Fliegel u. Krämer, 2000, Sting u. Blum, 2003
Beratungsstellen							
• Sucht	+	+	+	+			Reinl u. Stumpp, 2000
• AIDS	+	+	+	+		(+)	Aue u. a., 1995
• Selbsthilfe-Kontaktstellen	+	+	+			(+)	Burmeister, 2000
Gesundheitsämter	+	+			+	(+)	Reinicke, 1999, Steen, 2005
Krankenkassen	+	+	+		+	(+)	Stange, 2005
Arztpraxen	+	+	+		+		Schwartz, 1988, Holler u. a., 1988
Sozialpsychiatr. Dienste	+	+	+	+	+	(+)	Dörr, 2005
Sozialstationen	+	+			+		Kraus, 2003
Werkstätten für behinderte Menschen	+	+	+				Mühlum u. Gödecker-Geenen, 2003
Tageskliniken	+	+	+	+			Dörr, 2005
Therapeutische WGs	+	+	+	(+)			Zempel u. Waller, 1992
Übergangsheime	+	+	+	(+)			Dörr, 2005
Berufsförderungswerke/ Berufsbildungswerke	+	+	+		+		Mühlum u. Gödecker-Geenen, 2003
Allg. Krankenhäuser	+	(+)			+		Ansen u. a., 2004
Psychiatr. Kliniken	+	+	+	+			Dörr, 2005
Rehabilitationskliniken	+	+	+		+		Mühlum u. Gödecker-Geenen, 2003
Heime	+	+			+		Dörr, 2005
Hospize	+	+			+		Student u. a., 2004

losenhilfen und in der Gemeinwesenarbeit (vgl. Ortmann u. Waller, 2005; Franzkowiak, 2006). In Kapitel 5.1 (Prävention und Gesundheitsförderung) werden wir noch einmal ausführlicher auf die Gesundheitsarbeit zurückkommen.

3.2 Systemgestaltung des Gesundheitswesens

Bevor wir auf die politischen Instrumente der Systemgestaltung eingehen, wollen wir die Geschichte der gesetzlichen Krankenversicherung skizzieren, die ja die Basis der Systemgestaltung darstellt:

1883 wurde das Gesetz zur *Krankenversicherung* der Arbeiter im Reichstag verabschiedet.
1884 folgte das Gesetz über die *Unfallversicherung* und
1889 das *Invaliditäts-* und *Altersversicherungsgesetz*.

Damit waren etwa 10 % der Bevölkerung des Deutschen Reiches in der gesetzlichen Krankenversicherung versichert. Mit der Krankenversicherung bestand ein Rechtsanspruch auf freie ärztliche Behandlung, freie Arznei- und Heilmittel, Krankengeld vom dritten Tag nach Beginn der Krankheit in Höhe der Hälfte des ortsüblichen Tageslohnes, Sterbegeld, Wöchnerinnenunterstützung für mindestens vier Wochen etc.

Die Versicherten bezahlten ⅔ der Kassenbeiträge, die Unternehmer ⅓.

1894 wurde der Zentralverband der *Ortskrankenkassen* gegründet.
1900 erfolgte die Gründung des »Verbandes der Ärzte Deutschlands« (heutiger *Hartmann-Bund*) als Reaktion der Ärzte gegenüber der starken Position der Krankenkassen.
1913 trat das *Versicherungsrecht für Angestellte* und
1914 die *Reichsversicherungsordnung* RVO (Teil Krankenversicherung) in Kraft. Kurze Zeit vorher gelang es den Ärzten durch einen Streik, Einfluss auf die Kassenzulassung, die bisher allein in der Hand der Krankenkassen lag, zu gewinnen (*Berliner Abkommen*).
1923/24 richteten die Krankenkassen erstmals *Ambulatorien* ein, um die Versorgung während des Generalstreiks der Ärzte aufrechtzuerhalten.

Die Notverordnung von 1931 führte zu erheblichen *Veränderungen* des Kassenarztrechts: Einführung von Kassenärztlichen Vereinigungen als Organisation zwischen Ärzten und Krankenkassen. Die Honorare für die Kassenärzte wurden pauschal an die Kassenärztlichen Vereinigungen überwiesen; diese garantierten die wirtschaftliche kassenärztliche Behandlung und erteilten die Zulassung der Kassenpraxis. Festlegung eines Zulassungsverhältnisses von Kassenarzt zu Versicherten von 1 : 600.

Nach 1933 wurde das Selbstverwaltungsprinzip der Krankenkassen abgeschafft.

1933 wurde stattdessen die *Kassenärztliche Vereinigung Deutschlands* gegründet, die allein die Kassenzulassung und die Wirtschaftlichkeit der ambulanten Behandlung zu regeln hatte.

3 Gesundheitswesen

1934	wurde das Gesetz zur Vereinheitlichung des Gesundheitswesens verabschiedet.
1936	kam es zur Gründung der *Reichsärztekammer*.
1939	wurde das Heilpraktikergesetz verabschiedet.
1941	wurde die *Krankenversicherung für Rentner* eingeführt. Nach 1945 kam es zu unterschiedlichen Entwicklungen der Krankenversicherung in den verschiedenen Besatzungszonen.
1951	trat das *Selbstverwaltungsgesetz* der gesetzlichen Krankenversicherung in Kraft, das eine halbparitätische Besetzung der Organe der RVO-Kassen statt des bisherigen Vertretungsverhältnisses von ⅓ Unternehmer und ⅔ Versicherten vorsah. Die Kassenärztliche Vereinigung und die Reichsärztekammer waren von der alliierten Kontrollbehörde aufgelöst worden.
1953	wurde die *Kassenärztliche Bundesvereinigung* gegründet, schon vorher war es zur Gründung von *Landesärztekammern* gekommen, die sich 1947 zur *Bundesärztekammer* zusammenschlossen.
1955	trat das Gesetz über das *Kassenarztrecht* in Kraft, das insbesondere den Sicherstellungsauftrag und damit das Angebotsmonopol in der ambulanten Versorgung durch die Kassenärzte beinhaltete.
1957	wurde das Gesetz über die *Lohnfortzahlung im Krankheitsfall* verabschiedet, das neben den Leistungen der gesetzlichen Krankenversicherung einen Arbeitgeberzuschuss bis zur Höhe von 90 % des Nettolohnes für die ersten sechs Wochen der Arbeitsunfähigkeit (mit einer Karenzzeit von drei Tagen) vorsah.
1960	wurde durch ein Urteil des Bundesverfassungsgerichts die *Zulassungsfreiheit* zu den Kassen für alle Ärzte eingeführt (Verbot von Verhältniszahlen).
1961	und
1969	wurde das *Lohnfortzahlungsgesetz* dahingehend *novelliert*, dass der Arbeitnehmer im Krankheitsfall einen Rechtsanspruch auf Fortzahlung seines Bruttolohnes vom ersten Krankheitstag an erhielt.
1970	wurde das 2. Krankenversicherungsänderungs-Gesetz verabschiedet, das einen Rechtsanspruch auf *Vorsorgeleistungen* beinhaltet.
1972	wurde das Gesetz zur wirtschaftlichen Sicherung der Krankenhäuser (*Krankenhausfinanzierungsgesetz*) verabschiedet.
1974	wurde mit dem Arbeitssicherheitsgesetz die *betriebsärztliche Versorgung* eingeführt. Im gleichen Jahr wurde das *Rehabilitationsangleichungsgesetz* verabschiedet.
ab 1977	erfolgten diverse *Kostendämpfungsgesetze*, die zu einer Kostenverlagerung auf andere Bereiche der Sozialversicherung und zur Selbstbeteiligung führten.
1989	wurde das *Gesundheitsreformgesetz* (GRG) verabschiedet, das zum einen den Kostenverlagerungsprozess fortsetzte, zum anderen aber einen Teil der eingesparten Mittel in den Pflegebereich und in die Vorsorge umschichtete. Durch das GRG wurde das Gesetz über die soziale Krankenversicherung zu einem Bestandteil des Sozialgesetzbuches (SGB V).

I Allgemeine Sozialmedizin

1992   wurde das *Gesundheits-Struktur-Gesetz (GSG)* verabschiedet. Es beinhaltet neben der Kostendämpfung auch eine Strukturreform in Teilbereichen der medizinischen Versorgung (Abbau der Überversorgung bei Ärzten, leistungsbezogene Entgelte in Krankenhäusern, bessere Verknüpfung zwischen ambulanter und stationärer Versorgung) und eine Strukturreform der Gesetzlichen Krankenversicherung (Einführung eines Risikostrukturausgleichs zwischen den einzelnen Krankenkassen, Auflösung der Krankenversicherung für Rentner und ihre Einbeziehung in den Risikostrukturausgleich, Einführung der Wahlfreiheit der Krankenkassen)

1994   Verabschiedung der *Pflegeversicherung* als »fünfte Säule des sozialen Sicherungssystems«. Inkrafttreten der Pflegeversicherung für den ambulanten Pflegebereich am 1.4.95 und für den stationären Bereich am 1.7.96.

1996   Verabschiedung des *Beitragsentlastungsgesetzes*, das u. a. eine Absenkung der Lohnfortzahlung im Krankheitsfall durch den Arbeitgeber auf 80 % sowie weitere Leistungskürzungen und Zuzahlungen vorsieht.

1998   wurde das *GKV-Solidaritätsstärkungsgesetz* verabschiedet, womit die meisten der im Beitragsentlastungsgesetz vorgenommenen Einschränkungen wieder zurückgenommen wurden.

1999   trat das *Psychotherapeutengesetz* in Kraft. Damit wurden erstmals auch nicht-ärztliche Psychotherapeuten an der ambulanten – durch die GKV finanzierten – Versorgung beteiligt.

2000   wurde das *»GKV-Gesundheitsreformgesetz 2000«* verabschiedet. Es enthält eine Reihe wichtiger Regelungen zur Strukturreform der Gesundheitsversorgung wie z. B. zur integrierten Versorgung, zum Hausarztmodell, zur Qualitätssicherung, zur ambulanten Soziotherapie sowie zur Finanzierung der Krankenhausbehandlung (Fallpauschalen).

2001   wurde das *SGB IX (Rehabilitation)* verabschiedet.

2004   trat das Gesetz zur Modernisierung der gesetzlichen Krankenversicherung in Kraft *(GKV-Modernisierungsgesetz)*. Mit dem Gesetz sollte mehr Qualität und mehr Wirtschaftlichkeit im Gesundheitswesen erreicht werden. Dazu wurden neue Zuzahlungs- und Finanzierungsregelungen (wie z. B. die Praxisgebühr) eingeführt. Wichtige Strukturveränderungen waren: Hausarztsysteme, Strukturierte Behandlungsprogramme, Medizinische Versorgungszentren, Integrierte Versorgung, Qualitätsmanagement in Arztpraxen, Errichtung eines Instituts für Qualität und Wirtschaftlichkeit im Gesundheitswesen. Darüber hinaus wurden auch die Patientenrechte gestärkt, u. a. durch die Berufung einer Patientenbeauftragten auf Bundesebene und die Stärkung der Beteiligungsrechte und Mitgestaltungsmöglichkeiten von Patientenorganisationen u. a. im Gemeinsamen Bundesausschuss.

2006 *GKV-Wettbewerbsstärkungsgesetz:* Im Mittelpunkt steht die Einführung des Gesundheitsfonds (s. unten). Weitere Inhalte der Reform sind: erweiterte Wahlmöglichkeiten der Versicherten, größere Vertragsfreiheiten der Kassen, neues ärztliches Honorierungswesen, Kosten-Nutzen-Analyse von neuen Arzneimitteln, bessere Verzahnung des ambulanten und stationären Sektors, Ausbau der integrierten Versorgung und Straffung der Verbandsstrukturen.

Die Gestaltung des Systems »Gesundheitswesen« erfolgt in erster Linie durch die Gesundheitspolitik. Rosenbrock bezeichnet Gesundheitspolitik als »bevölkerungsbezogenes Risikomanagement«: »Das Ziel von Gesundheitspolitik ist die Verbesserung der gesundheitlichen Lage der Bevölkerung durch die Minimierung krankheitsbedingter Einschränkungen der Lebensqualität und des vorzeitigen Todes. Dies schließt die Senkung von Erkrankungswahrscheinlichkeiten (Prävention) durch Minderung (pathogener) Belastungen und die Förderung (salutogener) Ressourcen ebenso ein wie die Gestaltung und Steuerung der Krankenversorgung und der Rehabilitation« (Rosenbrock, 2006, S. 707). Es ist die Aufgabe der Gesundheitspolitik, die verschiedenen Elemente und Interessen eines Gesundheitssystems so zu steuern, dass die Ziele von Gesundheitssystemen – nämlich die Gesundheit der Bevölkerung zu erhalten und die Krankheiten zu behandeln – effektiv und effizient erreicht werden.

Die dabei zwangsläufig auftretenden »Steuerungsprobleme« hat Rosenbrock unter drei Leitfragen zusammengefasst:

1. »Sind die Institutionen, Qualifikationen und Anreizsysteme so beschaffen, dass möglichst jeder Mensch mit Gesundheitsproblemen zum richtigen Zeitpunkt in das richtige (Teil-)System gelangt? *(Steuerziel: Zugangsrationalität)*
2. Gewährleisten Institutionen, Qualifikationen und Anreizsysteme in der Krankenversorgung, daß möglichst jeder Mensch eine kontinuierliche, integrierte, auf seine Individualität und auf seine soziale Lage zugeschnittene Versorgung seiner Gesundheitsprobleme erfährt? *(Steuerungsziele: Systemqualität; Effektivität; Versorgungsqualität)*
3. Werden die als notwendig erachteten Leistungen der Krankenversorgung mit möglichst wenig professioneller Intervention und möglichst kostengünstig erbracht? *(Steuerungsziele: Effizienz; Finanzierbarkeit)*« (Rosenbrock, 2006, S. 733).

Die am *gesundheitspolitischen Steuerungsprozess* beteiligten Akteure sind der Staat (Bund, Länder und Gemeinden), die Sozialparteien, die Kassen und Kassenverbände sowie die Leistungserbringer. Die Steuerung der Gesundheitsversorgung erfolgt als Interessenausgleich der genannten Akteure. »Dabei geht es (...) im Kern darum, den marktgenerierten Tendenzen auf Expansion und Preisauftrieb unter staatlicher Aufsicht Gegengewichte zu setzen. Das Modell setzt auf die Entstehung von handlungsfähigen verbandlichen Akteuren auf Angebots- und Nachfrageseite (Selbstregulierung), die ihre Interessen miteinander aushandeln (Verbandsverhandlungen) und unter staatlicher Aufsicht dabei auch gemeinwohlbezogene Aspekte berücksichtigen sollen (gemeinsame Selbstverwaltung)« (ebenda).

I Allgemeine Sozialmedizin

Als häufigste *Instrumente* der Steuerung nennt Rosenbrock (ebenda):
- direkte Preis- und Tarifvereinbarungen,
- Plafondierung,
- Wirtschaftlichkeitsprüfung,
- Veränderungen im Leistungskatalog,
- direkte Zuzahlung der Versicherten,
- Veränderungen der Bezugsgrößen für Beitragszahlungen,
- Verbesserung der Informations-, Transparenz- und Koordinierungsinstrumente.

In Tab. 3.7 sind wichtige Strukturprobleme der Gesundheitsversorgung aufgezeigt und mit denkbaren gesundheitspolitischen Lösungsansätzen versehen:

Viele der in der Tabelle aufgeführten Strukturprobleme wurden im Rahmen der oben skizzierten verschiedenen Gesundheitsreformen nur z. T. oder gar nicht gelöst. Deshalb wurde in den großen Parteien an grundlegenderen Strukturreformen gearbeitet. Die CDU formulierte folgende Eckpunkte: Ein-

Tab. 3.7: Reformbedarf im deutschen Gesundheitswesen

Probleme in einzelnen Sektoren	Denkbare Lösungsansätze
1. Ambulante Versorgung	
– Hohe Arztzahlen	– Beschränkung der Niederlassung
– Hoher Anteil sowie Primärinanspruchnahme von Spezialisten	– Primärarztsystem
– Einzelleistungsvergütung	– neue Vegütungsformen (Fall- bzw. Kopfpauschalen)
– Hohe Zahl von Arzt-Patienten-Kontakten bei kurzen Kontaktzeiten	– neue Vegütungsformen (Fall- bzw. Kopfpauschalen)
– unzureichende Verzahnung mit dem stationären Sektor und den sozialen Diensten	– enge Verzahnung z. B. durch Ausbau des Belegarztsystems sowie durch regionale Gesundheitskonferenzen
2. Stationäre Versorgung	
– überproportionaler Ausgabenanstieg	– Abbau hoher Bettenzahlen
– duale Finanzierung und Selbstkostendeckungsprinzip	– stärker leistungsbezogene Vergütung
– hohe Verweildauer	– besseres Management sowie bessere Kosten-/Leistungsrechung
– unzureichende Verzahnung	– vgl. oben
– »Fehlbelegung« durch Pflegebedürftige	– finanzielle Absicherung des Pflegerisikos
3. Zahnmedizinische Versorgung	
– sehr hohe Ausgaben bei mäßigem Erfolg bzgl. Zahngesundheit	– Anpassung der Leistungsvergütung an gesundheitspolitische Vorgaben
– relative Vernachlässigung der Prophylaxe	– Betonung der Prävention in Aus-, Weiter- und Fortbildung
4. Arzneimittelsektor	
– hohe Zahl zugelassener Arzneimittel	– Positivliste
– hohe Preise für Arzneimittel	– Preiswettbewerb (Generika, Parallelimporte)
– Verordnung unwirksamer Arzneimittel	– Positivliste

(auf der Basis von Pfaff, 1992)

führung einer Gesundheitsprämie, die jeder Erwachsene als kostendeckenden Beitrag bezahlt; die Kinderprämie wird aus Steuermitteln finanziert; Festschreibung des Arbeitgeberanteils; Kapitaldeckung bei der Pflegeversicherung. Bei der SPD lautet die Reformagenda wie folgt: Einführung einer Bürgerversicherung bei Kranken- und Pflegeversicherung, in die auch Beamte, Selbstständige und Politiker einbezogen werden; Kapitalerträge werden beitragspflichtig; beitragsfreie Familienversicherung.

Durch die Bildung der Großen Koalition 2005 setzte sich keines dieser Reformmodelle durch, sondern es kam in der Gesundheitsreform 2006 zu einer Art Kompromissmodell: Im Zentrum steht dabei der sog. Gesundheitsfonds, der bis 2009 etabliert werden soll. Mit der geplanten Einführung des Gesundheitsfonds gibt es einen einheitlichen Beitragssatz für alle gesetzlichen Krankenkassen. Gespeist werden soll der Fonds aus einkommensabhängigen Beiträgen der Arbeitnehmer und der Arbeitgeber sowie aus Steuermitteln. Die Krankenkassen erhielten aus diesem Fonds für jeden ihrer Versicherten einen Pauschalbetrag. Bei der Höhe dieser Zuweisung soll die jeweilige Versichertenstruktur einer Kasse – also Alter, Geschlecht, Krankheitshäufigkeit – berücksichtigt werden. Übersteigen die Ausgaben einer Krankenkasse die Zahlungen aus dem Fonds, kann sie von ihren Versicherten einen Zusatzbeitrag verlangen. Er soll wahlweise einkommensabhängig oder pauschal erhoben werden. Als Obergrenze für den Zusatzbetrag ist ein Prozent des Haushaltseinkommen vorgesehen. Im Jahr 2008 soll der Einstieg in eine teilweise Steuerfinanzierung mit 1,5 Milliarden Euro beginnen. Ein Jahr später soll dieser Beitrag auf drei Milliarden Euro steigen (vgl. *www.die-gesundheitsreform.de*).

3.3 Systembewertung des Gesundheitswesens

Die Bewertung des Gesundheitswesens ist ein sehr kompliziertes Gebiet (vgl. Cochrane, 1972; Badura u. Siegrist, 2002), denn wie soll man z. B. die Wirksamkeit von Gesundheitssystemen messen? An der Lebenserwartung der Bevölkerung? An der Häufigkeit von Krankheiten in der Bevölkerung? An der Zufriedenheit der Patienten in ambulanten und stationären Einrichtungen des Gesundheitswesens? Und wie die Effizienz, d. h. die Wirtschaftlichkeit? An der Zahl der Ärzte, des Krankenpflegepersonals, der Krankenhausbetten bzw. den Ausgaben für Gesundheit insgesamt im Verhältnis zu der Gesundheitssituation der Bevölkerung?

Wir haben schon früher darauf hingewiesen, wie schwierig es ist, Aussagen über die Gesundheitssituation der Bevölkerung zu machen. Auch haben wir unter Hinweis auf die Arbeit von McKeown die Frage gestellt, in welchem Maße das System der Gesundheitsversorgung einschließlich aller Institutionen und Berufe überhaupt die Gesundheitssituation der Bevölkerung beeinflusst, d. h., ob nicht vielmehr die Lebensqualität eines Landes gemessen an den Arbeits- und Wohnbedingungen viel entscheidender für die gesundheitliche Situation einer Bevölkerung ist als das System und die Ausgaben der Gesundheitsversorgung.

So führen auch Schneider u. a. in ihrem Buch »Gesundheitssysteme im internationalen Vergleich« (1995, S. 12) aus:

I Allgemeine Sozialmedizin

»Die Bestimmungsgründe für den Gesundheitszustand der Bevölkerung sind äußerst vielfältig und viele Einflußfaktoren, wenn nicht die meisten, liegen außerhalb des Gesundheitssektors eines Landes (Bildung, Arbeitswelt, Umwelt, wirtschaftliche Entwicklung und regionale und soziale Ungleichheit). Es ist daher sehr schwierig, die Zusammenhänge zwischen der Leistungserstellung (der »Produktion« von Sach- und Dienstleistungen des Gesundheitswesens) und dem Outcome (der Verbesserung bzw. dem Erhalt des Gesundheitszustandes der Bevölkerung) zu messen und damit die Effizienz (Wirtschaftlichkeit) des Mitteleinsatzes im Gesundheitswesen international zu vergleichen. Verschärft wird dies durch das weitgehende Fehlen aggregierter internationaler Vergleichsdaten zur Qualität medizinischer Interventionen.«

Der Sachverständigenrat für die Konzertierte Aktion im Gesundheitswesen hat sich in seinem Gutachten zur Bedarfsgerechtigkeit und Wirtschaftlichkeit (2000/2001) ebenfalls mit dieser Frage auseinandergesetzt. Er weist darauf hin, dass die medizinische Versorgung im engeren Sinne lediglich 10–40 % zur Bevölkerungsgesundheit beiträgt. Er »plädiert daher für eine Neuausrichtung hin auf eine intersektorale präventive Gesundheitspolitik, die über das Gesundheitswesen hinaus die Bildungs-, Vermögens- und Einkommenspolitik sowie die Felder Arbeit, Verkehr und Umwelt umfaßt« (ebenda S. 12). Welche exo- und endogenen Einflüsse insgesamt auf die Gesundheit einwirken, hat der Sachverständigenrat in der folgenden Abb. 3.3 dargestellt.

International vergleichende Studien haben ergeben, dass Deutschland hinsichtlich der Gesundheitsausgaben zur Weltspitze gehört (hinter den USA und der Schweiz), hinsichtlich des Leistungsniveaus anhand ausgewählter Indikatoren (wie z. B. der durchschnittlichen Wachstumsrate der Lebenserwartung) jedoch nur im gehobenen Mittelfeld rangiert (vgl. Sachverständigenrat, 2000/2001, S. 19 ff). »Darin sieht der Rat einen Hinweis auf erhebliche strukturelle Schwächen des derzeitigen Mitteleinsatzes in Deutschland

Abb. 3.3: Einflussgrößen gesundheitlicher Outcomes

Quelle: Sachverständigenrat, 2000/2001, S. 24

und plädiert für die Notwendigkeit weiterer Qualitätsverbesserungen von Versorgung und Prävention« (ebenda S. 12).

Die bisherigen Bemerkungen bezogen sich auf die Evaluation von Gesundheitssystemen insgesamt. Weitaus häufiger und für die Planung und Organisation der medizinischen Versorgung relevanter ist die Evaluation von Teilbereichen des Gesundheitssystems bis hin zu einzelnen Einrichtungen und therapeutischen Maßnahmen. Während die Beurteilung von therapeutischen Maßnahmen wie z. B. von Medikamenten zunehmend an Bedeutung gewinnt, ist die Beurteilung von Versorgungsmaßnahmen (wie z. B. die Untersuchung der Frage, ob die Betreuung in Wohngemeinschaften für bestimmte Patientengruppen erfolgreicher ist als die Krankenhausbehandlung) oder die Beurteilung von Versorgungseinrichtungen noch relativ selten zu finden. Doch ob ein Gesundheitssystem oder einzelne therapeutische Maßnahmen bewertet werden sollen, die Analyse ist deshalb gleich schwierig, weil das abhängige Merkmal = Gesundheit oder Gesundung – wie in Kapitel 1 ausführlich diskutiert – sich einfacher Kategorisierung entzieht.

4 Patienten im Gesundheitswesen

Nachdem wir die wichtigsten strukturellen Rahmenbedingungen des Gesundheitswesens kennengelernt haben, wollen wir uns im Folgenden mit der Situation der Patienten in den verschiedenen Einrichtungen der Gesundheitsversorgung beschäftigen. Wir beginnen unsere Darstellung wieder mit der Situation der Patienten »zu Hause«.

4.1 Patienten zu Hause

In Abschnitt 3.1.1.1 haben wir bereits einen Überblick über die vielfältigen Gesundheitsleistungen gegeben, die im Rahmen des Haushalts erfolgen. Um zu verstehen, wann Gesundheitsprobleme im Rahmen der Selbstbehandlung bewältigt oder wann Sie zum Arzt »getragen« werden, ist eine kurze Beschäftigung mit den theoretischen und empirischen Grundlagen des Gesundheits- und Krankheitsverhaltens erforderlich.

Unter *Gesundheitsverhalten* versteht man das Verhalten, das darauf abzielt, Gesundheit zu erhalten und Krankheit durch gesundheitsgerechtes Verhalten vorzubeugen. Man spricht in diesem Zusammenhang auch von präventivem Verhalten. Hierzu gehört das Vermeiden von offensichtlich krankmachenden Verhaltensweisen wie Rauchen, übermäßigem Alkoholgenuss, fetthaltiger Nahrung, übermäßigem Stress und interpersonellen Konflikten etc., aber auch die Teilnahme an Impfprogrammen, Vorsorge- und Früherkennungsuntersuchungen etc. (vgl. Kapitel 5).

Untersuchungen, die zu schichtenspezifischem Gesundheitsverhalten vorliegen, zeigen, dass Angehörige sozialer Unterschichten sich weitaus weniger gesundheitsbewusst verhalten als Angehörige privilegierter Sozialschichten (Robert Koch-Institut, 2006). Es sind im Wesentlichen zwei Strategien entwickelt worden, um diese Benachteiligung zu verändern: Zum einen wurde versucht, durch gesundheitsfördernde Maßnahmen das Gesundheits- und Krankheitsverhalten benachteiligter Bevölkerungsgruppen positiv zu beeinflussen, zum anderen gibt es erste Versuche, die Gesundheitsversorgung organisatorisch dahingehend zu verändern, dass sie für die Bedürfnisse dieser Bevölkerungsgruppen angemessener ist. Kennzeichnend für diese Strategie ist die Veränderung der sogenannten »Patientensteuerung des Gesundheitswesens«, womit gemeint ist, dass es in unserem Gesundheitswesen dem Patienten überlassen bleibt, ob er die Angebote der Gesundheitsversorgung wahrnimmt oder nicht. Die entgegengesetzte Strategie besteht darin, die Gesundheitsdienste den Patienten so nahe wie möglich zu bringen, wie es z. B. im Konzept der Gemeindeversorgung versucht wird. Wir werden uns mit diesem Konzept und mit der Gesundheitsförderung noch ausführlicher in dem Kapitel über die sozialmedizinische Praxis (Kapitel 5) beschäftigen. Als *Krankheitsverhalten* verstehen wir das Verhalten von Personen, die sich selber als krank definieren. Die Forschungsarbeiten zum Krankheitsverhalten stellen die naive Annahme in Frage, dass Menschen, wenn sie sich krank fühlen, auf dem direkten Wege den Arzt aufsuchen. Schon ein Blick in die Ergebnisse des Mikrozensus (vgl. Kapitel 2) zeigt, dass von denjenigen Personen, die sich als krank oder als chronisch krank bezeichneten (2003 = 11,2 % der Bevölkerung), ein Zehntel keine medizinischen Einrichtungen aufgesucht hatten. Bei allen diesen Personen ist es aber bereits zur Selbstdefinition »krank« bei bestimmten Beschwerden gekommen. Das ist aber ein Schritt im Krankheitsverhalten, der nicht unbedingt gemacht wird, es kann ebensogut sein, dass bestimmte Beschwerden in einem ganz anderen Kontext als dem medizinischen definiert werden, so z. B. als »normale« Reaktion auf eine belastende Arbeit oder eine »normale« Alterserscheinung, oder aber sie werden aus Furcht vor einer unheilbaren Krankheit ignoriert.

In diesen Fällen kommt es gar nicht erst zur Definition »krank«, sodass zu den 10 %, die sich als krank definiert und keinen Arzt aufgesucht haben, noch eine große Zahl von Personen mit Beschwerden kommt, die gänzlich außerhalb der Krankheitsdefinition bleiben. Dies wird durch eine Vielzahl von Untersuchungen über das Krankheitsverhalten bestätigt (vgl. z. B. Siegrist, 2005).

Wenn wir die Ergebnisse der bisher zitierten Untersuchungen zusammenfassen, lässt sich also sagen, dass die Tatsache, ob Personen mit Gesundheitsstörungen den Arzt aufsuchen oder nicht, nicht allein eine Frage der Art und der Schwere der Symptome ist, sondern von vielerlei anderen Faktoren mitbestimmt wird. Bevor wir auf diese Faktoren eingehen, wollen wir die Stadien des Krankheitsverhaltens, die eine Person von der Wahrnehmung von Gesundheitsstörungen über das Aufsuchen des Arztes bis hin zur möglichen Genesung durchläuft, skizzieren. Dörner hat die diesbezügliche Literatur zu folgenden Phasen der *Patientenkarriere* zusammengefasst (Dörner, 1975, S. 150–177):

- *Erstes Stadium:* »Etwas stimmt nicht« oder die Symptomerfahrung,
- *Zweites Stadium:* »Ich bin krank« oder die Annahme der Krankenrolle,
- *Drittes Stadium:* »Ich muß zum Arzt« oder die medizinische Diagnose als Definition,
- *Viertes Stadium:* »Ich bin Patient« oder die organisierte Krankheit,
- *Fünftes Stadium:* »Werde ich gesund?« oder der Ausgang der Patientenkarriere.

Ob diese Stadien durchlaufen werden oder nicht, hängt von einer Vielzahl von Faktoren ab, die das Krankheitsverhalten beeinflussen. Mechanic (1978, S. 268 f.) hat sie zu zehn Determinanten des Hilfesuchens (help-seeking-behavior) zusammengefasst:

(1) Sichtbarkeit und Bedeutung von abweichenden Zeichen und Symptomen,
(2) das Ausmaß, in dem diese Symptome als ernst anzusehen sind, und wie groß der ihnen zugeschriebene Grad an Gefährlichkeit ist,
(3) das Ausmaß, in dem diese Symptome das Familienleben, die Arbeit und andere soziale Aktivitäten beeinträchtigen,
(4) die Häufigkeit der abweichenden Zeichen oder Symptome, ihre Dauer oder ihre Wiederkehr,
(5) die Toleranzschwelle gegenüber diesen Symptomen,
(6) vorhandene Informationen, Wissen und kulturelle Annahmen und Erklärungen der Betroffenen,
(7) Bedürfnisse nach Verleugnung dieser Symptome,

(8) Bedürfnisse, die mit dem Krankheitsverhalten konkurrieren,
(9) konkurrierende Erklärungen der Beschwerden,
(10) Vorhandensein von Behandlungseinrichtungen, ihre Nähe sowie die psychologischen und finanziellen Kosten, die mit ihrem Aufsuchen verbunden sind (damit sind nicht nur die physische Entfernung, die Frage der vorhandenen Zeit und der finanziellen Mittel gemeint, sondern auch die Probleme der sozialen Distanz und solche »Kosten« wie Stigma und Gefühle von Versagen, die mit einem Behandlungskontakt verbunden sein können).

Faltermaier hat sich ausführlich mit Fragen der *Selbstbehandlung* und des Umgangs mit Alltagsbeschwerden im Haushalt und durch Haushaltsmitglieder beschäftigt (1994, S. 145 ff.).

»Als häufige Alltagsbeschwerden werden beispielsweise Kopfschmerzen, Magen- und Verdauungsbeschwerden, Erkältungs- und Grippesymptome, Hautausschläge, Rückenbeschwerden, »Frauenbeschwerden« und Zahnschmerzen betrachtet. Solche Beschwerden sind alltäglich, weil sie fast jeder und jede kennt, weil sie sehr verbreitet sind und weil sie nicht notwendig zur unmittelbaren Konsultation eines Experten führen müssen. Eine repräsentative deutsche Befragung (Grunow et al., 1983) zeigt, daß im Zeitraum eines Jahres nur 13 Prozent der Bevölkerung keine Beschwerden hatten und nur 38 Prozent keine Krankheiten. Der Umgang mit Beschwerden oder die Selbstbehandlung von alltäglichen Krankheiten müssen somit als wichtige Momente des Gesundheitshandelns von Laien verstanden werden.
Der Umfang der Selbstbehandlung von alltäglichen Beschwerden und Krankheiten als Teil der Laienversorgung außerhalb des professionellen Versorgungssystems wird in neuerer Zeit in teilweise repräsentativen Studien untersucht. Schon in den 70er Jahren haben britische und amerikanische Untersuchungsergebnisse angedeutet, daß ein hoher Anteil der Krankheitsepisoden (um 80 Prozent) in der Familie selbst behandelt werden oder als keiner Behandlung bedürftig interpretiert werden«.

In der Pyramide des Gesundheitssystems der Weltbank wurden die Haushalte als Basis der Gesundheitsversorgung bezeichnet. Diese »Basisfunktion« erfüllen die Haushalte neben der Bewältigung von sog. Alltagsbeschwerden insbesondere gegenüber ihren chronisch kranken und pflegebedürftigen Mitgliedern. Denn auch der im Rahmen ambulanter Dienste behandelte Patientenkreis bleibt, von gelegentlichen Arztbesuchen und immer seltener werdenden Hausbesuchen des Arztes abgesehen, Patient in der Familie. Und der stationäre Patient wird ebenfalls – insbesondere angesichts der immer kürzer werdenden Aufenthaltszeiten im Krankenhaus – als zu betreuender, zu pflegender, hilfsbedürftiger Patient in die Familie zurückkehren.

Abholz und Schafstedde (1990) haben eine »Problemskizze« über *chronische Krankheiten* vorgelegt:

1. »Unter chronischer Krankheit versteht man das Vorliegen einer Erkrankung, die nicht heilbar ist, den Patienten also lebenslang begleitet. Chronische Erkrankungen haben zudem zumeist einen progredienten Verlauf.
Die Auswirkungen chronischer Erkrankungen können jedoch z. T. durch medizinische Interventionen gemindert, die Symptomatik gemildert werden.
2. Chronische Krankheit wird *immer* durch den medizinischen Aspekt, die Auswirkungen der Krankheit auf das Leben des Patienten sowie die Umgangsform des Patienten mit seiner Krankheit bestimmt und *individuell definiert*.
3. Die Medizin teilt Krankheiten – so auch chronische Krankheiten – nach Ätiologie und Pathogenese ein. Der Begriff der Chronizität ist hier kein primär konstitutives Moment für

eine Systematik von Krankheiten. Eine solche Einteilung hat ihren Sinn, trägt aber zum Umgang mit der chronischen Krankheit wenig bei.
4. Eine Systematik chronischer Erkrankungen aus der *Betroffenheit der Patienten* heraus, läßt sich wie folgt entwerfen:
   I. Weitgehend asymptomatische chronische Erkrankungen: sog. Risikoerkrankungen bzw. Risikofaktoren: Diab. mell. Typ II, Hyperlipidämie, Hochdruck usw.
   II. Symptomatische chronische Erkrankungen:
   a) Krankheiten, die nicht als lebensbedrohlich gelten: z. B. entzündliche rheumatische Erkrankungen, Colitis ulcerosa, chronische Bronchitis, Ulcusleiden, periphere Durchblutungsstörungen usw.
   b) Krankheiten, die nur potentiell als lebensbedrohlich gelten: koronare Herzkrankheit, Niereninsuffizienz, Schizophrenie etc.
   c) Krankheiten, die stets als lebensbedrohlich gelten: z. B. Carcinome.
5. Im Verlauf der Erkrankung sieht sich der Patient in unterschiedlichem Maße mit folgenden *Belastungen* konfrontiert:
   a) Einschränkungen der körperlichen Integrität und des Wohlbefindens;
   b) Notwendigkeit, sich an seine physischen und sozialen Umgebungen neu anzupassen;
   c) Veränderung vertrauter Rollen und Aktivitäten;
   d) Veränderung des Selbstkonzepts und der Zukunftspläne;
   e) Bedrohung des emotionalen Gleichgewichts;
   f) Lebensbedrohung und Todesangst.
6. Folgende vier *Grundformen des Umgangs* mit chronischer Krankheit lassen sich auseinanderhalten:
   a) Versuch der Ausgliederung der Krankheit, der sich als Verdrängungs- oder Verleugnungsprozeß beschreiben läßt. Die Krankheit bleibt etwas nur Negatives, die innere Auseinandersetzung wird abgelehnt oder gefürchtet als Zugeständnis an einen Feind oder als Schwäche, die den Verlauf nur ungünstig beeinflussen kann. Hier ist als Beispiel die sogenannte Non-Compliance zu nennen.
   b) Die Krankheit wird – auch bei objektiver Sinnlosigkeit – durchgehend bekämpft. Es werden immer wieder neue Therapie-Regime versucht, es werden immer neue Therapeuten aufgesucht, die von der Krankheit befreien sollen.
   c) Die Krankheit wird zum strukturierenden Mittelpunkt des Lebens, entweder als existentielle Entscheidung auf dem Hintergrund tief empfundener philosophischer oder religiöser Weltanschauungen oder als neurotische Fehlhaltung in Form gegen sich selbst gerichteter zerstörerischer Aggressionen. (Stichworte: Sek. Krankheitsgewinn, Krankheit als Strafe, Schicksal usw.)
   d) Die Krankheit wird in den Lebensprozeß integriert. Anpassung an die Notwendigkeit und Einschränkungen, die die Krankheit erzwingt bei gleichzeitigem Festhalten am Sinn auch eines eingeschränkten Lebens. Die verbleibenden Lebensmöglichkeiten werden dennoch bejaht (positive Resignation).
7. Das *Medizin-System* berücksichtigt ganz vorwiegend nur die *medizinischen Aspekte* chronischer Krankheit. Die psychischen und sozialen Folgen chronischer Krankheit, die Umgangsformen des Patienten mit seiner Krankheit stehen nicht im Mittelpunkt. Dies genau aber wären Voraussetzungen für eine adäquate Betreuung. Ein ganzheitlicher Ansatz der Versorgung ist aus der Spezifik chronischer Krankheit als Forderung ableitbar. Ohne einen solchen Ansatz gibt es eine medizinisch definierte Versorgungsrealität *neben* einer durch den Patienten definierten Bedürfnis-Realität.
8. Innerhalb des *Medizin-Systems* ist eine Hierarchie der chronischen Krankheiten auffindbar: Oben stehen die Erkrankungen, die behandelbar sind oder bei denen eine Behandelbarkeit erfolgreich darzustellen ist. Beispiele sind die Therapie des Hochdrucks, der Fettstoffwechselstörungen, der koronaren Herzerkrankung bis zur koronaren By-pass-OP etc. Unten in der Hierarchie der Erkrankungen stehen die nicht oder nur wenig erfolgreich behandelbaren Erkrankungen. Beispiele hierfür sind degenerative rheumatische Erkrankungen, Hirn-Abbau-Erkrankungen, Schizophrenie etc.
9. Das *Medizin-System* nutzt chronische Krankheiten, um das eigene Tätigkeitsfeld – je nach Bedarf – auszudehnen oder zurückzunehmen. Unter der Begrifflichkeit der chronischen Krankheit wird die Versorgung der alten Menschen – je nach institutioneller und finanzieller Notwendigkeit – medikalisiert oder wieder – unter Aufgabe der Begrifflichkeit *chronischer Krankheit* – abgegeben.«

I Allgemeine Sozialmedizin

Wie groß die Belastung und der Unterstützungsbedarf von Familien durch zu pflegende Angehörige ist, war Gegenstand einer repräsentativen Untersuchung, die Infratest im Auftrag des Bundesministeriums für Familie, Senioren, Frauen und Jugend durchgeführt hat (Schneekloth u. Potthoff, 2003). Eng verbunden mit dem Problem der häuslichen Pflege chronisch kranker, alter und behinderter Menschen ist das Problem des Sterbens zu Hause. Wir werden auf beide Themen im Kapitel 5.4 ausführlich zurück kommen.

4.2 Patienten in ambulanten Einrichtungen

Im Durchschnitt suchen pro Jahr ca. 90 % der Bevölkerung mindestens einmal einen niedergelassenen Arzt auf, wobei die Inanspruchnahme geschlechts- und schichtenspezifisch variiert. Frauen zeigen insgesamt eine höhere Inanspruchnahme, das Gleiche gilt für Angehörige höherer Sozialschichten. Die durchschnittliche Inanspruchnahme niedergelassener Ärzte und Zahnärzte beträgt 11 Besuche im Jahr. Unter den Fachrichtungen der Ärzte wird der Allgemeinarzt am häufigsten aufgesucht. Der Bundesgesundheitssurvey enthält darüber hinaus folgende Daten zur Inanspruchnahme weiterer Gesundheitsberufe: Neben den Medizinern werden (in einem Zeitraum von vier Wochen vor der Befragung) von ca. 14 % der Bevölkerung – in absteigender Reihenfolge – Masseure und Bademeister, Apotheker, Optiker, Heilpraktiker, Krankengymnasten, Psychotherapeuten konsultiert. In den letzten zwölf Monaten vor dem Interview hatten 2,8 % der Bevölkerung einen Arzt für Naturheilkunde oder – etwa gleich viel – einen Arzt für Homöopathie aufgesucht. Ein Heilpraktiker wurde in 3,6 % der Fälle konsultiert (Robert Koch-Institut, 2003b, S. 14). Hinsichtlich der Sozialschichtenzugehörigkeit zeigt sich hier eine größere Nutzung bei Angehörigen höherer Sozialschichten.

Über 90 % aller (im telefonischen Gesundheitssurvey von 2003/4) befragten Frauen und Männer geben an, einen Hausarzt zu haben, zu dem sie normalerweise bei gesundheitlichen Problemen gehen. Dieser Hausarzt ist bei 77 % der Frauen und 82 % der Männer Allgemein- oder praktischer Arzt (Robert Koch-Institut, 2006, S. 46 f.).

Tabelle 4.1 zeigt die Inanspruchnahme der ambulanten, vertragsärztlichen Versorgung nach Fachgruppen 2004 in Nordrhein-Westfalen.

Einen detaillierten Einblick in die ambulante Versorgung der Bevölkerung durch Allgemeinärzte eröffnet das sog. Arzt-Datenträger-Panel (ADT), in dem die Abrechnungsdaten von 450 Vertragsärzten aus Nordrhein erfasst und vom Zentralinstitut der kassenärztlichen Versorgung aufbereitet werden. Das Panel beinhaltet je Quartal die Daten von über 600 000 Patienten. Darunter sind rund 70 000 Patienten-Daten aus 60 Praxen von Fachärzten für Allgemeinmedizin und Praktischen Ärzten. Die zehn häufigsten Diagnosen in Allgemeinpraxen zeigt Tabelle 4.2.

Die Altersgruppe der 30- bis 39-Jährigen war unter den Patienten in Allgemeinpraxen am häufigsten anzutreffen. Knapp 17 % der Patienten gehören dieser Gruppe an. Sie suchen durchschnittlich 2,7-mal pro Quartal die Praxis auf, vor allem wegen Rückenschmerzen, Bronchitiden und Atemwegsinfektionen. Bei den 60- bis 69-Jährigen – mit ca. 15 % des Patientenklientels die zweitgrößte Gruppe – lag die Zahl der Arztkontakte bei 4,4 pro Quartal. Am aufwändigsten war die Betreuung der ältesten Patienten, der über 79-Jährigen.

4 Patienten im Gesundheitswesen

Tab. 4.1: Inanspruchnahme der ambulanten, vertragsärztlichen Versorgung nach Fachgruppen 2004 in Nordrhein-Westfalen

Fachgruppe	ambulante Behandlungsfälle (ohne Psychotherapeuten)			
	Anzahl	Je Arzt	Je 1 000 Einw.	Anteil in %
Hausärzte	36 354 864	3 427,1	2 011,3	38,8
Gebietsärzte darunter:	57 451 932	4 057,3	3 178,5	61,2
• Augenärzte	6 425 967	5 186,4	355,5	6,9
• Chirurgen	2 672 196	2 581,8	147,8	2,8
• Dermatologen	4 387 890	6 162,8	242,8	4,7
• Gynäkologen	11 542 574	5 020,7	1 244,9	12,3
• Hals-Nasen-Ohren-Ärzte	4 156 345	4 577,5	229,9	4,4
• Internisten	4 487 977	2 620,0	248,3	4,8
• Kinderärzte	5 895 178	4 573,5	2 119,8	6,3
• Nervenärzte und Psychiater	2 736 289	2 445,3	151,4	2,9
• Orthopäden	5 378 516	4 685,1	297,6	5,7
• Radiologen	3 208 398	4 210,5	177,5	3,4
• Urologen	2 296 053	3 656,1	127,0	2,4
Ärzte insgesamt	93 806 796	3 787,4	5 189,8	100

Quelle: Landesamt für den öffentlichen Gesundheitsdienst Nordrhein-Westfalen, 2004

Tab. 4.2: Die zehn häufigsten Diagnosen in Allgemeinarztpraxen

Rang	Diagnosen (nach ICD-10-Schlüsselnummern und Kurztext, Mehrfachnennungen möglich)	Anteil (in Prozent aller Patienten)
1	essentielle (primäre Hypertonie)	18,1
2	Störungen des Lipoproteinstoffwechsels und sonstige Lipidämien	15,9
3	Rückenschmerzen	12,0
4	akute Bronchitis	9,1
5	chronische ischämische Herzkrankheit	8,0
6	Adipositas	6,8
7	Gastritis und Duodenitis	5,9
8	sonstige Krankheiten der Wirbelsäule und des Rückens, andere, nicht klassifizierte	5,9
9	sonstige nichttoxische Struma	5,7
10	akute Infektionen an mehreren oder nicht näher bezeichneten Lokalitäten der oberen Atemwege	5,5

Quelle: ZI, Datenbasis: ADT-Panel I/2000

I Allgemeine Sozialmedizin

Sie kamen im Schnitt sechsmal pro Quartal in die Praxis. Der Leistungsbedarf lag dreimal so hoch wie bei den 30- bis 39-jährigen Patienten. Als »Dauerpatienten« wurden diejenigen Patienten bezeichnet, die in jedem Quartal innerhalb eines Jahres mindestens einmal den Arzt aufgesucht hatten. Das waren 23,3 % aller Patienten bei Allgemeinärzten, 27,1 % aller Patienten bei hausärztlich tätigen Internisten und über 10 % der Patienten bei Gynäkologen, Kinderärzten, Nervenärzten und Urologen. Bei den Allgemeinärzten und den hausärztlich tätigen Internisten verursacht dieses Patientenklientel zwischen 50 und 60 % der gesamten Jahresbehandlungskosten (vgl. auch Sachverständigenrat, 2000/2001, S. 61).

Aus Patientensicht ist bedeutsam, ob der Arzt die ihm präsentierten Beschwerden entschlüsseln und ursachenbezogen behandeln kann. Dies ist bei psychosomatischen Erkrankungen ein wiederholt nachgewiesenes Problem, wie Tress u. a. (1996, S. 481 ff.) zusammenfassend dargestellt haben:

»Nach epidemiologischen Studien leiden etwa 25 % der erwachsenen Durchschnittsbevölkerung in Deutschland an psychogenen oder psychogen mitbedingten Beschwerden (hauptsächlich Neurosen, psychosomatische Krankheiten und pathologische Reaktionen auf belastende Lebensereignisse) in einem Ausmaß, das nach den Standards des Sozialgesetzbuchs V als krankheitswertig einzustufen ist. Unter den Patienten eines Hausarztes (Allgemeinärzte, Internisten) beläuft sich die Rate an psychogenen Störungen auf 40 %. Diagnostik und Therapie der psychogen erkrankten Patienten stellen erhebliche Anforderungen an die niedergelassenen Ärzte; es ist davon auszugehen, daß 30 bis 50 % dieser Patienten nicht ausreichend diagnostiziert werden. Auch die Therapie der erkannten psychogenen oder psychogen mitverursachten Erkrankungen erweist sich häufig als schwierig, besonders bei Patienten mit funktionellen Erkrankungen, die an einem somatischen Krankheitsverständnis festhalten… Darüber hinaus aber erhalten nicht ausreichend diagnostizierte Patienten keine adäquate Therapie, haben schlechtere Behandlungsergebnisse und erhöhen die Kosten im Gesundheitssystem«.

Besonders problematisch wirkt sich dabei die in Allgemeinpraxen hohe Verschreibungsrate von Psychopharmaka bei psychogenen Erkrankungen aus. Das Heer von tranquilizer-abhängigen Menschen (überwiegend Frauen) leidet somit weitgehend unter einer »ärztlich verschriebenen Sucht«. Damit ist die sog. »Soziale Iatrogenesis« angesprochen, die von Illich (1977) auch treffend als »Medikalisierung« bezeichnet wird: Psychosoziale Probleme, die hinter einer Vielzahl von Krankheiten stehen, werden medikalisiert, d. h. von ihren Ursachenkonstellationen abstrahiert, in biomedizinische Krankheitsbilder umgemünzt und in medizinische Krankheitskarrieren (»Fälle«) umgeleitet, womit letztlich keine Lösung der Probleme verbunden ist.

Wir haben an verschiedenen Stellen des Buches auf die besondere Bedeutung chronischer Erkrankungen hingewiesen. Eine optimale ambulante Versorgung chronisch kranker Menschen war im Rahmen der klassischen Versorgungsstruktur durch Einzelpraxen und ohne Einbeziehung anderer medizinischer und psychosozialer Berufsgruppen nicht zu erreichen. Im internationalen Vergleich belegte Deutschland hinsichtlich der Versorgung chronisch Kranker deshalb nur hintere Plätze. Mit der Einführung der sog. Disease-Management-Programme (DMP) ist hier eine Wende eingetreten: DMP sind strukturierte Behandlungsprogramme, die dazu beitragen sollen, den Behandlungsablauf chronisch kranker Menschen durch eine qualitätsgesicherte und sektorübergreifende Versorgung zu optimieren. Zuerst wurden DMP für Diabetes mellitus, Brustkrebs und Koronare Herzkrankheit eingeführt, Programme für Asthma und chronisch obstruktive Atemwegserkrankungen

(COPD) folgen. Im November 2005 waren beispielsweise bei der AOK eine Million Versicherte in ein DMP eingeschrieben, betreut wurden sie von 50 000 Ärzten. Auch mehr als 1 100 Krankenhäuser sind in DMP eingebunden. Gesetzliche Grundlage der Programme ist das Anfang 2002 in Kraft getretene Gesetz zur Reform des Risikostrukturausgleichs in der GKV. Es sorgt dafür, dass Krankenkassen, die sich gezielt um chronisch Kranke kümmern, daraus im Kassenwettbewerb kein finanzieller Nachteil entsteht. DMP müssen gesetzlich festgelegten Qualitätskriterien entsprechen. Zuständig für die Prüfung und die Zulassung der einzelnen Programme ist das Bundesversicherungsamt.

4.3 Patienten in stationären Einrichtungen

Heute erfolgen ca. 99 % aller Geburten und ca. 70 % aller Sterbefälle im Krankenhaus. Etwa jeder fünfte Bürger wird einmal jährlich in einem Krankenhaus behandelt. Hinzu kommt noch eine große Zahl von Menschen in Alten- und Pflegeheimen sowie von geistig, körperlich und seelisch behinderten Menschen in stationären Behinderteneinrichtungen. Erwartungsgemäß nimmt ihr Anteil mit zunehmendem Alter zu. Da nicht nur die absolute Zahl älterer Menschen, sondern auch der Anteil der sehr alten Menschen unter ihnen zunehmen wird, wird die Bedeutung stationärer Versorgungseinrichtungen zwangsläufig zunehmen.

In den Krankenhäusern wurden 2004 16 802 000 »Fälle« behandelt, bei einer durchschnittlichen Verweildauer von 8,7 Tagen. Die durchschnittliche Auslastung lag bei 75,5 %. In den Vorsorge- und Rehabilitationseinrichtungen waren es 2004 1 889 000 »Fälle« mit einer durchschnittlichen Verweildauer von 25,1 Tagen und einer Bettenauslastung von 73,5 %. Die häufigsten fünf Diagnosen bei vollstationären Patienten (ohne Geburten) waren 2004:

Bei Frauen: bösartige Neubildungen der Brustdrüse, Gallensteine, Herzinsuffizienz, Arthrose des Kniegelenks, Angina Pectoris. Bei Männern: psychische und Verhaltensstörungen durch Alkohol, Angina Pectoris, Chronische ischämische Herzkrankheit, Leistenbruch, Akuter Herzinfarkt (Statistisches Bundesamt, 2005).

Diese wenigen Zahlen belegen die große Bedeutung stationärer Einrichtungen in der Behandlung und Pflege von Patienten im Gesundheitswesen.

Nach Coe lassen sich stationäre Einrichtungen im Gesundheitswesen in folgende drei Typen einteilen:

- Stationäre Einrichtungen zur *Behandlung* von Patienten,
- Stationäre Einrichtungen zur *Rehabilitation* von Patienten,
- Stationäre Einrichtungen zur *Verwahrung* von Patienten.

Diese Typen unterscheiden sich – wie die Tab. 4.3 zeigt – in mehrerer Hinsicht. Auch die uns in diesem Kapitel besonders interessierende psychosoziale Lage der Patienten ist wesentlich abhängig von dem Typ der Einrichtungen, wenn auch die folgenden Hauptmerkmale der psychosozialen Probleme im Krankenhaus sich in abgeschwächter Form in allen Einrichtungen finden lassen. Es lassen sich unter anderem folgende Hauptprobleme identifizieren (vgl. Siegrist, 2006):

I Allgemeine Sozialmedizin

Tab. 4.3: Typen stationärer Versorgung

	Verwahrung	Versorgung	Rehabilitation
Ziele	Betreuung	Behandlung	Wiederherstellung
Krankheitsprognose	unheilbar	heilbar	veränderbar
Therapie	gelegentlich	zentral	zusätzlich
Krankenrolle	permanent	temporär	intermittierend
Patienten-Motivation	Befolgung institutioneller Regeln	Befolgung ärztlicher Anordnungen	Erlangen von Unabhängigkeit
Institution	Totale Institution	Allgemeines Krankenhaus	Rehabilitationszentrum

Quelle: Coe, 1970, S. 283

- Angst, Informationsdefizite und Kommunikationsprobleme,
- Ent-Persönlichung,
- Hospitalismus,
- Fehlplazierung.

Eine Krankenhauseinweisung ist in hohem Maße mit *Angst* verbunden, Angst vor dem Ausgang der Krankheit, Angst vor der eigenen Zukunft bzw. der Zukunft der Familie etc. und Angst vor der Bedeutung von Untersuchungsmaßnahmen, Behandlungen usw. Dies ist in empirischen Arbeiten häufig dokumentiert worden. Diese Analysen beziehen sich auf die Zeit der Einweisung, auf den Krankenhausaufenthalt und die Zeit der Entlassung, die ebenfalls für viele Patienten deshalb eine belastende Situation darstellt, weil sie befürchten, nach der Entlassung ohne Hilfen nicht zurechtzukommen.

Die der Angst unter anderem zugrunde liegende Unsicherheit des Patienten in der Institution Krankenhaus wird wesentlich bedingt oder aber verstärkt durch das Ausmaß der geringen *Information*, die dem Patienten von Seiten des Krankenhauspersonals zuteil wird. Die hier zu diesem Problem vorliegenden Untersuchungen zeigen, dass das Bedürfnis der Patienten, über Diagnose und Therapie seiner Erkrankung informiert und aufgeklärt zu werden, im Allgemeinen sehr groß ist, die tatsächliche Informiertheit dagegen aber sehr gering. Doch ist nicht nur das Wissen des Patienten über seine Krankheit gering, auch das Wissen des Arztes über die Sozialanamnese des Patienten ist – insbesondere bei Patienten unterer Sozialschichten – sehr lückenhaft.

Diese *»gestörte« Kommunikation* zwischen Krankenhauspersonal und Patienten ist nicht nur Gegenstand vieler Berichte von Patienten über ihre Krankenhauserfahrungen, sondern Thema einer Reihe medizinsoziologischer Untersuchungen, insbesondere auch im Hinblick auf die Auswirkungen auf den therapeutischen Prozess und das Krankheitsverhalten der Betroffenen (vgl. Siegrist, 2005). Dabei gestaltet sich die Interaktion mit todkranken und sterbenden Patienten besonders schwierig. Mit diesem Thema und den in der Hospizbewegung realisierten Alternativen werden wir uns ausführlicher in Kapitel 5.4 beschäftigen.

Eng verbunden mit dem Problem der gestörten Kommunikation zwischen Patient und Personal ist das Problem der Unpersönlichkeit bzw. *Ent-Persönlichung* in stationären Einrichtungen. Die Reduzierung eines Patienten auf seine Diagnose (»die Galle in Zimmer 8«) ist dafür ein anschauliches Beispiel. Ebenfalls bedeutsam für den Prozess der Ent-Persönlichung ist die Einschränkung der Privatsphäre des Patienten, die sich in der Unterbringung in großen, unpersönlichen Krankenzimmern, in der Verordnung unnötigen Liegezwangs, in der Begrenzung von Außenkontakten, in der Verordnung von Krankenhauskleidung etc. realisiert.

Wenn die Begrenzung des Informations- und Kontaktbedürfnisses und die Ent-Persönlichung des Patienten über längere Zeit und in ausgeprägtem Maße erfolgen, kommt es zu einer schwerwiegenden als *Hospitalismus* bezeichneten Reaktion des Patienten. Diese Reaktion besteht in einer ausgeprägten Apathie, in Interesselosigkeit und in einer Überanpassung an Krankenhausnormen und -regeln mit der Konsequenz der Unfähigkeit, außerhalb der Krankenhausmauern zu existieren. In stationären Einrichtungen vom Typ »Verwahrung«, wie z. B. in großen psychiatrischen Einrichtungen, Altenpflegeheimen, Behindertenheimen, ist dies eine häufig zu beobachtende Reaktion. In psychiatrischen Einrichtungen ist der Prozess des Institutionalismus bzw. Hospitalismus häufig untersucht worden (vgl. die »Klassiker«: Goffman, 1972; Fengler u. Fengler, 1980). Von Goffman stammt auch der Begriff der »totalen Institution« für diese Einrichtungen:

»Das zentrale Merkmal totaler Institutionen besteht darin, daß die Schranken, die normalerweise die ... Lebensbereiche voneinander trennen, aufgehoben sind: 1. Alle Angelegenheiten des Lebens finden an ein und derselben Stelle, unter ein und derselben Autorität statt. 2. Die Mitglieder der Institution führen alle Phasen ihrer täglichen Arbeit in unmittelbarer Gesellschaft einer großen Gruppe von Schicksalsgenossen aus, wobei allen die gleiche Behandlung zuteil wird und alle die gleiche Tätigkeit gemeinsam verrichten müssen. 3. Alle Phasen des Arbeitstages sind exakt geplant, eine geht zu einem vorher bestimmten Zeitpunkt in die nächste über, und die ganze Folge der Tätigkeiten wird von oben durch ein System expliziter formaler Regeln und durch einen Stab von Funktionären vorgeschrieben. 4. Die verschiedenen erzwungenen Tätigkeiten werden in einem einzigen rationalen Plan vereinigt, der angeblich dazu dient, die offiziellen Ziele der Institution zu erreichen« (Goffman, 1972, S. 17).

Die Analyse dieser Einrichtungen als »totale Institutionen« hat auch dazu beigetragen, das auffällige Verhalten der Patienten als Reaktion auf die speziell in diesen Einrichtungen vorherrschenden Lebensbedingungen zu verstehen anstatt als zwangsläufiges krankheitsbedingtes Verhalten. Gerade in der psychopathologischen Forschung der klassischen Psychiatrie scheint es sich bei vielen Beschreibungen von Krankheitsverläufen und sogenannten »Endzuständen« eher um eine Beschreibung von Hospitalismuseffekten zu handeln. Aufgrund der Daten der Psychiatrie-Enquête über die Situation der Patienten in psychiatrischen Krankenhäusern kann davon ausgegangen werden, dass es sich bei den meisten der größeren Krankenhäuser um »totale Institutionen« im Sinne Goffmans gehandelt hat: 33 % der Kranken lagen in Schlafräumen mit 1–5, je 28 % in Schlafräumen mit 6–10 bzw. 11–20, 11 % in Schlafräumen mit 21 und mehr Betten. Heute scheint sich das Problem z. T. auf die psychiatrische Versorgung in Heimen verlagert zu haben (vgl. Schulze Steinmann u. a., 2003).

Ein weiteres großes Problem stationärer Versorgung ist das Problem der *Fehlplatzierung* (misplacement). Damit ist gemeint, dass Patienten entweder

I Allgemeine Sozialmedizin

gänzlich im Krankenhaus »fehl am Platze« sind, d. h. besser außerhalb stationärer Einrichtungen in der Gemeinde z. B. in Wohngemeinschaften versorgt werden könnten, oder aber, dass Patienten im »falschen« Krankenhaus sind, weil sie z. B. anstatt in einem Akutkrankenhaus bedürfnisgerechter in einer Rehabilitationsklinik versorgt werden müssten. Wie leicht einzusehen ist, hat dieses Misplacement sowohl psychosoziale wie auch ökonomische Aspekte. Das Bundesministerium für Arbeit und Soziales hat für das Jahr 1998 noch folgende Zahlen über die Größenordnung der Fehlplatzierung genannt (1998, S. 34 ff.):

- »Nach Angaben der Länder sind zwischen 24 bis 40 v. H. aller in psychiatrischen Krankenhäusern stationär Behandelten nicht krankenhausbehandlungsbedürftig; einige Krankenhäuser weisen auf Grund ihrer speziellen Struktur höhere Zahlen aus. ...
- Der Anteil fehlplazierter Langzeitpatienten ist in einzelnen Regionen stark unterschiedlich. Als Haupthindernis für die Enthospitalisierung chronisch psychisch Kranker und Behinderter gilt allgemein das Fehlen gemeindenaher Hilfen im ambulanten und komplementären Bereich des betreuten Wohnens, der Beschäftigung sowie der Tagesstruktur und Kontaktaufnahme, die Voraussetzung für die Eingliederung oder Bewältigung des Alltags sind ...
- In dem – exemplarisch dargestellten – Land Brandenburg werden zur Zeit 6 158 körperlich und geistig Behinderte, chronisch psychisch Kranke und suchtmittelabhängige Menschen in 135 stationären Einrichtungen betreut. Von den rund 5 700 geistig behinderten Menschen leben etwa 4 700 in Behinderteneinrichtungen, die anderen fehlplaziert in Landeskliniken oder Altenpflegeheimen. Darüber hinaus werden rund 1 500 Kinder und Jugendliche mit Behinderungen in stationären Einrichtungen betreut, 14 Behinderteneinrichtungen im Land sind sogenannte »Großeinrichtungen«, in denen noch viele Menschen aller Altersgruppen mit unterschiedlichen Behinderungsarten zum Teil auf engstem Raum unter schlechten baulichen Bedingungen traditionell bedingt lebten und leben.«

Es kann davon ausgegangen werden, dass sich im Zuge der Reform der Versorgung psychisch und körperlich behinderter Menschen – gerade auch in den neuen Bundesländern – das Ausmaß von »Misplacement« heute weniger gravierend darstellt.

4.4 Selbsthilfe und Mitbestimmung im Gesundheitswesen

Wir haben uns bislang primär mit dem *passiven* Patienten beschäftigt, mit dem Patienten also, der nicht nur seine Krankheit erleidet, sondern häufig genug noch die Defizite seiner gesundheitlichen Versorgung in ambulanten oder stationären Einrichtungen. Obwohl Passivität nicht zu den Charakteristika der Krankenrolle nach Parsons (vgl. Kapitel 1) gehört – er nennt im Gegenteil u. a. die Merkmale, aktiv seine Gesundung zu betreiben und dazu professionelle ärztliche Hilfe aufzusuchen und zu kooperieren – haben wir doch in der Beschreibung des Arzt-Patienten-Kontaktes insbesondere in stationären Einrichtungen die passive, gehorsame, ja unterwürfige Haltung des Patienten häufiger als Realität, man könnte sogar sagen als Verhalten eines »guten Patienten« kennen gelernt. Unser Interesse gilt nun den Patienten bzw. Personen, die zu ihrer Gesunderhaltung oder Krankheitsbewältigung neben dem professionellen medizinischen System einen weiteren aktiven Beitrag leisten, sei es, dass sie sich in Gruppen zusammenschließen, um ihre Gesundheitsprobleme gemeinsam zu lösen, sei es, dass sie gemeinsam aktiv werden, um Gesundheitsgefährdungen abzuwenden oder um eine bedürfnisgerechtere medizinische Versorgung zu erreichen.

4.4.1 Selbsthilfe im Gesundheitswesen

Dem Thema »Selbsthilfe im Gesundheitswesen« wird in der Medizinsoziologie und Gesundheitspolitik seit vielen Jahren eine besondere Aufmerksamkeit zuteil (vgl. Trojan, 1986; Braun u. Opielka, 1992; Braun u. Kettler, 1994; Braun u. a., 1994 u. 1997; Borgetto, 2004; Robert Koch-Institut, 2004b).

Die erste größere empirische Untersuchung über Gesundheitsselbsthilfe wurde von Trojan und Mitarbeitern in Hamburg durchgeführt. Nach den Vorschlägen von Trojan (1986) müssen folgende *Definitionsmerkmale* vorhanden sein, wenn von Gesundheitsselbsthilfezusammenschlüssen gesprochen werden soll:

- Betroffenheit durch ein gemeinsames Problem,
- keine oder geringe Mitwirkung professioneller Helfer,
- keine Gewinnorientierung,
- gemeinsames Ziel: Selbst- und/oder soziale Veränderung,
- Arbeitsweise: Betonung gleichberechtigter Zusammenarbeit und gegenseitiger Hilfe.

Dabei wird der Begriff »Selbsthilfezusammenschlüsse« als Oberbegriff für Selbsthilfegruppen (wie z. B. die Anonymen Alkoholiker) und Selbsthilfeorganisationen (wie z. B. die Rheuma-Liga) vorgeschlagen.

Braun und Opielka unterscheiden vier Typen von Selbsthilfegruppen im Sozial- und Gesundheitsbereich, die sie folgendermaßen charakterisieren (Braun u. Opielka, 1992, S. 43 ff.):

Typ 1: Selbsthilfegruppen von Betroffenen (46 % aller Gruppen)
In diesen Gruppen helfen sich Betroffene weitgehend gegenseitig, indem vor allem über Gespräche eine Veränderung von Problemdeutungen erreicht werden soll. Die Gruppen sind eher innenorientiert. Beispiele: Frauenselbsthilfe nach Krebs, Parkinson-Gruppe, Gruppe pflegender Angehöriger, Stillgruppen, Männergruppen.

Typ 2: Außenorientierte Selbsthilfegruppen (bzw. Selbsthilfevereinigungen, 26 % aller Gruppen)
Diese Gruppen sind stärker außenorientiert und formalisiert, z. B. als Verein. Sie erbringen Leistungen für ihre Mitglieder und andere Betroffene. Ihre Außenorientierung ist v. a. auf die Unterstützung bei individuellen Problemen gerichtet. Beispiele: Kneipp-Verein, Lebenshilfe, Lebensabendbewegung.

Typ 3: Selbsthilfeinitiativen (20 % aller Gruppen)
In ihnen engagieren sich Menschen aus solidarischer Betroffenheit und aus dem Interesse, sich für eine Verbesserung sozialer und gesundheitlicher Situationen einzusetzen und um anderen Menschen zu helfen. Die Außenorientierung dieser Gruppen ist auf die Gesellschaft und das sozialpolitische Umfeld gerichtet. Beispiele: Kinderschutzbund, Patienteninitiative, Arbeitslosentreffen.

Typ 4: Selbsthilfeprojekte (8 % aller Gruppen)
Hier engagieren sich Menschen für Verbesserungen in sozialen Bereichen sowie im Jugend- und Kulturbereich. Selbsthilfeprojekte sind in der Regel von hauptamtlich Tätigen organisiert. In Abgrenzung von bestehenden Diensten und Einrichtungen wollen sie alternative Dienstleistungen entwickeln. Beispiele: Mütterzentrum, Aidshilfe, Kooperative Gesund-Leben e. V.

Die Autoren haben auch eine Zuordnung der Selbsthilfegruppen zu *Problembereichen* vorgenommen. Selbsthilfegruppen sind danach in folgenden Problembereichen aktiv (Braun u. Opielka, 1992, S. 48 f.):

- chronische Erkrankungen 27 %
- psychosoziale Probleme, seelische Gesundheit 12 %
- Behinderungen 11 %
- Sucht/Abhängigkeit 10 %
- Eltern-/Kind-Selbsthilfe 10 %
- Frauenselbsthilfe 9 %
- besondere soziale Situationen
  (Arbeitslose, Ausländer etc.) 9 %
- Alter und Nachbarschaft 7 %
- Kultur/Ökologie 5 %

In einer neueren Untersuchung (NAKOS, 2003, zitiert in Robert Koch-Institut 2004, S. 14) werden auch die *Themenbereiche der Selbsthilfeorganisationen* auf Bundesebene analysiert. Danach befassen sich 75 % der Selbsthilfeorganisationen mit dem Themenfeld »Erkrankung/Behinderung«, 15 % mit »Psychosoziales/Lebenslagen/Lebenskrisen« und 10 % mit »Soziales/Gesellschaftliche Integration«.

Hinsichtlich der Zahl von Gesundheitsselbsthilfegruppen kommt eine Expertise des Robert Koch-Instituts zu folgenden Ergebnissen: »Auf der Grundlage von Hochrechnungen geht man heute davon aus, dass es in Deutschland ca. 70 000–100 000 Selbsthilfegruppen gibt, in denen rund 3 Millionen Menschen mitwirken. Demnach sind rund 5 % der 18–80jährigen Bevölkerung in Selbsthilfegruppen engagiert. Dieser Anteil lag vor 15 Jahren noch bei rund 1 %, so dass er sich damit annähernd verfünffacht hat. Dieser beachtliche Anstieg lässt sich auf verschiedene Faktoren zurückführen, z. B. die Zunahme von chronischen und psychischen Erkrankungen, Veränderungen der familiären Bindungen und Strukturen sowie nicht zuletzt auf die Zunahme der Anzahl von Angehörigengruppen« (2004, S. 12). Im Telefon-Gesundheitssurvey des Robert Koch-Instituts aus dem Jahr 2003 gaben insgesamt 9 % der 8 300 Befragten (im Alter von 18 bis 79 Jahren) an, schon einmal wegen ihrer eigenen oder der Gesundheit von anderen an einer Selbsthilfegruppe teilgenommen zu haben (ebenda, S. 12).

Ähnlich wie bei anderen »Systemen« für Gesundheit werden insbesondere sozial benachteiligte Bevölkerungsgruppen durch die Gesundheitsselbsthilfe seltener erreicht. Wie diese Situation verändert werden kann, ist Gegenstand des Forschungs- und Interventionsprojekts »Aktivierung von Selbsthilfepotenzialen«, das von Trojan mit Förderung des Bundesverbands der Betriebskrankenkassen durchgeführt wird (BKK-News Gesundheitsförderung aktuell, Sonderausgabe zum 4. BKK-Selbsthilfetag 2005).

Wir wollen noch einige Überlegungen über die *Entstehungsursachen* des Phänomens »Selbsthilfe im Gesundheitswesen« anstellen. Die zu nennenden möglichen Entstehungsbedingungen sind jedoch nicht isoliert nebeneinander, sondern als ein miteinander verflochtenes (und in diesem Rahmen nicht weiter herzuleitendes) Bündel von Faktoren zu betrachten.

- Die Veränderung des Krankheitsspektrums von akuten zu chronischen Krankheiten und die Erhöhung der Lebenserwartung haben dazu geführt, dass eine große Zahl von Menschen lebenslang durch Krankheiten behindert ist.

- Das Gesundheitssystem ist primär auf die Behandlung kurzfristiger Krankheitsepisoden ausgerichtet und nicht auf die längerfristige und psychosoziale Betreuung von chronisch Kranken.
- Insbesondere in der Mittelschicht gibt es zunehmend aufgeklärte Gruppierungen, die die Qualität von Gesundheitsleistungen kritisch hinterfragen.
- Die schützenden und versorgenden sozialen Netze (Familie, Nachbarschaft, Gemeinde etc.) sind zunehmend überfordert.
- Das Gesundheits- und Sozialsystem lässt sich – insbesondere in wirtschaftlichen Krisenzeiten – kaum noch finanzieren. Von daher begründet sich die Suche nach kostenneutralen Versorgungsmöglichkeiten, wie sie z. B. Selbsthilfezusammenschlüsse darstellen.

Selbsthilfezusammenschlüsse entstehen jedoch nicht nur aus der Kompensation defizitärer Gesundheitsversorgung, sondern entwickeln – primär aus der Betroffenheit der Beteiligten heraus – auch eine »neue Qualität« von Gesundheitsleistungen, die im professionellen System aus Expertenwissen allein nicht entstehen könnte.

Trojan (1986, S. 49) hat die genannten Faktoren zu einem Theoriemodell (vgl. Abb. 4.1) zusammengefügt.

Abschließend wollen wir noch auf die Möglichkeiten der *Unterstützung von Selbsthilfegruppen* eingehen. Folgende drei Förderinstrumente werden unterschieden:

- die direkte Unterstützung einzelner Selbsthilfegruppen durch finanzielle Zuwendungen und die kostenlose Bereitstellung von Räumen,

Abb. 4.1: Theoriemodell zu den Entstehungsbedingungen von Selbsthilfegruppen

Quelle: Trojan, 1986, S. 49

- die infrastrukturelle Unterstützung der Selbsthilfe durch Kontaktstellen,
- die institutionelle Unterstützung der Selbsthilfe durch örtliche Beiräte bzw. Kuratorien für die Selbsthilfe.

Auch die Krankenkassen sind inzwischen verpflichtet, die Gesundheitsselbsthilfe zu unterstützen. So heißt es im § 20 SGB V (»Prävention und Selbsthilfe«):

»Die Krankenkasse soll Selbsthilfegruppen, -organisationen und -kontaktstellen fördern, die sich die Prävention oder die Rehabilitation von Versicherten bei einer der im Verzeichnis nach Satz 2 aufgeführten Krankheiten zum Ziel gesetzt haben. Die Spitzenverbände der Krankenkassen beschließen gemeinsam und einheitlich ein Verzeichnis der Krankheitsbilder, bei deren Prävention oder Rehabilitation eine Förderung zulässig ist; sie haben die KBV und Vertreter der für die Wahrnehmung der Interessen der Selbsthilfe maßgeblichen Spitzenorganisationen zu beteiligen. Die Ausgaben der Krankenkassen für die Wahrnehmung ihrer Aufgaben nach Satz 1 sollen insgesamt im Jahr 2000 für jeden ihrer Versicherten einen Betrag von 0,51 Euro umfassen; sie sind in den Folgejahren entsprechend der prozentualen Veränderung der monatlichen Bezugsgröße nach § 18 Abs. 1 SGB IV anzupassen.«

Die Förderung von Selbsthilfe ist auch im neuen SGB IX festgeschrieben. Dort heißt es in § 29: »Selbsthilfegruppen, -organisationen und -kontaktstellen, die sich die Prävention, Rehabilitation, Früherkennung, Behandlung und Bewältigung von Krankheiten und Behinderungen zum Ziel gesetzt haben, sollen nach einheitlichen Grundsätzen gefördert werden«.

Insbesondere die *Selbsthilfekontaktstellen* haben sich als ein wirksames Instrument der Selbsthilfeförderung erwiesen. Selbsthilfekontaktstellen stellen somit auch ein neues interessantes Handlungsfeld für psychosoziale Berufe dar (ihre Zahl wird mit ca. 270 angegeben). Das Aufgabenprofil der Selbsthilfekontaktstellen umfasst die folgenden fünf Bereiche:

- Organisation und Dokumentation: Informationssammlung, Arbeitsorganisation, Fortbildung,
- Öffentlichkeitsarbeit, allgemeine Selbsthilfeunterstützung: z. B. Veranstaltungen, Weiterbildungsangebote,
- Beratung von Selbsthilfeinteressenten: Information, Kontaktvermittlung,
- Beratung von Selbsthilfegruppen: Hilfe bei Neugründungen, Vernetzung, individuelle Beratung,
- Kooperation mit Fachleuten: Beratung in Fragen der Selbsthilfe, Verbesserung der Kooperation mit Selbsthilfegruppen (vgl. auch die Empfehlungen zu Selbsthilfekontaktstellen der Deutschen Arbeitsgemeinschaft Selbsthilfegruppen e. V., 2001).

4.4.2 Mitbestimmung im Gesundheitswesen

Die Entwicklung von Mitbestimmungsformen im Gesundheitswesen ist in Deutschland am weitesten in der psychiatrischen Versorgung gediehen. Becker (1996, S. 7 ff.) gibt einen Überblick sowie eine Einschätzung der vorhandenen Partizipationsformen:

»Beschwerdekommission, Petitionsausschuß und andere Beschwerdestellen
Eigene Beschwerdekommissionen für psychisch Kranke (im Rheinland seit 1995 ›Beschwerdeausschuß‹) gibt es nur in Nordrhein-Westfalen und dort nur für die psychiatrischen Kliniken

der beiden Landschaftsverbände. Ihnen gehören Kommunalpolitiker an, die von der Landschaftsversammlung gewählt und durch die Verwaltungsmitarbeiter eines ›Beschwerdereferats‹ unterstützt werden. Patienten können sich dort schriftlich beschweren und erhalten (oft einige Monate später) ein Antwortschreiben. Manchmal erfolgt auch ein Gespräch mit dem Patienten.

In anderen Bundesländern werden Beschwerden von einer Beschwerdestelle beim Landessozialamt oder Landeswohlfahrtsverband entgegengenommen. Außerdem verfügen die Landtage der Bundesländer über einen Petitionsausschuß, der von allen Bürgern des Landes angerufen werden kann. Alle genannten Instanzen arbeiten nicht als Interessenvertretung, sondern gehen nur den Beschwerden einzelner Personen nach.

Die Praxis zeigt, daß die Arbeit der Beschwerdekommission und des Petitionsausschusses überwiegend ›starken‹ Patienten zugute kommt und ›schwache‹ durch ihren Behördencharakter und Patientenferne eher ausschließt: Forensische und suchtkranke Patienten sind bei den Beschwerden deutlich überrepräsentiert.

Besuchskommission
Nach den ›PsychKG‹ – den nach Bundesländern verschiedenen Psychisch-Kranken-Gesetzen – bestehen in einigen Bundesländern Kommissionen zur Kontrolle von Krankenhäusern, in die Zwangseinweisungen erfolgen. Das geschieht in Nordrhein-Westfalen durch einen einmal im Jahr stattfindenden, vorher angemeldeten Besuch einer dreiköpfigen Besuchskommission. Dabei werden zufällig ausgewählte Krankenakten eingesehen, Patienten befragt und Räume begutachtet.

Durch den geringfügigen Umfang ihrer Tätigkeit hat die Besuchskommission nur wenig Einfluß. Sie wirkt als externe Qualitätskontrolle bei der Behandlung zwangsuntergebrachter Patienten.

Heimbeirat
Heimbeiräte sind die einzige in Deutschland vorgeschriebene Form einer Interessenvertretung für Kranke und Behinderte. Dies regelt das Heimgesetz, das für alle Heime gilt, z. B. für geistig behinderte oder alte Menschen, nicht aber für Wohneinrichtungen wie betreute Wohngruppen oder die Langzeitbereiche psychiatrischer Kliniken.

Der Heimbeirat soll von den Bewohnern in demokratischer Wahl gebildet werden. Er ist nur ehrenamtlich tätig. In der Praxis haben Heimbeiräte – wenn sie überhaupt funktionieren – eine allgemeine Sprecherfunktion für Bewohnerwünsche; zum Teil vermitteln sie auch bei Beschwerden. Eine Mitwirkung beim Heimbetrieb oder weitergehende Qualitätskontrolle wird selten erreicht. Wegen seiner gesetzlichen Verankerung mit klaren Mitwirkungsrechten ist das Modell Heimbeirat aber gut geeignet, zu einem wirkungsvollen Bewohnerrat weiterentwickelt zu werden.

Patientenfürsprecher
In einigen Bundesländern sind im jeweiligen Krankenhausgesetz ehrenamtliche Patientenfürsprecher für die psychiatrischen Krankenhäuser vorgeschrieben: in Bayern, Berlin, Hessen, Rheinland-Pfalz, dem Saarland und Sachsen. In der Regel handelt es sich um nebenberuflich tätige an der Psychiatrie interessierte Personen, z. B. Angehörige, die von den Kommunalparlamenten berufen werden.

In Berlin gibt es ein besonders dichtes Netz von Patientenfürsprechern, deren Tätigkeit durch die Hilfe sachkundiger Bürger ergänzt wird. Hier wie in den anderen Bundesländern sind die Patientenfürsprecher für Beschwerden von Patienten zuständig. Sie bieten Sprechstunden an und führen Besuche durch. Sorgen, wonach durch dieses Angebot vermehrte Patientenbeschwerden provoziert würden, erwiesen sich nach dem Bericht eines Berliner Patientenfürsprechers als unberechtigt.«

Dieser Überblick über Partizipationsmodelle lässt sich noch um die sog. *Behandlungsvereinbarungen* ergänzen (vgl. Dietz u. a., 1998). Die Behandlungsvereinbarung beinhaltet Erklärungen und Absprachen für den Fall einer Behandlung unter Berücksichtigung folgender Bereiche:

- Kontakte,
- Aufnahme und Behandlung,

- Medikamente/Zwangsbehandlung,
- Soziale Situation.

Bei allen Problemen, die eine solche Vereinbarung macht, ist dies eine nachahmenswerte Form der Nutzerkontrolle für die Akutbehandlung. Selbst wenn diese Vereinbarung nur für einen begrenzten Personenkreis nützlich sein kann, wird sie zumindest zu einer stärkeren Sensibilisierung für die Bedürfnisse und Wünsche der akut erkrankten Menschen führen.

Zur Stärkung der *Bürger-Partizipation* haben sich verschiedene Strukturen herausgebildet: Zu unterscheiden sind Strukturen, in denen sich die Bürger ein eigenes Forum schaffen (wie z. B. Gesundheitszentren), Strukturen, in denen die Leistungserbringer »unter sich sind« (wie die »Gesundheitskonferenzen«), sowie Strukturen, in denen sich Bürger und Leistungserbringer »gemeinsam an einen Tisch setzen«, wie z. B. Arbeitskreise Gesundheit (vgl. z. B. die Dokumentation des Landesvereins für Gesundheitspflege e. V. Niedersachsen, o. J.) und Gesundheitszirkel in Betrieben (vgl. z. B. Slesina u. a., 1998). Wie die bislang vorliegenden Erfahrungen zeigen, ist Kooperation häufig leichter gefordert als getan. Konfliktquellen sind insbesondere ökonomische Interessengegensätze, Konkurrenz um Einflusssphären und politisch-ideologische Differenzen.

Badura u. a. haben die Diskussion um *Bürgerorientierung des Gesundheitswesens* in einem Gutachten für das Ministerium für Arbeit, Gesundheit und Soziales des Landes Nordrhein-Westfalen fortgesetzt: »Zentrale These des Gutachtens ist, daß durch eine erweiterte Selbstbestimmung, erhöhte Qualität und rechtlichen Schutz sowie eine verbesserte Beteiligung von Bürgern, Versicherten und Patienten das sich wandelnde deutsche Gesundheitswesen notwendige Impulse zur Neuorientierung und Weiterentwicklung erhalten kann. Eine bürgerorientierte Weiterentwicklung des deutschen Gesundheitswesens begründet sich vor allem mit Zweifeln an der Bedarfsgerechtigkeit des Systems, mit Integrationsmängeln bei Trägern, Einrichtungen und Leistungen, mit Kritik am mangelhaften Patientenschutz, unzureichenden Partizipations- und Mitgestaltungsmöglichkeiten sowie mit Wirksamkeitsmängeln der Angebote insbesondere dort, wo es auf die Aktivierung der Bürger, Versicherten oder Patienten zur Erreichung von Gesundheitszielen ankommt« (Badura und Schellschmidt, 1998, S. 15)

Ein Spezialfall der »Bürgerorientierung des Gesundheitswesens« stellt die Frage der *Patientenorientierung des Gesundheitswesens* dar. In dieser Hinsicht ist Deutschland ein »Entwicklungsland« (Kranich 1999, S. 6 f.). Andere Länder Europas sind hier wesentlich weiter – wie ein Überblick von Kranich und Bröcken (1997) zeigt: So haben beispielsweise die Niederlande die Vertragsbeziehungen zwischen Patienten und Behandlern im Zivilgesetzbuch, das sie um einen neuen Abschnitt zur medizinischen Versorgung ergänzten, geregelt. Zur gleichen Zeit trat dort auch das Gesetz zum Beschwerderecht im Gesundheitswesen in Kraft. Auch das Spektrum der Einrichtungen, die Patienten helfen, ihre Rechte durchzusetzen, ist in anderen Ländern weitaus breiter: So gibt es z. B. Patientenanwaltschaften in Österreich und Beschwerdebeauftragte und Patientenverbände in den Niederlanden. Allerdings hat sich das novellierte SGB V auch die Stärkung von Patientenrechten »auf die Fahnen geschrieben«. Dort heißt es im neuen § 65 b zur Förderung von Einrichtungen zur Verbraucher- und Patientenberatung: »Die Spitzenverbände der Krankenkassen fördern mit jährlich insgesamt 5.113 Millionen Euro je Kalenderjahr im Rahmen von Modellvorhaben gemeinsam und einheitlich Einrichtungen zur Verbraucher- oder Patientenberatung, die sich die gesundheitliche Information, Beratung und Aufklärung von Versicherten zum Ziel gesetzt haben ...« (zu den bisherigen Ergebnissen der Modellvorhaben vgl. Schaeffer u. a., 2005; vgl. auch Jahrbuch für kritische Medizin, 2005).

Auf der Basis des GKV-Modernisierungsgesetzes (GMG) vom 1. 1. 2004 wurden Vertreter von Bürger- und Patienteninteressen, wenn auch zunächst nur in beratender Funktion, in zentrale Steuerungs- und Entscheidungsgremien des Gesundheitswesens (wie z. B. dem Gemeinsamen Ausschuss) integriert. Ebenfalls mit Inkrafttreten des GMG wurde das Amt der Patientenbeauftragten der Bundesregierung neu geschaffen (vgl. Robert Koch-Institut, 2006a).

5 Sozialmedizinische Praxis

Wir haben uns bislang mit den Grundlagen der Sozialmedizin beschäftigt, und zwar insbesondere mit ihren sozialwissenschaftlichen, ökonomischen und epidemiologischen Bezügen. In diesem Kapitel wollen wir uns mit der sozialmedizinischen Praxis befassen, d. h. mit ihren Anwendungsmöglichkeiten auf Probleme der Gesunderhaltung und Krankheitsbewältigung. Die sozialmedizinische Praxis beschränkt sich nicht auf die Tätigkeit von Ärzten, wie der Begriff sozial*medizinisch* vermuten lassen könnte, sondern umfasst Handlungsstrategien, die die Tätigkeit aller Gesundheitsberufe gleichermaßen und gleichberechtigt berücksichtigen sollte. So hat sich innerhalb der Sozialarbeit eine »klinische Sozialarbeit« entwickelt, ähnlich der Entwicklung der klinischen Psychologie innerhalb der Psychologie. Klinische Sozialarbeit kann als eine »Fachsozialarbeit« für die Lösung sozialarbeiterischer Aufgaben in klinischen Einrichtungen verstanden werden. Sie befasst sich mit der Erkennung, Behandlung und Rehabilitation solcher Krankheitszustände, die eng mit komplexen psychosozialen Problemen vergesellschaftet sind. Die Praxis klinischer Sozialarbeit wendet bei Assessment und Diagnose, Behandlungsplanung, Intervention und Ergebnisevaluation spezifische Kenntnisse, Theorien und Methoden an. Sie findet überwiegend in ambulanten und stationären Einrichtungen des Gesundheitswesens statt (vgl. z. B. Geissler-Piltz u. a., 2006).

Innerhalb der einzelnen Abschnitte werden wir wiederum sozialwissenschaftliche, gesundheitspolitische und gesetzliche Bezüge berücksichtigen, um der Vielfalt der Aspekte sozialmedizinischer Praxis gerecht zu werden. Wie bisher werden wir zur intensiveren Beschäftigung mit einzelnen Fragen auf weiterführende Literatur verweisen.

Die Darstellung sozialmedizinischer Praxis erfolgt anhand eines fiktiven Krankheitsverlaufs: Vor der Erkrankung liegen die Praxisbereiche Gesundheitsförderung und Prävention, wobei sich die Sekundärprävention bereits auf frühe Krankheitssymptome beziehen kann, die es durch Früherkennungsmaßnahmen zu entdecken gilt. Beratung und soziale Therapie beziehen sich auf den Verlauf einer (zumeist chronischen) Erkrankung, die – im besten Falle – durch Rehabilitation und Nachsorge bewältigt wird, aber natürlich in vielen Fällen auch zur Pflegebedürftigkeit führt.

5.1 Prävention und Gesundheitsförderung

Ohne in diesem Rahmen auf die unterschiedlichen Möglichkeiten, Gesundheit zu definieren, im Detail eingehen zu können (ich habe hier die bekannte Definition von Gesundheit der Weltgesundheitsorganisation genommen), soll das folgende Schema klarmachen, dass Gesundheitsförderung und Prävention zwei grundsätzlich verschiedene Strategien sind: Während Prävention bei der Vermeidung von Krankheit und Gebrechen ansetzt (der Begriff Prävention leitet sich ja von praevenire = der Krankheit zuvorkommen ab), setzt Gesundheitsförderung direkt – sozusagen ohne den Umweg über die Krankheitsverhütung – bei den positiven, fördernden Bedingungen für bzw. von Gesundheit an (zur Vertiefung des gesamten Kapitels vgl. auch Waller, 2006).

```
┌─────────────────────────────────────────────┐
│            Gesundheitsförderung             │
│                     ↓                       │
│      ┌───────────────────────────────┐      │
│      │          Gesundheit           │      │
│      │ ist ein Zustand vollkommenen  │      │
│      │  körperlichen, geistigen und  │      │
│      │   sozialen Wohlbefindens und  │      │
│      │       nicht nur das Fehlen von│      │
│      │       Krankheit und Gebrechen │      │
│      └───────────────────────────────┘      │
│                     ↑                       │
│                Prävention                   │
└─────────────────────────────────────────────┘
```

Maßnahmen der Prävention setzen also voraus, dass mindestens einige wichtige Ursachen der zu verhindernden Krankheit bekannt sind. Maßnahmen der Gesundheitsförderung setzen entsprechend voraus, dass die Faktoren, die Gesundheit bedingen, bekannt sind. Während bei der Suche nach den Ursachen wichtiger Krankheiten schon bedeutsame Fortschritte gemacht worden sind, bestehen bei der Analyse der Bedingungen für Gesundheit noch erhebliche Defizite. Dies ist auch verständlich, da die bisherigen Strategien der Gesunderhaltung in erster Linie präventiv ausgerichtet waren, sich also auf krankheitsverursachende (pathogene) Faktoren bezogen. Erst seit wenigen Jahren erfolgte ein Paradigmenwechsel zugunsten der Suche nach Gesundheit erhaltenden (salutogenen) Faktoren und der damit verbundenen Entwicklung von Maßnahmen der Gesundheitsförderung (vgl. insbesondere Antonovsky, 1997).

Während die Prävention eine schon »klassische« Strategie der Sozialmedizin darstellt, ist die Gesundheitsförderung eingebunden in die relativ neue Disziplin der Gesundheitswissenschaft (Waller, 2006). Wohin aber gehören nun Gesundheitsaufklärung und -beratung, Gesundheitserziehung und -bildung und die Gesundheitsselbsthilfe? Das folgende Schema soll etwas Ordnung in das Begriffswirrwarr bringen: Ich habe Prävention und Gesundheitsförderung als die beiden großen *Strategien* zur Erhaltung der Gesundheit dargestellt und Gesundheitsaufklärung und -beratung, Gesundheitserziehung und -bildung, Gesundheitsarbeit, Gesundheitstraining sowie Gesundheitsselbsthilfe als die *Methoden* zur Umsetzung dieser Strategien – sowohl der präventiven als auch der gesundheitsfördernden –, wobei die präventive Strategie noch um die Methoden der medizinischen Prävention zu ergänzen ist.

Aus der Abb. 5.1 ergibt sich auch die Struktur der folgenden Abhandlung: Wir beginnen mit der Darstellung der Prävention, die wir in personenbezogene Prävention, Verhaltensprävention und Verhältnisprävention unterteilen, stellen dann die Strategie der Gesundheitsförderung dar und skizzieren anschließend die verschiedenen Methoden der Gesundheitsaufklärung und -beratung, Gesundheitserziehung und -bildung sowie Gesundheitsarbeit. Auf die Gesundheitsselbsthilfe sind wir bereits in Kapitel 4 ausführlicher eingegangen.

»Die Aufgabe von Prävention und Gesundheitsförderung erschöpft sich nicht in der Senkung von Erkrankungswahrscheinlichkeiten durch Risiko-

I Allgemeine Sozialmedizin

Abb. 5.1: Gesundheitsförderung und Prävention: Strategien und Methoden

```
                              Gesundheit
                                  ▲
                    ┌─────────────┴─────────────┐
          Gesundheitsressourcen            Gesundheitsrisiken
                    ▲                             ▲
                    │                             │
          Gesundheitsförderung                Prävention
                    └─────────────┬─────────────┘
                                  │
                    Gesundheitsaufklärung und -beratung
                    Gesundheitserziehung und -bildung
                              Gesundheitsarbeit
                            Gesundheitsselbsthilfe
                           Gesundheitstraining und
                              Präventivmedizin
```

Quelle: Waller, 2006, S. 161

senkung und Ressourcenmehrung für Gesunde«, hat Rosenbrock u. a. (1994, S. 25) zu Recht angemahnt. »Vielmehr lassen sich viele der dafür existierenden Konzepte auch auf die Krankenversorgung, also auf das *Leben mit bedingter Gesundheit* übertragen, wenn es darum geht, weiteres Fortschreiten einer Krankheit zu verhindern oder zu verlangsamen und Autonomie zurückzugewinnen. Angesichts der Zunahme chronischer Erkrankungen in industrialisierten Ländern gewinnt der nicht-medizinische Anteil an Strategien der Gesundheitssicherung bei Personen mit bedingter Gesundheit zunehmende Bedeutung gegenüber der Krankheitsbearbeitung«.

5.1.1 Prävention

Die Unterteilung der Prävention lässt sich vornehmen in

- personenbezogene Prävention,
- Verhaltensprävention,
- Verhältnisprävention.

Zusätzlich wird häufig eine Einteilung in Primär-, Sekundär- und Tertiärprävention, also nach dem Zeitpunkt der Intervention, vorgenommen. Primärpräventive Maßnahmen beziehen sich auf die Krankheitsursachen (Ätiologie). Sekundärpräventive Maßnahmen beziehen sich auf den Prozess der Krankheitsentstehung (Pathogenese), der gerade bei den heute im Vordergrund stehenden chronischen Erkrankungen sehr langsam verläuft und somit Interventionsmaßnahmen zulässt. Die tertiäre Prävention bezieht sich auf den Krankheitsverlauf, sie beinhaltet Maßnahmen der Verhinderung des Rückfalls, die aber heute umfassender im Rahmen der Rehabilitation thematisiert werden (s. Kapitel 5.3).

Personenbezogene Prävention

Der Begriff »personenbezogene Prävention« ist weitgehend identisch mit dem geläufigeren Begriff »medizinische Prävention«. Wir haben ihn gewählt, weil er besser in die Begriffslogik von Verhaltens- und Verhältnisprävention passt.

Zu den Maßnahmen der personenbezogenen Prävention rechnen wir im Wesentlichen die Schutzimpfungen sowie Maßnahmen der Vitamin-D-Prophylaxe und Jodprophylaxe (vgl. Allhoff u. a., 1997).

Schutzimpfungen sind sicherlich der effektivste Beitrag der Medizin zur Krankheitsverhütung. Durch die Impfung wird das natürliche Abwehrsystem des Menschen gegenüber eindringenden Erregern gestärkt. Impfungen erfolgen durch aktive oder durch passive Immunisierung des Organismus. Die aktive Immunisierung erfolgt durch Antigene enthaltende Impfstoffe. Diese Antigene sind natürliche Bestandteile des Krankheitserregers und hinterlassen eine zeitlich begrenzte oder lebenslange Immunität, indem sie das körpereigene Immunsystem veranlassen, spezifische Abwehrstoffe (Antikörper) zu bilden.

Bei der passiven Immunisierung werden dem Organismus diese Antikörper direkt zugeführt. Dabei bleibt das körpereigene Abwehrsystem passiv, d. h., es wird nicht angeregt. Bei der passiven Immunisierung besteht deshalb auch nur eine kurzzeitige Immunität, die allerdings sofort einsetzt.

Die Impfempfehlungen richten sich nach der epidemiologischen Situation, der Gefährdung der dort lebenden Bevölkerung und den zur Verfügung stehenden Impfstoffen. Aufgrund der epidemiologischen Situation gibt es in Deutschland keine Impfpflicht. Es werden allerdings bestimmte Impfungen durch die »Ständige Impfkommission« empfohlen (vgl. Tabelle 5.1). Die Impfprogramme betreffen vor allem deshalb das Kindesalter, weil in diesem Alter die Wahrscheinlichkeit, mit Infektionskrankheiten erstmalig in Berührung zu kommen, sehr groß ist.

Da es in der Bundesrepublik keine Impfpflicht mehr gibt, ist der Erfolg der präventivmedizinischen Maßnahme »Impfung« natürlich insbesondere davon abhängig, dass sich die Bevölkerung an die Impfempfehlungen hält. In diesem Sinne sind Impfmaßnahmen auch verhaltenspräventive Maßnahmen.

Derzeit wird in Deutschland eine zunehmende »Impfmüdigkeit« beklagt, die dazu führen könnte, dass weitgehend als beherrscht geltende Infektionskrankheiten wieder aufflammen. In diesem Sinne ist die Beteiligung an Impfmaßnahmen nicht nur ein individueller Schutz vor Infektionskrankheiten, sondern auch ein »gemeinnütziger« Beitrag zur Eindämmung bzw. Ausrottung einer Krankheit, von dem auch die Nichtgeimpften solange profitieren können, bis die Zahl der Ungeimpften das Aufflammen einer Epidemie wieder möglich macht.

Der englische Sozialmediziner McKeown hat sich in seinem bereits erwähnten Buch »Die Bedeutung der Medizin« (1982) auch intensiv mit der Frage auseinandergesetzt, in welchem Maße Impfmaßnahmen zum Rückgang der Sterblichkeit an Infektionskrankheiten beigetragen haben. Aufgrund seiner Analysen ist der Beitrag der Präventivmedizin durch Impfungen an der Veränderung der Mortalität weit weniger spektakulär als allgemein angenommen. Das gilt insbesondere für Tuberkulose, Cholera und Typhus.

I Allgemeine Sozialmedizin

Tab. 5.1: Klassifizierung von Schutzimpfungen nach den derzeit gültigen Empfehlungen der Ständigen Impfkommission (STIKO) vom Juli 2003

Klassifikation	Definition	Infektionskrankheit
Regelimpfungen für Säuglinge, Kinder und Jugendliche	Impfungen, die jedes Kind nach den Impfempfehlungen der STIKO routinemäßig erhalten sollte	• Hepatitis B • Diphtherie • Tetanus • Poliomyelitis • Haemophilus influenzae Typ B (Hib)-Infektion • Pertussis • Masern, Mumps, Röteln • Varizellen (ungeimpfte 12- bis 15-Jährige ohne vorherige Windpockenerkrankung)
Auffrischimpfungen im Erwachsenenalter	Impfungen, die bei Erwachsenen regelmäßig aufgefrischt (1) bzw. bei fehlender Grundimmunisierung nachgeholt werden sollten (2)	• Diphtherie (1) • Tetanus (1) • Poliomyelitis (2)
Indikationsimpfungen bzw. Impfungen aufgrund eines erhöhten beruflichen Risikos	Impfungen bei erhöhter Gefährdung von Personen, Berufsgruppen und bei Angehörigen bestimmter Alters- bzw. Risikogruppen	• Influenza • Pneumokokken-Infektion • Hepatitis A und B • FSME • Meningokokken-Infektion • Poliomyelitis • Tollwut • Masern, Mumps, Röteln • Pertussis • Varizellen
Reiseimpfungen	Impfungen gegen Erkrankungen, die in den Subtropen, Tropen bzw. anderen Endemiegebieten auftreten, wobei die von der WHO veröffentlichten Informationen über Gebiete mit besonderen Infektionsrisiken zu beachten sind	• Hepatitis A und B • Gelbfieber • FSME • Poliomyelitis • Typhus • Tollwut • Meningokokken-Infektion • etc.

Quelle: Robert Koch-Institut, 2004a, S. 12

Die entscheidenden Einflüsse auf den Rückgang der Tuberkulosesterblichkeit, insbesondere im vergangenen Jahrhundert, sind in erster Linie in der Verbesserung der Arbeits- und Lebensbedingungen der Bevölkerung – und hier insbesondere in den Ernährungs- und Wohnverhältnissen – zu sehen, mit anderen Worten: durch Maßnahmen der Verhältnisprävention und Gesundheitsförderung. Betrachtet man allerdings die Wirkung von Impfmaßnahmen auf den Rückgang von Infektionserkrankungen in unserem Jahrhundert, so kommt man – insbesondere bei Betrachtung der Morbidität – zu weitaus eindrucksvolleren Ergebnissen: Noch im Jahr 1961 vor Einführung der Schluckimpfung gegen die Kinderlähmung nach Sabin erkrankten in der Bundesrepublik 4 661 Menschen an Poliomyelitis. Nach Einführung der Impfung im Winter 1961 wurden 1962 nur noch 234 und 1963 nur noch 16 Fälle von Kinderlähmung registriert (zit. nach Weidtmann, 1997, S. 125).

5 Sozialmedizinische Praxis

Ziel der *Sekundärprävention* ist die frühzeitige Erfassung von Krankheitsveränderungen, um rechtzeitig vor Krankheitsausbruch medizinisch intervenieren zu können. Sekundärpräventive Maßnahmen werden deshalb auch als Früherkennungsmaßnahmen oder Vorsorgeuntersuchungen bezeichnet. Im Rahmen der gesetzlichen Krankenversicherung werden zu diesem Zweck eine Reihe von Maßnahmen angeboten, die im dritten Abschnitt (Leistungen zur Förderung der Gesundheit und zur Verhütung von Krankheiten) sowie im vierten Abschnitt (Leistungen zur Früherkennung von Krankheiten) des SGB V geregelt sind:

- Früherkennungsuntersuchungen im Rahmen der Mutterschaftsuntersuchungen (Blutgruppenunverträglichkeit, einige Infektionen mit potentieller Schädigung des Kindes, Bluthochdruck oder Nierenerkrankungen in der Schwangerschaft etc.),
- Früherkennungsuntersuchungen für Kinder (U1–U10) zur Erkennung angeborener oder chronischer Erkrankungen im Kindesalter,
- Maßnahmen zur Verhütung von Zahnerkrankungen in Form der Gruppenprophylaxe bis zum vollendeten 12. Lebensjahr und der Individualprophylaxe zwischen dem 12. und dem 20. Lebensjahr,
- jährliche Früherkennungsuntersuchungen von Krebserkrankungen des Gebärmutterhalses, der Brustdrüse, des Dickdarms, der Prostata, der Haut und der Nieren (für Frauen vom Beginn des 20. Lebensjahres und für Männer vom Beginn des 45. Lebensjahres an),
- Früherkennungsuntersuchungen von Krankheiten, insbesondere von Herz-Kreislauf- und Nierenerkrankungen sowie der Zuckerkrankheit vom Beginn des 35. Lebensjahres an alle zwei Jahre (sog. »Gesundheits-Check-ups«),
- medizinische Vorsorgeleistungen, um eine Schwächung der Gesundheit zu vermeiden, die in absehbarer Zeit zu Krankheit oder Pflegebedürftigkeit führen würde,
- Vorsorgekuren für Mütter.

Mit dieser Maßnahmenpalette hat Deutschland das weltweit umfangreichste Angebot an medizinischen Früherkennungsmaßnahmen.

Darüber hinaus gibt es folgende – zumeist in anderen gesetzlichen Zusammenhängen geregelte – Maßnahmen der Krankheitsfrüherkennung:

- humangenetische Beratung,
- Neugeborenenscreening,
- jugendärztliche Untersuchungen im Rahmen des Öffentlichen Gesundheitsdienstes,
- Untersuchungen nach dem Jugendarbeitsschutzgesetz,
- Musterungsuntersuchungen,
- betriebsärztliche Untersuchungen,
- Untersuchungen nach dem Arbeitssicherungsgesetz.

Für die Durchführung von Krankheitsfrüherkennungsuntersuchungen gelten folgende generelle Voraussetzungen, die im § 25 des SGB V niedergelegt sind:
»Voraussetzung für die Untersuchungen (...) ist, daß
1. es sich um Krankheiten handelt, die wirksam behandelt werden können,
2. das Vor- oder Frühstadium dieser Krankheiten durch diagnostische Maßnahmen erfaßbar ist,
3. die Krankheitszeichen medizinisch-technisch genügend eindeutig zu erfassen sind,
4. genügend Ärzte und Einrichtungen vorhanden sind, um die aufgefundenen Verdachtsfälle eingehend zu diagnostizieren und zu behandeln«.

Die Effektivität der Früherkennungsmaßnahmen – vorausgesetzt, sie entsprechen den o. g. Kriterien – steht und fällt mit der Beteiligung der Bevölkerung. Das gilt – wie weiter oben erwähnt – auch für die Beteiligung an den Impfmaßnahmen. Die zur Verfügung stehenden Zahlen dazu lassen sich folgendermaßen zusammenfassen:

- Beteiligung an den Impfungen: vollständiger Impfschutz für Diphtherie, Tetanus und Polio je nach Bundesland zwischen 85 und 95 %, für Masern und Mumps zwischen 45 und 70 %.
- Beteiligung an den Untersuchungen in der Schwangerschaft ca. 90 %: geringe Beteiligung insbesondere bei sehr jungen und älteren Frauen sowie bei kinderreichen, ausländischen, alleinerziehenden und nicht außerhäuslich berufstätigen Frauen.
- Beteiligung an den Früherkennungsuntersuchungen im Säuglings- und Kindesalter: Teilnahmequoten bis zur fünften Untersuchung (von insgesamt zehn) bei ca. 90 %, danach sukzessiver Abfall.
- Beteiligung an den Krebsfrüherkennungsmaßnahmen: ca. 15 % bei den Männern und ca. 48 % bei den Frauen.
- Beteiligung an den Gesundheitsuntersuchungen: ca. 20 % (vgl. auch Robert Koch-Institut, 2006b, S. 30 ff.).

Bis auf die Beteiligung an bestimmten Impfmaßnahmen, an der Schwangerenvorsorge und den Untersuchungen im Säuglings- und Kindesalter ist die Beteiligungsquote also eher gering. Ein sinnvolles Präventionsprogramm entfaltet natürlich nur dann seine gesundheiterhaltende Wirkung, wenn es von der Bevölkerung auch angenommen wird.

Worin liegen nun die Gründe für die hohe Nicht-Beteiligung der Bevölkerung – und insbesondere auch der besonders gefährdeten Bevölkerungsgruppen – an den Angeboten der Früherkennung? Das sog. *Health-Belief-Modell* von Rosenstock (1974) ist ein Modell zur Prognose gesundheitsgerechten Verhaltens. Gesundheitsgerechtes Verhalten kann sich auf besondere Gesundheitspraktiken (wie gesundes Essen, ausreichenden Schlaf etc.) sowie auf das – in diesem Zusammenhang im Vordergrund stehende – Vorsorgeverhalten beziehen. Rosenstock hat seine Modellüberlegungen in den 50er-Jahren entwickelt, als er sich mit der Frage der geringen Inanspruchnahme von Früherkennungsuntersuchungen beschäftigte.

Im Zentrum dieses Modells stehen folgende vier Gesundheitsüberzeugungen (health beliefs):

- wahrgenommene (eigene) Gefährdung durch eine Krankheit,
- wahrgenommene Gefährlichkeit einer Krankheit,
- wahrgenommener Nutzen einer Maßnahme,
- wahrgenommene Kosten einer Maßnahme.

Als weitere Merkmale werden demographische, soziopsychologische sowie verhaltensbeeinflussende Faktoren – allerdings in untergeordneter Bedeutung – in das Modell einbezogen.

Gesundheitsverhalten bzw. Vorsorgeverhalten wird – nach der Modellvorstellung von Rosenstock – dann gezeigt, wenn eine eigene Gefährdung durch eine als bedrohlich wahrgenommene Krankheit angenommen und der Nutzen von protektiven Maßnahmen höher als die Kosten dieser Maßnahmen eingeschätzt wird. Gesundheitsverhalten stellt sich also als Ergebnis einer subjektiven Kosten-Nutzen-Abwägung dar (zur weiteren Diskussion vgl. Waller, 2006).

Die geringen Beteiligungsraten haben zu einigen Veränderungen in der Präventionspraxis geführt: gesonderte Sprechstunden (evtl. auch am Arbeitsplatz), persönliche Aufforderung zur Teilnahme an Vorsorgemaßnahmen, Früherkennungsuntersuchungen im Rahmen von Hausbesuchen etc. So hat eine in Bremen durchgeführte Interventionsstudie zur Schwangerschaftsvorsorge insbesondere bei Frauen mit besonderen Risiken (wie z. B. Ausländerinnen, ledigen Müttern) zur Verbesserung der Vorsorge geführt und entscheidend zur Senkung der Säuglings- und Müttersterblichkeit beigetragen. Ein ähnliches Projekt »Aufsuchende Familienhilfe für junge Mütter – Netzwerk Familienhebamme« wurde mit Erfolg in Niedersachsen durchgeführt (Zierau u. a., 2005).

Ein Spezialfall der personenbezogenen Prävention stellen die medizinischen Vorsorgeleistungen nach § 23 und 24 SGB V dar, früher unter dem Begriff »Vorsorgekur« und »Mutter-Kind-Kur« bekannt. Vorsorgeleistungen sind Leistungen, die eine Schwächung der Gesundheit beheben oder eine Krankheit verhüten oder deren Verschlimmerung vermeiden sollen. Die Leistungen werden ambulant oder stationär durchgeführt. Stationäre Vorsorgeleistungen umfassen insbesondere ärztliche Behandlung, physikalische und spezifische Heilmittel, Maßnahmen zur Gesundheitsförderung etc. Bei ambulanten Vorsorgeleistungen werden bestimmte Angebote am Kurort (z. B. Heilquellen, Klima, medizinische Behandlung und sonstige Therapien) genutzt. Den speziellen Bedürfnissen von Müttern und Vätern dienen die besonderen Vorsorgeleistungen für diesen Personenkreis, die entweder als Einzelmaßnahme oder als Mutter-/Vater-Kind-Maßnahme in Einrichtungen des Müttergenesungswerkes oder gleichartiger Einrichtungen erbracht werden.

Grundsätzlich haben alle Versicherten der gesetzlichen Krankenkassen Anspruch auf Vorsorgeleistungen. Stationäre Vorsorgeleistungen dauern in der Regel drei Wochen.

Maßnahmen der *Verhaltensprävention* zielen auf die Veränderung gesundheitsriskanten Verhaltens – wie z. B. Rauchen, Alkohol- und Drogenmissbrauch, Über- und Fehlernährung, Bewegungsmangel, Stress etc. – und werden mit unterschiedlichen Methoden wie Gesundheitsaufklärung und -beratung, Gesundheitserziehung und -bildung sowie Gesundheitsselbsthilfe zu realisieren versucht.

Gesundheitsaufklärung und *Gesundheitsberatung* sind verwandte Methoden. In beiden Fällen handelt es sich um Methoden der Informationsvermittlung, entweder – im Falle der Aufklärung – mit Hilfe von Massenmedien (»Massenkommunikation«) oder – im Falle der Beratung – durch ein Gespräch (»Personale Kommunikation«).

Gesundheitserziehung, so lässt sich vereinfachend sagen, findet in Einrichtungen der Erziehung von Kindern und Jugendlichen statt (d. h. im Elternhaus, im Kindergarten, in Schulen sowie in außerschulischen pädagogischen Einrichtungen), *Gesundheitsbildung* richtet sich primär an Erwachsene und findet in Einrichtungen der Erwachsenenbildung (Volkshochschulen, Familienbildungsstätten etc.) statt.

Allen diesen Maßnahmen ist gemein, dass sie die Verbesserung des Gesundheitswissens, des Gesundheitsbewusstseins und des Gesundheitsverhaltens der Bevölkerung zum Ziel haben. In einem ersten Schritt werden durch Gesundheitsaufklärung Informationen über Fragen der Körperfunktionen,

Hygiene, Gesundheitsgefahren, Volkskrankheiten etc. bereitgestellt. Auf der Basis dieser Informationen erfolgen unterschiedliche gesundheitspädagogische Maßnahmen mit dem Ziel, das Verhalten gesundheitsgerecht zu prägen bzw. gesundheitsgefährdendes Verhalten abzubauen. Dazu gibt es Lernhilfen und Programme, die im Kindergarten und in der Schule, in Einrichtungen der Erwachsenenbildung oder in medizinischen Einrichtungen (als Gesundheitsberatung) zur Anwendung kommen können. Die Aufklärungsmaterialien, Lernhilfen und Programme werden von einer Vielzahl von Organisationen vertrieben, insbesondere von der Bundeszentrale für gesundheitliche Aufklärung und den Landeszentralen für Gesundheit.

Auch der niedergelassene Arzt, der ja im Durchschnitt von ca. 90 % der Bevölkerung pro Jahr aufgesucht wird, könnte in der Gesundheitsberatung eine Schlüsselfunktion haben. Diesem Umstand trägt auch die zum 1.10.1989 für alle im Rahmen der gesetzlichen Krankenversicherung Versicherten eingeführte »Gesundheitsuntersuchung« Rechnung. Danach haben die Versicherten ab einem Alter von 35 Jahren jedes zweite Jahr Anspruch auf einen »Gesundheits-Check-up«, der auch Maßnahmen der Gesundheitsberatung beinhaltet (wie z.B. Diätberatung, Nikotinentwöhnung, Bewegungstraining, Entspannungstechniken). Neuere Untersuchungen zur Inanspruchnahme des »Gesundheits-Check-up« haben jedoch ergeben, dass dieses Angebot nur von 20 % der Versicherten wahrgenommen wird.

Das Leitbild der Verhaltensprävention lässt sich zusammenfassend so darstellen: Durch Maßnahmen der Gesundheitsaufklärung und -beratung soll das Wissen über Gesundheitsrisiken hergestellt bzw. verstärkt werden, was dann dazu führt, dass sich die Einstellung der Menschen zu ihren Gesundheitsproblemen bzw. ihrem aktuellen Verhalten ändert. Wenn man dies noch durch Maßnahmen der Gesundheitserziehung unterstützt, folgt aus dieser Einstellungsänderung auch eine Veränderung des eigenen Verhaltens. In der amerikanischen Literatur wird dieses Modell als »KAP-Modell« bezeichnet (K = Knowledge, A = Attitude, P = Practice) (vgl. Young, 1967). Wie inzwischen hinlänglich bekannt ist, verläuft die Abfolge von Wissensänderung über Einstellungsänderung zu Verhaltensänderung nicht annähernd so zwangsläufig, wie es dieses Modell suggeriert.

Maßnahmen der Gesundheitserziehung, die allein durch Aufklärung und Information gesundheitsgefährdendes Verhalten zu ändern versuchen, müssen in ihrer Wirksamkeit begrenzt bleiben, weil ein »ungesundes Verhalten« nicht einfach abzulegen ist wie ein Kleidungsstück, sondern Ausdruck einer »ungesunden Lebensweise« ist, die wiederum wesentlich geprägt wird durch die den Alltag strukturierenden Arbeits- und Lebensbedingungen einer Gesellschaft.

Darüber hinaus ist die traditionelle Gesundheitserziehung mit ihrem Verständnis der individuellen Zuständigkeit für Gesundheitshandeln immer in der Gefahr, die von einem Gesundheitsproblem Betroffenen nicht nur aufzuklären, sondern auch für schuldig zu erklären, ihr Gesundheitsproblem selbst verursacht zu haben (»to blame the victim«) (Crawford, 1977).

Bei nahezu allen Gesundheitsproblemen lässt sich zeigen, dass sie sowohl eine verhaltens- als auch eine verhältnisbezogene Komponente aufweisen, wobei die verhaltensbezogene Komponente bislang zumeist im Vordergrund steht. Das Problem des Rauchens z.B. wird primär verhaltenspräventiv gesehen, es hat aber auch eine Reihe verhältnisbezogener Aspekte wie z.B. die

Werbung, die Subventionierung des Tabakanbaus, die Steuereinnahmen des Staates. Ähnliche Bezüge lassen sich hinsichtlich der Gesundheitsprobleme der Überernährung, des Alkoholkonsums etc. machen.

Dazu schreibt beispielsweise Badura: »Darüber, daß Rauchen, Alkohol, Ernährung, körperliche Aktivität, Streßbewältigung, Schwangerschaftsvorsorge, Unfallvermeidungsverhalten usw. für die öffentliche Gesundheit von großer Bedeutung sind, besteht heute zwischen Gesundheitswissenschaftlern jeder disziplinären Herkunft Einigkeit (...). Unbestreitbar ist demgegenüber jedoch mittlerweile auch, daß Bemühungen zur individuellen Verhaltensmodifikation meist nur bei einer Minderheit hochmotivierter und mit einem hohen Selbstvertrauen ausgestatteter Personen anhaltende Wirkung zeigen. Gleichwohl bedient sich die Mehrheit der heute in Arbeitswelt und Gemeinde verwendeten Programme zur Gesundheitsförderung und Prävention eben dieses auf Verhaltensmodifikation ausgerichteten Ansatzes (...). Die meines Erachtens vielversprechendere Option liegt darin, schädigende Umwelteinflüsse zu verringern und Gesundheitspotentiale zu erschließen und zu fördern – unabhängig vom Verhalten des einzelnen (...) (Badura 1993b, S. 78).

Verhältnisprävention

Allen Maßnahmen der Verhältnisprävention ist gemein, dass sie die Gesundheitsgefahren durch Beeinflussung der »Verhältnisse« bzw. der gesellschaftlichen Strukturen einzudämmen versuchen. Dabei geht es zum einen um die hygienische Kontrolle von Luft, Wasser, Boden, Abfallbeseitigung, Lebensmittelbeschaffenheit etc. – also um Maßnahmen der »öffentlichen Gesundheit«. Es ist leicht einzusehen, dass ein noch so gesundheitsgerechtes individuelles Verhalten außerstande wäre, diesen Gesundheitsgefahren in der Umwelt zu entkommen. Weiterhin wäre es ebenso undenkbar, dass jeder Bürger für die hygienische Aufbereitung seines Trinkwassers oder für die Beseitigung seiner Abwässer selber verantwortlich wäre. Zum anderen geht es der Verhältnisprävention um die Veränderung von solchen gesellschaftlichen Strukturen, die das Gesundheitsverhalten der Menschen in besonderem Maße negativ beeinflussen können. Im Rahmen der Darstellung des sozio-ökonomischen Krankheitsmodells (Kap. 1) haben wir auf eine Vielzahl von potentiell gesundheitsgefährdenden gesellschaftlichen Faktoren hingewiesen.

McKeown hält die heutigen Haupterkrankungen für ernährungsbedingt, umweltbedingt und verhaltensbedingt, wobei die mit Armut verbundenen Krankheiten (und das sind weltweit betrachtet die meisten Krankheiten) primär ernährungs- und umweltbedingt sind und die mit Wohlstand verbundenen Krankheiten primär als verhaltensbedingt aufgefasst werden. Im Einzelnen erörtert McKeown folgende im Wesentlichen verhältnispräventive Maßnahmen zur Verhinderung von Krankheiten:

In Entwicklungsländern:
- Bereitstellung von Nahrungsmitteln,
- Verbesserung der Hygiene,
- Begrenzung der Bevölkerungszahl durch Familienplanung,
- Kontrolle von Krankheitsüberträgern.

In entwickelten Ländern:
- Verhütung von Haus-, Arbeits- und Verkehrsunfällen,
- Kontrolle der industriell erzeugten Gifte,

- Kontrolle der Verschmutzung von Seen, Flüssen, Meeren und der Atmosphäre,
- Verbesserung der Lebensbedingungen und der medizinischen Versorgung der Einkommensschwachen,
- Vermeidung übermäßigen Essens,
- Vermeidung bestimmter Nahrungsmittel (Vermeidung von zuviel Fett, Zucker und der Verfeinerung von Nahrungsmitteln,)
- Vermeidung von Alkohol,
- Vermeidung körperlicher Inaktivität (McKeown 1982).

Verhältnisprävention ist Politik. Auf diese simple Formel kann man das Wesen der Verhältnisprävention bringen. Weniger einfach gestaltet sich jedoch der Prozess von der Erkennung einer Gesundheitsgefahr bis zur Entwicklung von präventiven Maßnahmen, die diese Risiken reduzieren oder aus der Welt schaffen sollen. Bei der Erkennung von gesundheitsschädigenden Faktoren spielen die verschiedenen Wissenschaften, zunehmend aber auch die Bürger selber, eine entscheidende Rolle. Nach der Aufdeckung von Zusammenhängen zwischen Umweltfaktoren und Gesundheitsschäden werden Themen des Gesundheitsschutzes auf die politische Tagesordnung der zuständigen Organe gesetzt und schließlich in Form von gesetzlichen Regelungen und Verordnungen institutionalisiert. Dies ist der idealtypisch beschriebene Gang der Dinge. Dieser Prozess ist zwangsläufig durch das Aushandeln von Interessen – zumeist zwischen Ökonomie und Ökologie bzw. Gesundheit – charakterisiert, man denke nur an die Diskussion über das Tempolimit generell oder speziell bei Ozonalarm oder den Nichtraucherschutz.

Die Durchsetzung von Gesundheitsschutzmaßnahmen ist mit der Verabschiedung entsprechender Gesetze nicht beendet. Es bedarf der Umsetzung der Gesetze sowie der permanenten Kontrolle, ob die Gesetze eingehalten werden, sowie Anstrengungen zu ihrer Verbesserung. Dazu sind entsprechende Fachleute und Infrastrukturen erforderlich.

Die Liste von bundesgesetzlichen Regelungen und Verordnungen, die eine besondere Relevanz für die Verhältnisprävention von Krankheiten haben, ist lang. Das ist nicht weiter verwunderlich, wenn wir uns in Erinnerung rufen, dass es kaum einen gesellschaftlichen Bereich gibt, der keine Gesundheitsrelevanz hat, was Beck zu der Beschreibung unserer Gesellschaft als »Risikogesellschaft« veranlasst hat (zu den einzelnen Gesetzen vgl. Waller, 2006).

5.1.2 Gesundheitsförderung

Während für die Prävention Kenntnisse über die Ätiologie und Pathogenese von Krankheiten erforderlich sind, benötigt die Gesundheitsförderung Kenntnisse über Verhaltens- und Lebensbedingungen, die Gesundheit ermöglichen. Im Gegensatz zur Krankheitsepidemiologie befindet sich die »Gesundheitsepidemiologie« allerdings noch in den Anfängen.

Im Rahmen der Gesundheitswissenschaft wurde auch versucht, die Hauptrahmenbedingungen von Gesundheit hinsichtlich ihrer Einflussgröße abzuschätzen: Lisizin (1988) kommt zu folgenden Werten: Gesundheit sei zu 50 % beeinflusst von den jeweiligen Lebensstilen, zu 15–20 % von Umwelt- und

Lebensbedingungen und zu 15 % von der Qualität des Gesundheitswesens (vgl. auch Sachverständigenrat, 2000/2001).

Das Konzept der Gesundheitsförderung ist ganz wesentlich vom Regionalbüro Europa der WHO entwickelt worden (vgl. insbesondere Anderson 1983; Kickbusch 1986) und findet seinen programmatischen Niederschlag in dem Dokument: »Gesundheitsförderung – eine Diskussionsgrundlage über Konzept und Prinzipien« (WHO, 1984) und insbesondere in der Ottawa-Charta zur Gesundheitsförderung (WHO, 1986). In der Dokumentation von 1984 heißt es: »Gesundheitsförderung ist Ausdruck einer gemeinsamen konzeptionellen Grundlage für Programmansätze, die die Verbesserung von Lebensweisen und Lebensbedingungen anstreben. Sie setzt bei den jeweiligen Lebenszusammenhängen an und ist bemüht, persönliche und gesellschaftliche Verantwortlichkeiten miteinander in Einklang zu bringen, um auf eine gesündere Zukunft hinzuwirken.« Die fünf Prinzipien der Gesundheitsförderung lauten:

1. Gesundheitsförderung umfasst die gesamte Bevölkerung in ihren alltäglichen Lebenszusammenhängen und nicht ausschließlich spezifische Risikogruppen.
2. Gesundheitsförderung zielt darauf ab, die Bedingungen und Ursachen von Gesundheit zu beeinflussen.
3. Gesundheitsförderung verbindet unterschiedliche, aber einander ergänzende Maßnahmen oder Ansätze einschließlich Information, Erziehung, Gesetzgebung, steuerliche Maßnahmen, organisatorische Regelungen, gemeindenahe Veränderungen sowie spontane Schritte gegen Gesundheitsgefährdungen.
4. Gesundheitsförderung bemüht sich besonders um eine konkrete und wirkungsvolle Beteiligung der Öffentlichkeit.
5. Gesundheitsförderung ist primär eine Aufgabe im Gesundheits- und Sozialbereich und keine medizinische Dienstleistung.

Wir haben eingangs auf das prinzipiell Neue an der Strategie der Gesundheitsförderung hingewiesen, das primär in der salutogenetischen Sichtweise begründet ist. Im Konzept der Gesundheitsförderung steht nicht Krankheit im Vordergrund, deren Ursachen verhindert werden sollen, sondern eben Gesundheit, deren Bedingungen gefördert werden sollen. Die zitierten Programme der WHO verbinden die Gesundheitsförderung aber auch mit traditionellen präventiven Strategien, diese Verknüpfung ist auch als »New Public Health« bezeichnet worden. Charakteristisch an der »New-Public-Health-Strategie« ist weiterhin, dass sie als umfassende Aktion konzipiert ist, d. h. ganz verschiedene Handlungsebenen umfasst.

In der *Ottawa-Charta* wird dies besonders deutlich. Dort heißt es: »Grundlegende Bedingungen und konstituierende Momente der Gesundheit sind Frieden, angemessene Wohnbedingungen, Bildung, Ernährung, Einkommen, ein stabiles Öko-System, eine sorgfältige Behandlung der vorhandenen Energiequellen, soziale Gerechtigkeit und Chancengleichheit. Jede Verbesserung der Gesundheit kann nur von einer solchen Basis aus erreicht werden.« Zur Erreichung dieses Zieles werden fünf Handlungsbereiche unterschieden:

- Entwicklung persönlicher Kompetenzen,
- Unterstützung gesundheitsbezogener Gemeinschaftsaktionen,
- Schaffung von gesundheitsförderlichen Lebenswelten,
- Neuorientierung der Gesundheitsdienste,
- Entwicklung einer gesundheitsfördernden Gesamtpolitik.

Ähnlich wie bei der Prävention lassen sich somit auch bei der Gesundheitsförderung personenbezogene, verhaltensbezogene und verhältnisbezogene Maßnahmen unterscheiden.

Die zahlreichen seit dem Erscheinen der Ottawa-Charta entwickelten Anwendungsprojekte dokumentieren, wie erfolgreich das Konzept der Gesundheitsförderung in Politik und Praxis aufgenommen wurde. Beispiele für Gesundheitsförderung in sog. Settings sind das Gesunde-Städte-Programm, Programme der Gesundheitsförderung im Betrieb, in der Schule und im Krankenhaus (vgl. z. B. Naidoo u. Wills, 2003; Hurrelmann u. a., 2004; Waller, 2006). Über die Bedeutung von Setting-Projekten für die Gesundheitsförderung von sozial benachteiligten Bevölkerungsgruppen haben Rosenbrock u. a. (2004), Geene u. Steinkühler (2005) und die Bundeszentrale für gesundheitliche Aufklärung (2003 und 2005) umfangreiche Analysen vorgelegt.

Die Rolle der Krankenkassen in der Gesundheitsförderung und Prävention war in den vergangenen Jahren einem »Wechselbad« unterworfen: Durch das Gesundheitsreformgesetz von 1989 waren die Krankenkassen im Rahmen des § 20 SGB V zur Gesundheitsförderung und Prävention verpflichtet worden – eine gesundheitspolitisch bemerkenswerte Initiative. Viele Krankenkassen hatten daraufhin eigene Abteilungen für Gesundheitsförderung eingerichtet und entsprechendes Fachpersonal für Gesundheitsförderung (Ernährungsberater, Sportpädagogen, Gesundheitsberater etc.) eingestellt. Insbesondere die AOK hatte schon früh damit begonnen, ihr Leistungsspektrum durch Gesundheitsaufklärung und Gesundheitsberatung zu erweitern (»AOK – die Gesundheitskasse«). So hatte die AOK Mettmann die »Aktion Gesundheit« entwickelt, die aus den Angeboten in sog. Gesundheitszentren, den Angeboten für spezielle Zielgruppen und den Aktivitäten zur Zusammenarbeit auf örtlicher Ebene besteht.

Mit dem Beitragsentlastungsgesetz von 1996 wurde der § 20 wieder geändert, die Leistungen wurden auf reine Präventionsmaßnahmen reduziert. Nach dem Regierungswechsel von 1998 wurden die Leistungen der Krankenkassen zur Gesundheitsförderung und Prävention nur teilweise wieder auf den Stand von 1989 gebracht.

Der neue § 20 SGB V (»Prävention und Selbsthilfe«) hat hinsichtlich der Prävention folgenden Wortlaut:

(1) Die Krankenkasse soll in der Satzung Leistungen zur primären Prävention vorsehen, die die in den Sätzen 2 und 3 genannten Anforderungen erfüllen. Leistungen zur Primärprävention sollen den allgemeinen Gesundheitszustand verbessern und insbesondere einen Beitrag zur Verminderung sozial bedingter Ungleichheit von Gesundheitschancen erbringen. Die Spitzenverbände der Krankenkassen beschließen gemeinsam und einheitlich unter Einbeziehung unabhängigen Sachverstands prioritäre Handlungsfelder und Kriterien für Leistungen nach Satz 1, insbesondere hinsichtlich Bedarf, Zielgruppen, Zugangswegen, Inhalten und Methodik.

(2) Die Krankenkassen können den Arbeitsschutz ergänzende Maßnahmen der betrieblichen Gesundheitsförderung durchführen; Absatz 1 Satz 3 gilt entsprechend. Die Krankenkassen arbeiten bei der Verhütung arbeitsbedingter Gesundheitsgefahren mit den Trägern der gesetzlichen Unfallversicherung zusammen und unterrichten diese über die Erkenntnisse, die sie über den Zusammenhang zwischen Erkrankungen und Arbeitsbedingungen gewonnen haben. Ist anzunehmen, daß bei einem Versicherten eine berufsbedingte gesundheitliche Gefährdung oder eine Berufskrankheit vorliegt, hat die Krankenkasse dies unverzüglich den für den Arbeitsschutz zuständigen Stellen und dem Unfallversicherungsträger mitzuteilen.

(3) Die Ausgaben der Krankenkasse für die Wahrnehmung ihrer Aufgaben nach den Absätzen 1 und 2 sollen insgesamt im Jahr 2000 für jeden ihrer Versicherten einen Betrag von 2.56 Euro umfassen; sie sind in den Folgejahren entsprechend der prozentualen Veränderung der monatlichen Bezugsgröße nach § 18 Abs. 1 SGB IV anzupassen.

Die Arbeitsgemeinschaft der Spitzenverbände der Krankenkassen hat hinsichtlich der Umsetzung des § 20 Abs. 1 und 2 einen »GKV-Leitfaden Prävention« entwickelt. Dieser Leitfaden beschreibt die Inhalte und Qualitätsstandards, die die Gesetzliche Krankenversicherung (GKV) in der Prävention und Gesundheitsförderung einhalten muss. Zudem haben sich alle gesetzlichen Krankenkassen freiwillig dazu verpflichtet, ihre Präventionsmaßnahmen nach einheitlichen Kriterien zu erfassen und zu dokumentieren. Dabei werden Maßnahmen der individuellen Angebote und Maßnahmen im Setting (und hier noch gesondert im betrieblichen Setting) unterschieden.

Schreiner-Kürten hat einige Ergebnisse aus der Dokumentation von 2002 zusammen gefasst:

»Nach dem Bericht haben im Jahr 2002 insgesamt 352 961 gesetzlich Krankenversicherte an den primärpräventiven Kursen (individueller Ansatz), die die Krankenkassen angeboten bzw. bezuschusst haben, teilgenommen. Dies entspricht einem Anteil von 0.5 % aller gesetzlich Krankenversicherten ... Drei Viertel der Kursteilnehmer waren Frauen, ein Viertel Männer. Junge Menschen bis etwa 20 Jahre nahmen primärpräventive Angebote vergleichsweise selten war, 40- bis 60-jährige Versicherte dagegen überproportional häufig. Hinsichtlich der thematischen Ausrichtung der Präventionsangebote lag das Schwergewicht mit 59.5 % auf dem Handlungsfeld Bewegung, gefolgt von gesunder Ernährung (24 %). Auf Platz drei liegen mit 16 % Kurse zum Stressmanagement und zur Entspannung. Im Vergleich dazu spielen Präventionsangebote zum Umgang mit Genuss- und Suchtmitteln (Alkohol, Tabak) mit 0.5 % in der Praxis kaum eine Rolle ... Im Jahr 2002 wurden GKV-weit 454 Projekte in nicht betrieblichen Settings dokumentiert. Die meisten Projekte fanden in Schulen statt, vor allem in Berufsschulen ... Mit den Setting-Projekten erreichten die Krankenkassen rund 529 000 Menschen ... Im Jahr 2002 sind Aktivitäten der betrieblichen Gesundheitsförderung in 2.358 Unternehmen dokumentiert ... Thematische Schwerpunkte der betrieblichen Gesundheitsförderung waren im Jahr 2002 insbesondere die Minderung von körperlichen Belastungen (62 %), gesundheitsgerechte Mitarbeiterführung (27 %), gesunde Gemeinschaftsverpflegung (19 %) und Stressmanagement (17 %)« (2004, S. 14 f.; der Präventionsbericht findet sich unter *www.aok-bv.de/gesundheit/praevention*).

Die rot-grüne Bundesregierung hatte sich darüber hinaus vorgenommen, ein Präventionsgesetz zu erarbeiten, um die Prävention – neben Behandlung, Rehabilitation und Pflege – zur »4.Säule« der Gesundheitsversorgung weiterzuentwickeln. Zur Finanzierung der Prävention sollten nicht nur die gesetzliche Krankenversicherung (mit 180 Millionen Euro), sondern auch die ebenfalls zur Prävention verpflichteten gesetzliche Rentenversicherung (mit 40 Millionen Euro), die gesetzliche Unfallversicherung (mit 20 Millionen Euro) sowie die soziale Pflegeversicherung (mit 10 Millionen Euro) herangezogen werden. Zur Durchführung, Koordination und Evaluation der Maßnahmen sollte auf Bundesebene eine Stiftung Prävention und Gesundheitsförderung errichtet werden. Vorbilder dafür waren die Stiftungen »Gesundes Österreich« und »Gesundheitsförderung Schweiz«. Im Präventionsgesetz waren folgende Leistungen vorgesehen:

- individuelle Leistungen zur Verhaltensänderung,
- Settingleistungen,
- Leistungen der betrieblichen Gesundheitsförderung,
- Kampagnen.

U. a. aufgrund der vorgezogenen Neuwahlen im Herbst 2005 wurde der Entwurf zum Präventionsgesetz erst einmal von der politischen Tagesordnung genommen.

5.1.3 Gesundheitsarbeit

Gesundheitsarbeit ist ein Teil der gesundheitsbezogenen Sozialarbeit. Gesundheitsbezogene Sozialarbeit lässt sich in Sozialarbeit im Gesundheitswesen und Gesundheitsarbeit im Sozialwesen aufteilen. *Sozialarbeit im Gesundheitswesen* findet in Einrichtungen des Gesundheitswesens statt, also im Krankenhaus, im Gesundheitsamt, in der Suchtkrankenhilfe sowie in ambulanten und komplementären psychiatrischen Einrichtungen, um nur die wichtigsten Einrichtungen zu nennen. Sozialarbeit im Gesundheitswesen ist primär krankheitsorientiert, d. h., sie hat es überwiegend mit bereits erkrankten Menschen zu tun. *Gesundheitsarbeit im Sozialwesen* findet (potentiell) in allen Sozialen Diensten statt. Sie ist primär gesundheits- und präventivorientiert. Mit der Herausbildung der Gesundheitswissenschaft wurde die Tatsache wiederentdeckt und wiederbelebt, dass der Gesundheitsarbeit eine wichtige Rolle insbesondere für die Gesundheitsförderung und Prävention mit sozial benachteiligten Bevölkerungsgruppen zukommt, zu denen die Sozialarbeit über ihre eigenen Einrichtungen eine besondere Nähe aufweist.

Dazu hat auch die zunehmende Zahl von epidemiologischen Untersuchungen und Veröffentlichungen über den Zusammenhang von sozialer Benachteiligung und Gesundheit beigetragen. Wir haben bereits in Kapitel 2 auf wesentliche Arbeiten hingewiesen. In der Zwischenzeit sind auch eine Reihe von Veröffentlichungen erschienen, die die Strategien und Praxismodelle der Intervention in den Vordergrund stellen. Besonders hervorzuheben sind in diesem Zusammenhang die jährlichen Tagungen der Landesvereinigung »Gesundheit Berlin« zum Thema »Armut und Gesundheit«, deren Ergebnisse auch als Bücher zur Verfügung stehen (zuletzt Geene und Halkow 2004). Der Kooperationsverbund »Gesundheitsförderung bei sozial Benachteiligten«, dem die BZgA, »Gesundheit Berlin«, alle Landesvereinigungen für Gesundheit, einige Krankenkassen und weitere Institutionen angehören, finanziert die bundesweit größte Datenbank (mit nahezu 2 700 Gesundheitsprojekten), die sich an sozial Benachteiligte wenden *(www.gesundheitliche-chancengleichheit.de)*. Eine vergleichbare Initiative auf europäischer Ebene ist das Projekt »Closing the gap – strategies to tackle health inequalities in Europe« (*www.eurohealthnet.org*). Schließlich sei noch auf die Initiative zur Gesundheitsförderung von Arbeitslosen »JobFit« hingewiesen, die vom Bundesverband der Betriebskrankenkassen angestoßen und dem Europäischen Sozialfonds und dem Ministerium für Arbeit, Gesundheit und Soziales in Nordrhein-Westfalen gefördert wird (BKK-News Gesundheitsförderung aktuell 05/2005). Viele dieser Praxisprojekte mit sozial benachteiligten Bevölkerungsgruppen sind Beispiele für eine gelungene »Gesundheitsarbeit«.

Der Arbeitskreis Sozialarbeit und Gesundheit der Deutschen Gesellschaft für Sozialarbeit hat 1997 unter der Federführung von Mühlum, Franzkowiak, Köhler-Offierski, Paulus und Zurhorst eine eindrucksvolle Positionsbestimmung zum Verhältnis von Sozialarbeit und Gesundheitsarbeit verfasst. Darin heißt es u. a.:

»Zweifellos wurde ... die Ottawa-Charta (WHO) zum Motor eines neuen Gesundheitsbewusstseins, das die Gesundheitspolitik und -wissenschaft am Ende dieses Jahrhunderts prägt. Für manche scheint das öffentliche Gesundheitsanliegen damit überhaupt erst zu beginnen, während doch die Charta selbst schon auf genuin sozialarbeiterische Ansätze, auf Gemeinwesenarbeit und Gemeindepsychologie zurückgreift – ohne diese allerdings beim Namen zu nennen. Dadurch konnte der Eindruck entstehen, bisher sei neben dem medizinischen Gesundheitssystem keine Gesundheitsarbeit geleistet worden, vor allem nicht in einem umfassenden Gesundheitsverständnis. Tatsächlich war Gesundheit jedoch für die berufliche Sozialarbeit zwangsläufig immer ein Thema – intentional, funktional und institutionell –, und zwar sowohl grundsätzlich (Konsequenz ihrer Ganzheitlichkeitsperspektive), als auch konkret in klar umschriebenen Arbeitsfeldern (z. B. Öffentlicher Gesundheitsdienst, Sozialdienst in Kliniken, Suchtberatung, Rehabilitation)«.

Die Autoren unterscheiden weiterhin in »generalisierte Gesundheitsarbeit (einschließlich Prävention)« und »spezialisierte Gesundheitstätigkeit (clinical social work)«. Das entspricht in etwa unserer eingangs gemachten Unterscheidung der gesundheitsbezogenen Sozialarbeit in Sozialarbeit im Gesundheitswesen und Gesundheitsarbeit im Sozialwesen. Gesundheitsarbeit ist also nicht als Übertragung der Gesundheitsförderung im Sinne der Ottawa-Charta in die Sozialarbeit zu verstehen, sondern sie ist eine nach eigenen theoretischen Konzepten im Rahmen einer anwendungsorientierten Sozialarbeitswissenschaft entwickelte Praxis.

Gesundheitsarbeit beinhaltet demnach
- die Wahrnehmung und Analyse gesundheitlicher Problemlagen,
- die Erarbeitung angemessener Handlungskonzepte und
- ihre Umsetzung im Rahmen Sozialer Dienste.

Die Wahrnehmung und Analyse gesundheitlicher Problemlagen erfolgt im engen Kontakt mit den Klienten der Sozialen Arbeit sowie im Kontext ihrer ökopsychosozialen Lebensbezüge und mithilfe sozialarbeitswissenschaftlicher Erhebungsmethoden. Die Erarbeitung angemessener Handlungskonzepte erfolgt auf der Basis sozialarbeitswissenschaftlicher Erkenntnisse und Methoden wie Einzelfallhilfe, Gruppen- und Gemeinwesenarbeit, Case-Management, Förderung von Empowerment, Selbsthilfe und sozialen Netzwerken.

Die Umsetzung der Gesundheitsarbeit ist prinzipiell in allen Sozialen Diensten möglich. Einige ausgewählte Beispiele für eine erfolgreiche Gesundheitsarbeit in unterschiedlichen Settings und mit unterschiedlichen Zielgruppen zeigt Tabelle 5.2.

I Allgemeine Sozialmedizin

Tab. 5.2: Gesundheitsarbeit in Sozialen Diensten

Settings/Zielgruppen	ausgewählte Literatur
Kindergarten	Hoehne, 2005
Kindertagesstätten	Richter u. a., 2004
Kinder in Problemfamilien	Fleischer, 1997
Straßenkinder	Hartwig u. Waller, 2005
Jugendarbeit allgemein	Hildebrand, 1992
Sozial benachteiligte männliche Jugendliche	Deneke, 2005
Suchtprävention bei Jugendlichen	Marzinzik, 2005
Migranten	Fritz u. Groner, 2004
Flüchtlinge, illegale Einwanderer	Fritz u. Groner, 2004
Wohnungslose	Trabert, 2005
Selbsthilfegruppen	Burmeister, 2000
Arbeitslose	Müllensiefen, 1991
Alleinerziehende Mütter	Deneke u. a., 2003
Junge Schwangere und Mütter in schwierigen Lebenslagen	Zierau u. Gonzales-Campanini, 2005
Sozial benachteiligte Stadtteile	Homfeldt, 2005

Am Zentrum für Angewandte Gesundheitswissenschaften (ZAG) der Universität Lüneburg, an dem der Autor tätig ist, wurde in den vergangenen Jahren ein Forschungsschwerpunkt zur »Gesundheitsarbeit in sozialen Diensten« aufgebaut. Sieben größere anwendungsbezogene Forschungsprojekte wurden bzw. werden zu diesem Themenkomplex durchgeführt (die u. g. Forschungsberichte sind in der Schriftenreihe des ZAG erschienen *www.uni-lueneburg.de/zag*):

- Armut und Gesundheit. Bestandsaufnahme, Bewertung und Entwicklung von gesundheitsbezogenen Interventionsprojekten in Niedersachsen (Deneke u. a., 2002).
- Zur Lebenssituation alleinerziehender Frauen und ihrer Kinder unter besonderer Berücksichtigung ihrer Gesundheit (Deneke u. a., 2003).
- Gesundheitsförderung und Prävention mit sozial benachteiligten Bevölkerungsgruppen im Rahmen sozialer Dienste mit den Schwerpunkten Netzwerk Frauengesundheit und dem Gemeinwesenarbeitsprojekt Preis-Werte Ernährung (Deneke u. a., 2004.)
- Gesunde Ernährung für Jugendliche. Förderung der Ernährungssituation benachteiligter männlicher Jugendlicher im Rahmen von Jugendzentren (Deneke u. a., 2005).
- Gesundheitsarbeit mit Straßenkindern (Hartwig u. Waller, 2005).
- Gesundheitsarbeit in der Sozialpädagogischen Familienhilfe.
- Gesundheitsarbeit mit Menschen ohne legalen Aufenthaltsstatus.

5.2 Beratung und Sozialtherapie

In diesem Kapitel geht es um Sozialanamnese, Beratung und Sozialtherapie als Beispiele sozialmedizinischer Praxis. In welchem Zusammenhang diese Methoden stehen, verdeutlicht die Abbildung 5.2 über den idealtypischen Ablauf eines Klientenkontakts.

Die *Sozialanamnese* ist die Voraussetzung für jede sozialmedizinische Behandlung. Sie beinhaltet die Erhebung der Krankengeschichte (Anamnese) aus psychosozialer Perspektive. Mit ihrer Hilfe wird versucht, die die derzeitige Krankheit bzw. Gesundheitsproblematik bedingenden Einflussfaktoren zu erkennen. Sie ist ein Versuch, die Krankheitsgeschichte aus der Lebensgeschichte und den speziellen Lebensbedingungen des Patienten zu verstehen. Die Anamnese des Patienten orientiert sich also an den sozialepidemiologisch bekannten Haupteinflussgrößen auf Krankheit, allerdings nicht in Form eines unpersönlichen Abfragens von Daten, sondern durch ein die Erklärungen und Vorstellungen des Patienten besonders berücksichtigendes Gespräch.

Die Sozialanamnese ist aber nicht nur eine Methode zur Analyse der Krankheitsursachen und damit der Schlüssel zur Sozialtherapie, sondern sie hat in der Verdeutlichung der derzeitigen Lebenssituation des Patienten auch eine besondere Bedeutung für die Rehabilitation. So richtet sich z. B. der

Abb. 5.2: Ablauf eines Klientenkontakts

I Allgemeine Sozialmedizin

Tab. 5.3: Sozialanamnesebogen

Erstgespräch:
Kernthemen zur sozialen Lage (ca. 5 Minuten)
- Krankheit(en)
- Familie(nsituation)
- Arbeitssituation
- Finanzielle Lage
- Wichtigste Bezugspersonen
- Wohnungssituation und Nachbarschaft
- Freizeitbeschäftigung

Interpretation
- Unmittelbare Auffälligkeiten
- Bedeutung des Ersteindrucks für den Patienten und seine Krankheit
- Erforderliche Sofortmaßnahmen

Tagesschilderung:
Soziale Szenen aus dem Alltagsablauf (ca. 15 Minuten)
- Tagesrhythmus
- Ess- und Trinkgewohnheiten
- Genussmittel
- Arbeitstätigkeit, Arbeitszeit
- Familienleben
- Freunde und Verwandte
- Freizeit (Alltag/Urlaub)

Interpretation
- Was ist allgemein, regional, schichtspezifisch, individuell?
- Was könnte Bezug zur Krankheit haben?
- An wen kann man den Patienten überweisen?

Leitthemen zur ausführlichen Sozialamnese:
Mögliche Leitthemen sind
- Schilderung des früheren Lebens (Elternhaus, Schule etc.)
- heutige Situation (Partnerschaft, Zufriedenheit etc.)
- wichtige Erlebnisse oder Ereignisse
- Meinungen von anderen über den Patienten
- Zukunftserwartungen

Quelle: Viefhues, 1981, S. 107 f.

Zeitpunkt der Entlassung aus stationärer Behandlung auch nach den zur Verfügung stehenden häuslichen Hilfen. Sind Informationen über die häusliche Situation nicht vorhanden, so kann eine nur am Genesungsstand des Patienten orientierte Entlassungsentscheidung den gesamten Behandlungserfolg zunichte machen.

In einer Sozialanamnese wird versucht, zusammen mit dem Patienten, folgende Lebensbereiche einzubeziehen; dabei sollte man nicht schematisch vorgehen, sondern das Gespräch an den Bedürfnissen des Patienten, seinen von ihm geäußerten Problemen oder aber an situativen Momenten, z. B. auf der Station, orientieren (Tab. 5.3).

Wir möchten zur Veranschaulichung eine Sozialanamnese wiedergeben, die in einer sozialmedizinisch orientierten Ambulanz einer Universitätsklinik erhoben wurde und den Bezug zur sozialmedizinischen Praxis verdeutlicht (Gaettens-Küthmann, 1980, S. 80 f.):

5 Sozialmedizinische Praxis

Eine 20jährige Patientin wurde uns wegen Verwahrlosungstendenzen zur Sozialtherapie überwiesen. Das Mädchen stammte aus einer an sich geordneten Familie, war als jüngste von drei Schwestern in ihrer Kindheit besonders verwöhnt worden, zeigte aber schon in der Schule, daß sie zwar handwerkliches und kunstgewerbliches Geschick hatte, aber den Anforderungen der höheren Klassen intellektuell nicht gewachsen war. Nach schweren Kämpfen mit ihren Eltern, die der Tochter gern eine gute Schulbildung ermöglicht hätten, verließ die Patientin in der vierten Klasse die höhere Schule und versuchte, in mehreren Berufen eine Lehre anzufangen, darunter auch als Dekorateurin, was ihrer Begabung durchaus entgegengekommen wäre. Mangelndes Stehvermögen, mangelnder Ordnungsbegriff für Zeit und Geld führten jedoch regelmäßig nach kurzer Zeit zum Abbruch der jeweils begonnenen Ausbildung. Ein Behandlungsversuch bei einem Kinder- und Jugendtherapeuten blieb ohne nachhaltige Wirkung. Mit großen Schwierigkeiten durchlief die Patientin schließlich eine zweijährige Schulausbildung zusammen mit ihrer weniger gefährdeten Schwester mit dem Ziel, Kinderpflegerin zu werden. Zum Abschluß der Ausbildung war die Patientin verpflichtet, ein Anerkennungsjahr in einem Kindergarten abzuleisten, um die volle Bestallung als Kinderpflegerin zu erhalten.
In dieser Zeit begann die Patientin häufig über Nacht wegzubleiben, die Eltern waren nicht orientiert, wo und in welcher Gesellschaft sie sich aufhielt. Anfangs erschien sie noch regelmäßig morgens im Kindergarten; nach zwei Monaten unterließ sie auch dieses. So mußte sie nach etwa einem Vierteljahr ihre erste Stelle verlassen. Sie bekam einen schweren grippalen Infekt und wurde in diesem Zustand von ihrer Mutter verwöhnend und aufopfernd gepflegt. Mit dem Vater kam es dagegen zur gleichen Zeit zu Auseinandersetzungen, da dieser mit Sorge das nicht in den bürgerlichen Rahmen der Familie passende Leben seiner Tochter verfolgte und auch nicht damit einverstanden war, daß die Mutter das Kind weiterhin verwöhnte und seine Entgleisungen zudeckte.
Die Hausärztin der Familie schickte uns die Patientin mit der Bitte, sie in eine begleitende Führung zu nehmen und ihr eine neue Stelle zu besorgen. Beides geschah. Die Patientin kam regelmäßig ein- bis zweimal in der Woche zu einer unserer Sozialtherapeutinnen zum Casework und besprach mit dieser ihre Konflikte. Wir vermittelten ihr fürsorglich eine neue Stelle, die sie zunächst bereitwillig antrat. Bald begann sie jedoch wieder über Müdigkeit, Kopfschmerzen und Schwindel zu klagen und fehlte in ihrem Dienst. Die behandelnde Sozialarbeiterin fürchtete bei diesem Verhalten der Patientin ein neuerliches Scheitern und einen Fluchtversuch aus Verantwortung und Pflicht, was bei der sozialen Anamnese durchaus nahelag. Trotzdem bat sie den Arzt der Ambulanz, sicherheitshalber zu klären, ob die Beschwerden auch medizinisch zu begründen seien.
Bei der Patientin ergaben sich schon klinisch alle Anzeichen einer floriden Myokarditis; EKG und Laborbefunde sicherten die Diagnose. Der Beginn der Erkrankung lag vermutlich schon längere Zeit zurück und war wahrscheinlich mit jener schweren Grippe in Verbindung zu bringen, welche die Patientin etwa ein halbes Jahr vor dem Behandlungsbeginn in der Ambulanz durchgemacht hatte. Wegen der Schwere des Krankheitsbildes mußten wir die Patientin in die Medizinische Universitätsklinik einweisen. Während des stationären Aufenthalts blieb sie in unserer sozialtherapeutischen Weiterbetreuung. Bezeichnenderweise fiel es auch den Klinikärzten nicht leicht, zu akzeptieren, daß hier eine streng zu trennende Parallele vorlag: nämlich die eindeutige seelische und soziale Labilität einerseits, die schwere organische Erkrankung andererseits. So kam es, daß die Patientin bei geringfügigem Anlaß disziplinarisch entlassen und damit ihr so mühsam stabilisierter innerer Zustand erneut ins Wanken gebracht wurde. Es blieb uns also nichts anderes übrig, als die körperliche und seelische Behandlung ambulant weiterzuführen. Bis jetzt scheint die Myokarditis ohne schwerwiegende Folgen im Sinne eines Vitiums geblieben zu sein. Über die soziale Stabilität läßt sich noch nichts Abschließendes sagen, da die Zeit der Nachbeobachtung zu kurz ist. Wir haben der Patientin in einem Kinderheim an der Nordsee eine Stelle vermittelt, wo sie – ihrer bisherigen Umgebung entzogen – unter heilklimatisch günstigen Bedingungen arbeitet. Sie steht mit uns in lockerer brieflicher Verbindung, und es ist so viel Vertrauen gesetzt worden, daß sie uns an ihrem Leben in gewisser Weise teilhaben läßt und damit die Hoffnung nicht ausklammert, daß sie sich vor einer Selbstzerstörung bewahren läßt.

Anhand dieser Sozialanamnese wird uns auch das Verständnis von Beratung und Sozialtherapie erleichtert. Zu den *Grundlagen der Beratung* sollen hier nur einige wenige Ausführungen gemacht werden, da es zu diesem Thema eine Reihe ausgezeichneter Einführungen aus pädagogischer oder psychologischer Perspektive gibt (vgl. z. B. Belardi u. a., 1996; Brearley und Birchley, 1995).

Aus pädagogischer Sichtweise kennzeichnet Buer (1992, S. 120) den Beratungsprozess wie folgt:

- Der Gegenstand der Beratung ist thematisch begrenzt.
- Es besteht ein akuter Handlungsdruck.
- Es besteht Unklarheit, was zu tun ist.
- Es geht um eine Entscheidung, die Konsequenzen hat.
- Die Lösung muss konkret sein.

Die Beratung kann in Eigenhilfe oder Fremdhilfe erfolgen. Ratgeber können Familienmitglieder, Freunde, Bekannte etc. sein. Es können aber auch professionelle Beraterinnen und Berater »zu Rate gezogen werden«, die nach einem elaborierten Beratungskonzept arbeiten.

Das Beratungskonzept und der Beratungsprozess sollen im Folgenden anhand der Ausführungen von Buer (ebenda) kurz dargestellt werden:

Themen der Beratung

»Die Beratungsdienste sind zwischen zwei Pole gespannt: das Wissensdefizit und die Entscheidungsunfähigkeit des Ratsuchenden. Das Wissensdefizit kann durch eine sachlich orientierte Beratung behoben werden, die auf den konkreten Fall ausgerichtet werden muss, so dass der Ratsuchende sich relativ leicht entscheiden kann (z. B. in der Rechtsberatung, Sozialberatung, Berufsberatung, Gesundheitsberatung etc.).

Entscheidungshilfen stehen dann im Vordergrund, wenn trotz ausreichender Information Unsicherheit und Ängstlichkeit bestehen bleibt, vielleicht sogar wächst. In diesen Fällen sind längere Beratungsprozesse notwendig (z. B. in der Erziehungsberatung, Partnerberatung, Sexualberatung etc.«

Kennzeichen von Beratung

- »Freiwilligkeit der Teilnahme: Wenn auch der persönliche oder der soziale Druck, sich beraten zu lassen, oft groß sein kann, so ist doch Freiwilligkeit und die Fähigkeit zur freien Verantwortung Grundvoraussetzung für Beratung.
- Aussetzung des Entscheidungsdrucks für eine begrenzte Zeit: Der Ratsuchende nimmt sich eine gewisse Zeit, seine Fragen zu beantworten. Läßt sich in dieser Zeit das Problem nicht lösen, sind andere Angebotstypen zu nutzen.
- Flexibilität des Arrangements: Beratung kann je nach Wunsch und Möglichkeit im alltäglichen Kontakt, aber auch in einem speziellen Setting stattfinden.
- Gemeinsame Suche nach konkreten Lösungen: Es gibt keine vorgefertigte Antwort, sie muß mit gemeinsamen Kräften gefunden werden. Dabei soll der Berater sein ganzes Wissen und seine gesamte methodische Kompetenz zur Verfügung stellen.
- Eigenverantwortliche Entscheidung des Ratsuchenden: Zwar sind Berater wie Ratsuchender gemeinsam für den Beratungsprozeß verantwortlich, welche Konsequenzen aber aus der Beratung zu ziehen sind, bleibt allein dem Ratsuchenden überlassen«.

Maximen professioneller Beratung

- »Respekt: Jede Äußerung des Ratsuchenden ist anzunehmen. Was nicht heißt, sie für gut zu befinden oder damit evtl. verbundene Kränkungen und Verletzungen einfach hinzunehmen.
- Vertrauen: Der Berater muß dem Ratsuchenden zutrauen, sich selbst helfen zu können und zu wollen, selbst wenn dieser noch so verzweifelt oder unwillig zu sein scheint.
- Teilnahme: Der Berater muß sich in den Ratsuchenden hineinversetzen und an seinem Problem anteilnehmen. Erst dann kann Verstehen und Verständigung einsetzen.
- Kontextuelles einordnen: Der Berater muß das Mitgeteilte in den größeren Lebenszusammenhang des Klienten stellen können. Sonst könnte das Problem falsch bewertet werden«.

Während die Methode der Beratung akzeptiert und vielfach praktiziert wird, hatte es die *Sozialtherapie* schwer, sich als eine eigenständige Methode durchzusetzen, wie Petzold in seiner Einladung zu einer Tagung zum Thema »Soziotherapie: Theorie – Modelle – Methoden« vom Februar 1992 resümiert:

»Der Begriff der Soziotherapie – es wird auch von Sozialtherapie gesprochen – wird seit der Mitte der sechziger Jahre in unterschiedlichsten Zusammenhängen und mit variierenden Bedeutungszuweisungen gebraucht. Es werden sozio- bzw. sozialtherapeutische Ausbildungen angeboten, die vom Profil her zwischen Sozialarbeit, Psychotherapie und Agogik angesiedelt sind und auf die verschiedensten Hintergrundtheorien rekurrieren. Psychoanalyse, Gestalttherapie und systemische Familientherapie sind die häufigsten Referenztheorien. Die Aufgabenstellung der Soziotherapie erscheint klar: Arbeit mit Menschen in desolaten sozialen Situationen unter Berücksichtigung der psychischen und kommunikativen Situation. Soziotherapeuten stehen »an der Front« psychosozialer Arbeit, wo Sozialarbeit allein nicht ausreicht, Psychotherapie nicht hinreicht und Sozialpädagogik zu schwach ist, dort wo komplexe persönliche Situationen mit sozialem Elend äußerst schwierige Konstellationen bilden. Auch ist eine Vielzahl soziotherapeutischer Methoden gegeben. Jedoch fehlt eine klare Definition des Berufsbildes, ein ausformulierter theoretischer Rahmen, eine prägnante Identität für Soziotherapeuten« (vgl. auch Schwendter, 2000).

Eine erste Annäherung an das Verständnis von Sozialtherapie/Soziotherapie lässt sich durch eine Abgrenzung zur Körpertherapie und zur Psychotherapie erreichen. Körpertherapie beinhaltet Maßnahmen, die über den Körper wirken (wie z. B. Medikamente). Sie werden in erster Linie von Ärzten und vom Pflegepersonal erbracht. Psychotherapeutische Maßnahmen beziehen sich auf »die Seele«, sie werden von ärztlichen und psychologischen Psychotherapeuten erbracht. Soziotherapie schließlich bezieht sich auf »das Soziale«, also auf die Lebensumwelt des Klienten und wird von Sozialarbeitern erbracht.

Richter hat ganz wesentlich zum Verständnis und – in eigenen Projekten – auch zur Praxis der Sozialtherapie beigetragen. In dem Aufsatz »Was ist Sozialtherapie?« schreibt er:

»Eine ... sozialtherapeutische Perspektive führt ... dazu, Einzelne, Paare, Familien innerhalb ihrer komplexen sozialen Beziehungen zu verstehen und zu unterstützen. Sozialtherapie achtet darauf, wie Menschen wohnen und arbeiten, wie sie mit Nachbarschaft und Behörden umgehen. Sozialtherapie will nicht nur Menschen helfen, sich gegen äußere Entfremdung und Überforderung besser zu schützen oder durchzusetzen, sondern obendrein präventiv auf soziale Bedingungen selbst einwirken. Humanisierung von Schule und Arbeitswelt, Community Development und Umweltplanung im weiteren Sinne gehören zu den Bereichen, in denen Sozialtherapie bereits stattfindet oder wirksam werden will. Dieser Anspruch erklärt, daß Sozialtherapie nicht von Einzelnen oder auch nur von einer Berufsgruppe zu praktizieren ist. Sie erfordert eine interdisziplinäre und interinstitutionelle Kooperation. Sie wird dort politisch, wo sie auf eine Änderung von schädlichen Lebensbedingungen dringen muß, die politische Entscheidungen erfordern« (1981, S. 145). Und speziell bezogen auf Sozialtherapie im Gesundheitswesen führt er aus:

»Der sozialtherapeutische Ansatz bestimmt sich von einem sozialbezogenen Gesundheitsbegriff her: Zu erstreben ist ein gleiches und gemeinsames Wohlergehen aller in einer Gesellschaft, die von dem Prinzip der Solidarität geleitet und strukturiert wird. Indem Sozialtherapie in der sozialen Umwelt einen maßgeblichen ursächlichen Faktor für Krankheit und Gesundheit sieht, muß sie neben der Wahrnehmung ihres unmittelbaren therapeutischen Auftrages zu jeder Zeit auch politische Forderungen artikulieren, nämlich solche, die sich auf die Abstellung derjenigen gesellschaftlichen Mißstände richten, die als wichtige soziogene Krankheitsfaktoren wirksam sind.

Die für Sozialtherapie nötige Zusammenarbeit verschiedener mit psychosozialer Betreuung befaßter Dienste herzustellen, ist nur teilweise als Aufgabe der Umorientierung bzw. des guten Willens der diversen Berufsgruppen des Versorgungssystems anzusehen. U. a. erscheinen folgende Modifikationen institutioneller Regelungen vordringlich: Viele medizinische Dienste, Kliniken und Praxen müßten wesentlich stärker als bisher mit Sozialarbeitern durchsetzt werden, damit die diagnostische und therapeutische Berücksichtigung sozialer Probleme im gleichen Arbeitsgang zusammen mit den rein medizinischen Maßnahmen erfolgen könnte. Den Sozialarbeitern müßte dabei ermöglicht werden, in enger partnerschaftlicher therapeutischer Gemeinschaft mit Ärzten, Psychotherapeuten, Schwestern und Pflegern zu arbeiten. Ähnliche Teamstrukturen sind im Beratungswesen und in heilpädagogischen Einrichtungen

Tab. 5.4: Aufgaben der Sozialtherapie

1. Sozialpädagogische Grundversorgung

    - Mitwirkung bei Anamnese- und Befunderhebung (Sozialanamnese und psychosoziale Diagnostik) und Therapieplanung
    - Klärung von Anspruchsvoraussetzungen gegenüber Leistungsträgern sowie Hilfen zur finanziellen Sicherung des Lebensunterhaltes
    - Dokumentation

2. Einzelfallbezogene Behandlung und sozialpädagogische Behandlung

    - Sozialtherapeutisches Kompetenztraining
    - Sozialtherapeutische Einzelfallhilfe zur Wiedereingliederung im Wohnbereich sowie im familiären und gesellschaftlichen Leben einschließlich Haus- und Nachbarschaftsbesuche
    - Hilfe zur Wiedereingliederung im Arbeitsbereich einschließlich der notwendigen Außenaktivitäten
    - Familienberatung und Mitwirkung an Familientherapien

3. Gruppenbezogene Behandlung

    - Sozialpädagogische und sozialtherapeutische Gruppen (z. B. lebenspraktische Gruppen zur Erweiterung und Festigung der Kompetenzen im sozialen Bereich, Aktivitätsgruppen)
    - Teilnahme an Stationsversammlungen
    - Mitwirkung an Angehörigengruppen

4. Mittelbar patientenbezogene Tätigkeiten

    - Teilnahme an den Therapiekonferenzen und Konzeptbesprechungen im Team
    - Zusammenarbeit mit Diensten außerhalb des Krankenhauses
    - Teilnahme an Fortbildungsveranstaltungen, Supervision

Quelle: Kunze, 1994, S. 58

Tab. 5.5: Integriertes Behandlungs-/Rehabilitationsprogramm
Beteiligung der Berufsgruppen bei der Leistungserbringung – ein Verteilungsvorschlag

Bereich	Ärztinnen/ Ärzte %	Psychologinnen/ Psychologen %	Krankenpflegekräfte %	Sozialarbeiter %	Ergotherapeut. %	Bewegungstherapeut. u. Sonstige %	Gesamt %
1. Sozialpsychiatrische Grundversorgung	35	15	25	20	5		100
2. Spezielle Therapieverfahren	30	30	5	15	10	10	100
3. Sozialpsychiatrische Leistungen zur Selbstversorgung		5	45	45	5		100
4. Sozialpsychiatrische Leistungen zur Tagesgestaltung, Kontaktgestaltung und zur Teilnahme am öffentlichen Leben		5	30	30	30	5	100
5. Sozialpsychiatrische Leistungen im Bereich Arbeit und Ausbildung		10	40		40	5	100
6. Sozialpsychiatrische Leistungen zur Koordination des Behandlungs- und Rehabilitationsplanes	5	5	35	45	10		100
7. Behandlungsplanung und -abstimmung	39	10	20	25	5	1	100

Quelle: Kruckenberg u. Kunze, 1997, S. 51

allenthalben unumgänglich. Dies erfordert eine Revision der zum Teil überholten hierarchischen Aufsplitterungen der zugewiesenen Tätigkeitsfelder und Verantwortlichkeiten. Wenn der soziale Aspekt innerhalb eines neuen ganzheitlichen Verständnisses von Gesundheit, Krankheit und Versorgung tatsächlich als gleichrangig wichtig neben dem rein medizinischen Aspekt eingestuft und diesem nicht mehr als minder relevant nachgeordnet werden soll, dann muß dies organisatorisch und tariflich zu einer Neubewertung therapeutisch relevanter Sozialarbeit führen. Materiell und organisatorisch fixierte Rivalitäten in den Dienststellen hindern zuallermeist das Personal an einer konvergierenden ganzheitlichen Bearbeitung der Klientenprobleme in sozialtherapeutischer Perspektive« (ebenda, S. 147 f.).

Eine Konkretisierung der Sozialtherapie erfolgt im Rahmen der »Psychiatrie-Personalverordnung« für den stationären psychiatrischen Versorgungsbereich. Zu den »Regelaufgaben für Sozialarbeiter und Sozialpädagogen« werden dort vier Aufgabenbereiche der Sozialtherapie formuliert (vgl. Tab. 5.4).

Eine ganz ähnliche Bestimmung der sozialtherapeutischen Aufgabenbereiche erfolgte im Konzept »personenzentrierter Hilfen in der psychiatrischen Versorgung« (vgl. Tab. 5.5), wodurch – vergleichbar zum o. g. stationären Bereich – eine Personalbemessung für den komplementären Bereich der psychiatrischen Versorgung vorgenommen wurde (vgl. Kauder 1999).

Schließlich ist noch der neue § 37 a im SGB V zu nennen, der – erstmals im Leistungskatalog der GKV – »Soziotherapie« regelt und zwar für chronisch psychisch Kranke mit dem primären Ziel, durch – vom Arzt verordnete und durch Sozialarbeiter sowie Pflegepersonal zu erbringende – sozialtherapeutische Maßnahmen stationäre Krankenhausaufnahmen zu vermeiden (vgl. dazu insbesondere Frieboes, 2005).

5.3 Rehabilitation und Nachsorge

Die folgenden Ausführungen setzen unsere Erörterungen zur Behindertendefinition (Kapitel 1.2) und zur Epidemiologie sowie Soziologie von Behinderungen und chronischen Krankheiten (Kapitel 2.2 und 4.1) fort.

Unter dem Begriff »Rehabilitation« werden alle Maßnahmen verstanden, die darauf gerichtet sind, körperlich, geistig oder seelisch behinderten oder von Behinderung bedrohten Menschen zu helfen, ihre Fähigkeiten und Kräfte zu entfalten und einen angemessenen Platz in der Gesellschaft zu finden; dazu gehört vor allem eine dauerhafte Eingliederung ins Arbeitsleben. Von der Behandlung der Behinderten im Krankenhaus über die Vorbereitung auf den Beruf durch Anlernung, Ausbildung, Anpassung oder Umschulung bis zur Vermittlung eines Arbeitsplatzes und der nachgehenden Betreuung werden zwar mehrere Phasen unterschieden, nämlich die medizinische, die berufliche und die soziale Phase der Rehabilitation. Die Grenzen zwischen den einzelnen Phasen sind jedoch fließend. Zutreffend wird daher heute von umfassender Rehabilitation gesprochen und ein nahtlos ablaufendes Rehabilitationsgeschehen angestrebt.

Ziel einer modernen Rehabilitation ist nicht mehr fürsorgerische Leistung zur Linderung der Not, sondern Erfüllung des Anspruchs der Behinderten auf Eingliederung ins Arbeitsleben und die Gesellschaft insgesamt, und zwar durch Hilfe zur Selbsthilfe. Soweit dem Behinderten keine volle Eingliederungsfähigkeit verblieben ist, zielt der Anspruch auf entscheidende Verbesserung der Lebenssituation.

5 Sozialmedizinische Praxis

Folgende Daten der Behindertenpolitik sind wichtige Meilensteine in der Verbesserung der Rehabilitation behinderter Menschen:

1974	Rehabilitationsangleichungsgesetz
1980	Einführung der ICIDH (Internationale Klassifikation der Schädigungen, Fähigkeitsstörungen und Beeinträchtigungen)
1986	Schwerbehindertengesetz
1992	Betreuungsgesetz
1993	Grundgesetzänderung (Art. 3 Abs. 3 Satz 2 = Niemand darf wegen seiner Behinderung benachteiligt werden)
2001	SGB IX
2002	Behindertengleichstellungsgesetz
2003	Einführung der ICF (Internationale Klassifikation der Funktionsfähigkeit, Behinderung und Gesundheit)

Nach § 10 SGB I haben behinderte oder von einer Behinderung bedrohte Menschen ein Recht auf die Hilfe, die notwendig ist, um

- die Behinderung abzuwenden, zu beseitigen, zu mindern, ihre Verschlimmerung zu verhüten oder ihre Folgen zu mildern,
- Einschränkungen der Erwerbsfähigkeiten oder Pflegebedürftigkeit zu vermeiden, zu überwinden, zu mindern oder eine Verschlimmerung zu verhüten sowie den vorzeitigen Bezug von Sozialleistungen zu vermeiden oder laufende Sozialleistungen zu mindern,
- ihnen einen ihren Neigungen und Fähigkeiten entsprechenden Platz im Arbeitsleben zu sichern,
- ihre Entwicklung zu fördern und ihre Teilhabe am Leben in der Gesellschaft und eine möglichst selbstständige und selbstbestimmte Lebensführung zu ermöglichen oder zu erleichtern sowie
- Benachteiligungen aufgrund von Behinderung entgegenzuwirken.

Diese Vorgaben dienen nicht nur der Anwendung des Sozialrechts, sondern sind darüber hinaus als Leitlinie der Rehabilitations- und Behindertenpolitik in Deutschland allgemein anerkannt (vgl. Deutscher Bundestag, 2004, S. 20):

- das Ziel der selbstbestimmten und eigenverantwortlichen Teilhabe behinderter Menschen am Leben in der Gesellschaft;
- der Grundsatz der Finalität, nach dem die notwendigen Hilfen jedem behinderten und von Behinderung bedrohten Menschen unabhängig von der Ursache der Behinderung geleistet werden müssen, auch wenn für diese Hilfen unterschiedliche Träger und Institutionen mit unterschiedlichen Leistungsvoraussetzungen zuständig sind;
- der Grundsatz einer möglichst frühzeitigen Intervention, nach dem entsprechend den im Einzelfall gegebenen Möglichkeiten und Notwendigkeiten Ausmaß und Auswirkungen der Behinderung möglichst gering zu halten und nicht vermeidbare Auswirkungen so gut wie möglich auszugleichen sind, und
- der Grundsatz der individuellen Hilfe, die auf die konkrete Bedarfssituation jedes einzelnen behinderten und von Behinderung bedrohten Menschen zugeschnitten und dieser Bedarfssituation mit geeigneten Mitteln gerecht werden muss.

Nach § 29 des Sozialgesetzbuches I (SGB I) umfassen die Leistungen zur Rehabilitation und Teilhabe behinderter Menschen:

1. Leistungen zur medizinischen Rehabilitation, insbesondere
   – Frühförderung behinderter und von Behinderung bedrohter Kinder,
   – ärztliche und zahnärztliche Behandlung,
   – Arznei- und Verbandmittel sowie Heilmittel einschließlich physikalischer, Sprach- und Beschäftigungstherapie,
   – Körperersatzstücke, orthopädische und andere Hilfsmittel,
   – Belastungserprobung und Arbeitstherapie
2. Leistungen zur Teilhabe am Arbeitsleben, insbesondere
   – Hilfen zum Erhalt oder Erlangen eines Arbeitsplatzes,
   – Berufsvorbereitung, berufliche Anpassung, Ausbildung und Weiterbildung,
   – sonstige Hilfen zur Förderung der Teilhabe am Arbeitsleben.
3. Leistungen zur Teilhabe am Leben in der Gemeinschaft, insbesondere Hilfen
   – zur Entwicklung der geistigen und körperlichen Fähigkeiten vor Beginn der Schulpflicht,
   – zur angemessenen Schulbildung,
   – zur heilpädagogischen Förderung,
   – zum Erwerb praktischer Kenntnisse und Fähigkeiten,
   – zur Ausübung einer angemessenen Tätigkeit, soweit Leistungen zur Teilhabe am Arbeitsleben nicht möglich sind,
   – zur Förderung der Verständigung mit der Umwelt,
   – zur Freizeitgestaltung und sonstigen Teilhabe am gesellschaftlichen Leben.
4. unterhaltssichernde und andere ergänzende Leistungen, insbesondere
   – Krankengeld, Versorgungskrankengeld, Verletztengeld, Übergangsgeld, Ausbildungsgeld oder Unterhaltsbeihilfe,
   – Beiträge zur gesetzlichen Kranken-, Unfall-, Renten- und Pflegeversicherung sowie zur BA,
   – Reisekosten,
   – Haushalts- oder Betriebshilfe und Kinderbetreuungskosten,
   – Rehabilitationssport und Funktionstraining.
5. besondere Leistungen und sonstige Hilfen zur Teilhabe schwerbehinderter Menschen am Leben in der Gesellschaft, insbesondere am Arbeitsleben.

Die ausgeführten Leistungen sind im System der sozialen Sicherung nicht einem eigenständigen Zweig zugeordnet. Vielmehr ist das Recht auf Rehabilitation und Teilhabe behinderter Menschen Bestandteil der einzelnen Sozialleistungsbereiche. Sie sind entstanden und eingebettet in die sonstigen Aufgaben einer Vielzahl von Sozialleistungsträgern, die bei den Leistungen zur Teilhabe zusammenfassend als Rehabilitationsträger bezeichnet werden. Die Tabelle 5.6 veranschaulicht, welche Leistungen zur Rehabilitation und Teilhabe (§ 4 SBG IX) von welchen Trägern (§ 6 SGB IX) erbracht werden.

Das gegliederte System kann nur dann funktionieren, wenn es nicht aufgrund der unterschiedlichen Zuständigkeiten für die einzelnen Leistungen zu Verzögerungen oder sonstigen Nachteilen für die behinderten Menschen kommt. Dies ist – wie im Bericht der Bundesregierung (2000, S. 2) eingeräumt

5 Sozialmedizinische Praxis

Tab. 5.6: Leistungen zur Rehabilitation und Teilhabe behinderter Menschen nach Trägergruppen

Leistungen zur	Unfallversicherung	Soziale Entschädigung	Krankenversicherung	Rentenversicherung	Bundesagentur für Arbeit	Jugendhilfe	Sozialhilfe
medizinischen Rehabilitation	x	x	x	x		x	x
Teilhabe am Arbeitsleben	x	x		x	x	x	x
Teilhabe am Leben in der Gemeinschaft	x	x				x	x

Quelle: Deutscher Bundestag, 2004, S. 20

wird, immer noch zu häufig der Fall. Vor Inkrafttreten des SGB IX mussten behinderte Menschen häufig sehr lange auf die Leistungserbringung warten. Ursache dafür waren Streitigkeiten über die Zuständigkeit sowie lange Wartezeiten für die Erstellung von ärztlichen Gutachten. Mit § 14 SGB IX wurde ein neues Verfahren der Zuständigkeitserklärung eingeführt. Mit diesem Verfahren wurden die kürzestmöglichen Fristen festgelegt und Mehrfachbegutachtungen auf ein unumgängliches Minimum beschränkt. Bis Juni 2004 haben die Rehabilitationsträger darüber hinaus mehr als 570 gemeinsame örtliche Servicestellen eingerichtet, in denen Rat suchende Menschen trägerübergreifende, anbieterneutrale Beratung und Unterstützung finden sollen.

Wir wollen im Folgenden auf die oben genannten Maßnahmen der Rehabilitation zurückkommen und auf die jeweils beteiligten Einrichtungen und Berufe hinweisen (in Kapitel 7 »Behinderungen« werden wir noch einmal ausführlicher auf das Thema eingehen).

Die *medizinische Rehabilitation* lässt sich als Fortsetzung der medizinisch-technisch orientierten Behandlung verstehen, d. h. eine Behandlung durch Arznei-, Verbands- und Heilmittel, Körperersatzstücke und orthopädische Hilfsmittel sowie Krankengymnastik, bewegungs- und sprach- sowie beschäftigungstherapeutische Maßnahmen.

Das Ziel medizinisch-rehabilitativer Maßnahmen ist die weitgehende Beseitigung der Gesundheitsschäden. Je besser es durch medizinisch-rehabilitative Maßnahmen gelingt, die körperlichen und/oder seelischen Beeinträchtigungen zu beheben, desto geringer wird das Ausmaß funktioneller Einschränkungen und schließlich sozialer Benachteiligung sein. Einrichtungen der medizinischen Rehabilitation sind die Arztpraxis, das Krankenhaus sowie spezielle Rehabilitationskrankenhäuser (Kurkliniken, Sanatorien, Schwerpunktkliniken etc.). Hier gibt es je nach Leistungsträgern unterschiedliche

Spezialeinrichtungen, besonders hervorzuheben sind dabei solche Einrichtungen, in denen eine gleichzeitige medizinische und berufliche Rehabilitation erfolgt bzw. eingeleitet wird (sogenannte Einrichtungen der 2. Phase) wie z. B. bei Hirnverletzungen oder Querschnittslähmungen. Die wesentlichen Berufe in der medizinischen Rehabilitation sind entsprechend der besonderen Bedeutung medizinisch-technischer Maßnahmen: Ärzte, Krankengymnasten, Beschäftigungs- und Arbeitstherapeuten, Logopäden, Masseure etc.

Rehabilitationseinrichtungen stehen insbesondere im Bereich der stationären medizinischen Rehabilitation in ausreichender Zahl zur Verfügung: Mit den gesetzlichen Krankenkassen haben 1 400 stationäre Rehabilitationseinrichtungen einen Versorgungsvertrag nach § 111 SGB V abgeschlossen. 700 stationäre Einrichtungen sind im Verzeichnis der medizinischen Rehabilitation der Bundesarbeitsgemeinschaft für Rehabilitation erfasst.

Die *schulisch-pädagogische Rehabilitation* bezieht ihre Maßnahmen auf angeborene oder im Kindesalter erworbene Behinderungen durch Frühförderung oder andere pädagogisch-therapeutische Hilfen. Die Frühförderung beinhaltet sowohl medizinische als auch pädagogische und soziale Maßnahmen für Kinder im Säuglings-, Kleinkind- und Vorschulalter sowie Beratung und Information für die Eltern. Mit dem bundesweiten Ausbau der regionalen, meist auf Kreisebene existierenden Frühförderstellen wurde ein Instrument geschaffen, das durch seine offenen, gemeindenahen Angebote nicht nur generell die Inanspruchnahme erleichtert, sondern auch Frühförderung und Beratung im häuslichen Bereich ermöglicht. Hierfür stehen besondere Teams mobiler Hausfrühförderung bereit. Durch die Verlagerung des Therapieraumes in den häuslichen Bereich besteht die Chance einer möglichst kontinuierlichen und intensiven Förderung, die in die Spielwelt des Kindes und den Alltag der Familie integriert ist.

Einrichtungen der schulisch-pädagogischen Rehabilitation sind Zentren der Frühförderung, Sonderkindergärten, Sondertagesstätten und Sonderschulen für die verschiedenen Behinderungsarten (Sonderschulen für Blinde, Gehörlose, Sprachbehinderte, Körperbehinderte, geistig Behinderte, Lernbehinderte etc.). Berufe der schulisch-pädagogischen Rehabilitation sind: Pädagogen, Sozialpädagogen, Heilpädagogen, Sonderpädagogen, Erzieher, Psychologen etc.

Die *berufliche Rehabilitation* ist nach der medizinischen Rehabilitation der quantitativ bedeutsamste Bereich. Berufsfördernde Maßnahmen sind insbesondere Hilfe zur Erhaltung oder Erlangung eines Arbeitsplatzes, Berufsfindung, Arbeitserprobung und Berufsvorbereitung, berufliche Aus- und Fortbildung sowie Umschulung und sonstige Hilfen zur Förderung einer Erwerbs- oder Berufstätigkeit auf dem allgemeinen Arbeitsmarkt oder in einer Werkstatt für Behinderte. Gemeinsames Ziel der beruflichen Rehabilitationsmaßnahmen ist die bestmögliche Qualifizierung der Behinderten, um sie in den allgemeinen Arbeitsmarkt einzugliedern.

Einrichtungen der beruflichen Rehabilitation sind: Berufsbildungswerke zur beruflichen Erstausbildung behinderter Jugendlicher, Berufsförderungswerke zur Umschulung erwachsener Behinderter, die ihren früheren Beruf nicht mehr ausüben können und Werkstätten für Behinderte, in denen Behinderte mit besonders ausgeprägten beruflichen Eingliederungsproblemen betreut werden. Alle diese Einrichtungen verfügen über begleitende Dienste für die medizinische, psychologische, pädagogische und soziale Betreuung. Berufe in der beruflichen Rehabilitation sind: Rehabilitationsberater, Werklehrer, Fachlehrer, Meister verschiedener Fachrichtungen, aber auch Psychologen, Pädagogen und Sozialarbeiter in den begleitenden Diensten. Die enge Verknüpfung der Rehabilitation an den Qualifikationsprozess in Ausbildung und Berufstätigkeit bringt in Zeiten wirtschaftlicher Rezession zwangsläufig erhebliche Probleme mit sich: Die Arbeitslosigkeit unter Behinderten steigt an, die Wiederbeschäftigungschancen verringern sich, der Anteil der Behinderten unter den Langzeit-Arbeitslosen erhöht sich, sodass schließlich das Leitmotiv beruflicher Rehabilitation »Rehabilitation vor Rente« immer weniger eingehalten werden kann.

Als vierte Maßnahme sind die Maßnahmen der *sozialen Rehabilitation* zu skizzieren. Sie sollen die Wiedereingliederung in soziale Lebenszusammenhänge (Familie, Nachbarschaft, Gemeinde etc.) fördern. Die Einrichtungen der sozialen Rehabilitation sind vielfältig. Sie reichen von ambulanten Einrichtungen wie Beratungsstellen, Patientenclubs, Fahrdiensten, Mahlzeitendiensten, Haushaltsdiensten über teilstationäre Einrichtungen wie Tages- und Nachtkliniken bis hin zu stationären Einrichtungen wie Übergangseinrichtungen, Wohnheimen und speziellen Anstalten. Jede »Sonder«-Einrichtung, jede »Sonder«-Maßnahme für Behinderte birgt die Gefahr der Stigmatisierung, Selektion, Ausgrenzung und Abhängigkeit in sich, ob nun in Sonderkindergärten, in Sonderschulen oder im Sonder-Arbeitsmarkt der Behindertenwerkstätten. Die Analyse dieser Ausgrenzungs- und Benachteiligungstendenzen im gesellschaftlichen Umgang mit behinderten Menschen und die Formulierung und Begründung von Strategien zur Verbesserung dieser Situation ist ein Hauptthema der sozialwissenschaftlichen Beschäftigung mit Fragen der Rehabilitation.

Berufe in der sozialen Rehabilitation sind Sozialarbeiter, Sozialpädagogen, Psychologen, Altenpfleger, Gemeindeschwestern, Sportlehrer etc.

Die demographische Entwicklung mit der Zunahme älterer Menschen und der Wandel im Krankheitsspektrum, insbesondere durch die Zunahme chronischer Krankheiten und Multimorbidität im Alter, erfordern auch die Intensivierung und den Ausbau der wohnortnahen *ambulanten Rehabilitation*, zumal es gerade bei chronischen Erkrankungen oft ausreichend und zweckmäßig ist, eine wohnortnahe Behandlung und Rehabilitation durchzuführen, die den dauernd gegebenen Lebensbedingungen und -gewohnheiten Rechnung trägt.

Nach vorliegenden Erfahrungen kann eine effektive Rehabilitation in einer Vielzahl von Fällen verhindern, dass alte Menschen nach einer stationären medizinischen Behandlung in Alten- oder Pflegeheime übersiedeln müssen. Studien vom Bund geförderter Modelleinrichtungen für geriatrische Rehabilitation, z. B. des Albertinenhauses in Hamburg, belegen, dass bis zu 80 % der dort behandelten Patienten nach Hause entlassen werden können. Das verlangt allerdings, dass alle Lebensbereiche des Patienten einbezogen werden müssen, dass seine Bemühungen zur Bewältigung von komplexen Situationen unterstützt und durch wiederholte Behandlung gefestigt werden müssen. Gerade für Ältere ist eine sinnvolle aktivierende Behandlung und damit der sofortige Beginn einer Rehabilitation im Allgemeinkrankenhaus notwendig. Der Anteil alter Menschen an der Zahl der Patienten in den Krankenhäusern mit einer Verweildauer von 25 Tagen und länger nimmt stetig zu. Etwa 40 % aller Pflegetage entfallen auf die Gruppe der über 65-Jährigen. Es ist eher die Regel, dass Betten in Akutkrankenhäusern bis zu 25 % mit Pflegebedürftigen belegt sind, ohne dass dort eine gezielte Rehabilitation durchgeführt wird. Dies ist in erster Linie darauf zurückzuführen, dass dort in der Mehrzahl der Fälle

- kein »Reha-Basisteam« aus geriatrisch weitergebildeten Ärzten, Krankengymnasten, Ergotherapeuten und Mitarbeitern des Sozialdienstes existiert,
- die erforderlichen apparativen Voraussetzungen für eine gezielte Rehabilitation nicht gegeben sind und
- viele Krankenhausärzte nicht oder nur unzureichend über die rehabilitativen Möglichkeiten informiert sind (vgl. Hartwig u. a., 2004).

Wir wollen dieses Kapitel mit einigen Ausführungen zur *Nachsorge* beenden, die wir dem Rahmenkonzept zur Nachsorge des Verbandes Deutscher Rentenversicherungsträger vom 11. 10. 2001 entnommen haben:

»Ziele und Aufgaben der Nachsorge

Aufgabe der Nachsorge ist es, mit unterschiedlichen indikationsbezogenen Schwerpunkten den durch die vorangegangene Rehabilitationsleistung eingetretenen Erfolg weiter zu verbessern oder nachhaltig zu sichern. Dazu gehören im wesentlichen die weitere Verbesserung noch eingeschränkter Fähigkeiten, die Verstetigung von Lebensstiländerungen und Verstärkung der Selbstwirksamkeitseffekte, der nachhaltige und überprüfbare Transfer des Gelernten in den Alltag, die Förderung der persönlichen und sozialen Kompetenz und nicht zuletzt die Minderung von Schnittstellenproblemen in der Gesundheitsversorgung ...

Rechtliche Grundlagen

Nachsorge umfasst Leistungen, die im Rahmen von § 15 SGB VI, § 31 SGB VI oder § 44 SGB IX erbracht werden. Nach § 15 SGB VI erbringen die Rentenversicherungsträger stationäre und ambulante Leistungen zur medizinischen Rehabilitation. Leistungen zur Nachsorge, die unmittelbar an die Leistungen zur medizinischen Rehabilitation anschließen, werden in der Regel nach § 15 SGB VI erbracht.

Nach § 31 Abs. 1 Satz 1 Nr. 1 SGB VI können die Rentenversicherungsträger als sonstige Leistungen zur Teilhabe Leistungen zur Eingliederung von Versicherten in das Erwerbsleben, insbesondere nachgehende Leistungen zur Sicherung des Erfolgs der Leistungen zur Teilhabe erbringen.

Nach § 44 Abs. 1 Nr. 3 und 4 SGB IX kann als ergänzende Leistung zur Rehabilitation ärztlich verordneter Rehabilitationssport in Gruppen unter ärztlicher Betreuung und Überwachung sowie ärztlich verordnetes Funktionstraining in Gruppen unter fachkundiger Anleitung und Überwachung erbracht werden ...

Beginn und Dauer der Nachsorge

Leistungen der Nachsorge schließen in der Regel unmittelbar an die medizinische Rehabilitationsleistung an. Nahtlosigkeit und Kontinuität sind wichtige Faktoren, um die Ziele der Nachsorge zu erreichen. Dies bedeutet, dass die Nachsorge in der Regel nicht später als drei Monate nach Abschluss der vorangegangenen Rehabilitationsleistung beginnen soll ... Nachsorgeleistungen sollen in der Regel eine Dauer von sechs Monaten nicht überschreiten ...

Therapeutische Elemente

Das Therapiekonzept der Nachsorge orientiert sich – wie die medizinische Rehabilitation insgesamt – am biopsychosozialen Krankheitsmodell. Als mögliche Nachsorgeelemente seien beispielhaft genannt:

- Muskelaufbautraining/Medizinische Trainingstherapie
- Einzelkrankengymnastik
- Ergotherapie
- Gehschule/Rückenschule
- Ernährungsberatung
- Logopädie
- Psychotherapie
- Neuropsychologisches Training
- Kurse zur Gesundheitsbildung (z. B. Stressbewältigungstraining, Entspannungstraining, Raucherentwöhnung, Veränderung von ernährungsverhalten, Gesundheitssport)«.

Dieser Katalog muss um die Vermittlung von Patienten in Selbsthilfegruppen ergänzt werden, die in der psychosozialen Nachsorge eine herausragende Rolle spielen (vgl. Kapitel 4.4).

5.4 Pflege und Sterbebegleitung

5.4.1 Pflege

Die Pflege ist in erster Linie ein Thema der Pflegewissenschaften und nicht der Sozialmedizin. Es hat aber eine Reihe sozialmedizinischer Bezüge, auf die wir im folgenden eingehen wollen. Diese beziehen sich auf Fragen der Epidemiologie von Pflegebedürftigkeit, der rechtlichen und finanziellen Absicherung der Pflege, auf soziale Benachteiligungsprozesse etc.

Zur näheren Charakterisierung der Pflegebedürftigen sowie des Pflegebedarfs sind im Auftrag des Bundesministeriums für Familie, Senioren, Frauen und Jugend sowohl für den häuslichen Bereich (Schneekloth und Leven, 2003) als auch für den Heimbereich (Schneekloth, 2006) repräsentative Untersuchungen durchgeführt worden. Aus diesen Studien sollen im Folgenden einige interessante Daten zitiert werden. Als Einstieg in die Thematik werden wir auf die Definition von Pflegebedürftigkeit anhand des § 14 SGB XI, die Pflegestufen anhand des § 15 SGB XI und die Pflegeleistungen anhand der §§ 28 ff. eingehen. Diese Ausführungen beziehen sich auf verschiedene Veröffentlichungen der zuständigen Ministerien und auf das SGB XI.

I Allgemeine Sozialmedizin

§ 14 Begriff der Pflegebedürftigkeit
(1) Pflegebedürftig im Sinne dieses Buches sind Personen, die wegen einer körperlichen, geistigen oder seelischen Krankheit oder Behinderung für die gewöhnlichen und regelmäßig wiederkehrenden Verrichtungen im Ablauf des täglichen Lebens auf Dauer, voraussichtlich für mindestens 6 Monate, in erheblichem oder höherem Maße (§ 15) der Hilfe bedürfen.
(2) Krankheiten oder Behinderungen im Sinne des Absatzes 1 sind:
  a) Verluste, Lähmungen oder andere Funktionsstörungen am Stütz- und Bewegungsapparat,
  b) Funktionsstörungen der inneren Organe oder der Sinnesorgane,
  c) Störungen des Zentralnervensystems wie Antriebs-, Gedächtnis- oder Orientierungsstörungen sowie endogene Psychosen, Neurosen oder geistige Behinderungen.
(3) Die Hilfe im Sinne des Absatzes 1 besteht in der Unterstützung, in der teilweisen oder vollständigen Übernahme der Verrichtungen im Ablauf des täglichen Lebens oder in Beaufsichtigung oder Anleitung mit dem Ziel der eigenständigen Übernahme dieser Verrichtungen.
(4) Gewöhnliche und regelmäßig wiederkehrende Verrichtungen im Sinne des Absatzes 1 sind:
  a) im Bereich der Körperpflege das Waschen, Duschen, Baden, die Zahnpflege, das Kämmen, Rasieren, die Darm- oder Blasenentleerung,
  b) im Bereich der Ernährung das mundgerechte Zubereiten oder die Aufnahme der Nahrung,
  c) im Bereich der Mobilität das selbständige Aufstehen und Zu-Bett-Gehen, An- und Auskleiden, Gehen, Stehen, Treppensteigen oder das Verlassen und Wiederaufsuchen der Wohnung,
  d) im Bereich der hauswirtschaftlichen Versorgung das Einkaufen, Kochen, Reinigen der Wohnung, Spülen, Wechseln und Waschen der Wäsche und Kleidung oder das Beheizen.

§ 15 Stufen der Pflegebedürftigkeit
(1) Für die Gewährung von Leistungen nach diesem Gesetz sind pflegebedürftige Personen (§ 14) einer der 3 Pflegestufen zuzuordnen:
  a) Pflegebedürftige der Pflegestufe I (erheblich Pflegebedürftige) sind Personen, die bei der Körperpflege, der Ernährung oder der Mobilität für wenigstens 2 Verrichtungen aus einem oder mehreren Bereichen mindestens einmal täglich der Hilfe bedürfen und zusätzlich mehrfach in der Woche Hilfen bei der hauswirtschaftlichen Versorgung benötigen.
  b) Pflegebedürftige der Pflegestufe II (Schwerpflegebedürftige) sind Personen, die bei der Körperpflege, der Ernährung oder der Mobilität mindestens 3-mal täglich zu verschiedenen Tageszeiten der Hilfe bedürfen und zusätzlich mehrfach in der Woche Hilfen bei der hauswirtschaftlichen Versorgung benötigen.
  c) Pflegebedürftige der Pflegestufe III (Schwerstpflegebedürftige) sind Personen, die bei der Körperpflege, der Ernährung oder der Mobilität täglich rund um die Uhr, auch nachts, der Hilfe bedürfen und zusätzlich mehrfach in der Woche Hilfen bei der hauswirtschaftlichen Versorgung benötigen ...
(2) Der Zeitaufwand, den ein Familienangehöriger oder eine andere nicht als Pflegekraft ausgebildete Pflegeperson für die erforderlichen Leistungen der Grundpflege und hauswirtschaftlichen Versorgung benötigt, muss wöchentlich im Tagesdurchschnitt
  a) in der Pflegestufe I mindestens 90 Minuten betragen; hierbei müssen auf die Grundpflege mehr als 45 Minuten entfallen,
  b) in der Pflegestufe II mindestens 3 Stunden betragen; hierbei müssen auf die Grundpflege mindestens 2 Stunden entfallen,
  c) in der Pflegestufe III mindestens 5 Stunden betragen; hierbei müssen auf die Grundpflege mindestens 4 Stunden entfallen.

5 Sozialmedizinische Praxis

Leistungen der Pflegeversicherung

Pflegebedürftigkeit ist ein allgemeines Lebensrisiko, für das es trotz der zwischen Pflege und Krankheit oftmals fließenden Grenzen bis Anfang 1995 keinen eigenständigen sozialversicherungsrechtlichen Schutz gab. Die mit der Pflege verbundenen Belastungen mussten vielmehr grundsätzlich die Pflegebedürftigen und ihre Familien tragen. Diese Belastungen sind oft so groß, dass sie die individuelle Leistungsfähigkeit überfordern, sodass die Pflegebedürftigen früher häufig die Sozialhilfe in Anspruch nehmen mussten. 1995 wurde die Pflege als eigenständige Aufgabe der Sozialversicherung etabliert. Sie ist angesichts der demographischen Entwicklung zu einem unverzichtbaren Zweig der sozialen Sicherung geworden. Die Pflegeversicherung gliedert sich in die soziale Pflegeversicherung und in die private Pflege-Pflichtversicherung. In den Schutz der sozialen Pflegeversicherung sind alle einbezogen, die in der gesetzlichen Krankenversicherung versichert sind.

Tabelle 5.7 zeigt die Leistungen der Pflegeversicherung im Überblick.

Tab. 5.7: Leistungen der Pflegeversicherung im Überblick (Stand: Januar 2006)

		Pflegestufe I erheblich Pflegebedürftige	**Pflegestufe II** Schwerbedürftige	**Pflegestufe III** Schwerstpflegebedürftige (in Härtefällen)
Häusliche Pflege	Pflegesachleistung bis € monatlich	384	921	1 432 (1 918)
	Pflegegeld € monatlich	205	410	665
Pflegevertretung • durch nahe Angehörige • durch sonstige Personen	Pflegeaufwendungen für bis zu vier Wochen im Kalenderjahr bis €	205[1)] 1 432	410[1)] 1 432	665[1)] 1 432
Kurzzeitpflege	Pflegeaufwendungen bis € im Jahr	1 432	1 432	1 432
Teilstationäre Tages- und Nachtpflege	Pflegeaufwendungen bis € monatlich	384	921	1 432
Ergänzende Leistungen für Pflegebedürftige mit erheblichem allgemeinem Betreuungsbedarf	Leistungsbetrag bis € jährlich	460	460	460
Vollstationäre Pflege	Pflegeaufwendungen pauschal € monatlich	1 023	1 279	1 432 (1 688)

I Allgemeine Sozialmedizin

Tab. 5.7: Leistungen der Pflegeversicherung im Überblick (Stand: Januar 2006) (Fortsetzung)

		Pflegestufe I erheblich Pflegebedürftige	Pflegestufe II Schwerbedürftige	Pflegestufe III Schwerstpflegebedürftige (in Härtefällen)
Pflege in vollstationären Einrichtungen der Hilfe für behinderte Menschen	Pflegeaufwendungen in Höhe von	10 % des Heimentgelts, höchstens 256 € monatlich		
Hilfsmittel, die zum Verbrauch bestimmt sind	Aufwendungen bis € monatlich	31		
Technische Hilfsmittel	Aufwendungen in Höhe von	90 % der Kosten, unter Berücksichtigung von höchstens 25 € Eigenbeteiligung je Hilfsmittel		
Maßnahmen zur Verbesserung des Wohnumfeldes	Aufwendungen in Höhe von bis zu	2 557 € je Maßnahme, unter Berücksichtigung einer angemessenen Eigenbeteiligung		
Zahlung von Rentenversicherungsbeiträgen für Pflegepersonen	Je nach Umfang der Pflegetätigkeit[2] bis € monatlich (Beitrittsgebiet)	127 (107)	255 (215)	382 (322)

1) Auf Nachweis werden den ehrenamtlichen Pflegepersonen notwendige Aufwendungen (Verdienstausfall, Fahrkosten usw.) bis zum Gesamtbetrag von 1432 € erstattet.
2) Bei wenigstens 14 Stunden Pflegetätigkeit pro Woche, wenn die Pflegeperson keiner Beschäftigung von über 30 Stunden nachgeht und sie noch keine Vollrente wegen Alters bezieht.

Quelle: Bundesministerium für Gesundheit, 2006, S. 34

Wir wollen uns anhand von Schneekloth und Leven (2003) zunächst mit dem ambulanten Bereich beschäftigen.

Anzahl und Struktur der Hilfe- und Pflegebedürftigen

Nach den Ergebnissen der Repräsentativerhebung erhalten in Deutschland knapp 1,4 Millionen in Privathaushalten wohnende Personen Leistungen aus der Pflegeversicherung. Differenziert nach den Pflegestufen erhalten etwa 780 000 Pflegebedürftige (56 %) Leistungen nach der Pflegestufe I, weitere 460 000 (33 %) Leistungen nach der Pflegestufe 2 und rund 150 000 (11 %) Leistungen nach der Pflegestufe III. Einschränkungen bei vorrangig hauswirtschaftlichen Verrichtungen unterhalb der Schwelle des erheblichen Pflegebedarfs weisen weitere 3 Millionen Menschen in Privathaushalten auf. Von ihnen benötigen die Hilfen 46 % täglich, 36 % ein- oder mehrfach im Verlauf der Woche und 19 % eher seltener.

Über die demographische Struktur der Hilfe- und Pflegebedürftigen in Privathaushalten gibt Tabelle 5.8 Auskunft.

Tab. 5.8: Demographische Struktur der Hilfe- und Pflegebedürftigen in Privathaushalten zum Jahresende 2002

In %	Pflegebedürftige[1]	Sonstige Hilfebedürftige[2]
Geschlecht		
männlich	37	36
weiblich	63	64
Altersgruppen		
bis 14	5	2
15–39	7	8
40–59	9	15
60–64	5	8
65–69	7	11
70–74	10	15
75–79	12	14
80–84	17	12
85–89	14	9
90 und älter	14	7
Durchschnitt (in Jahren)	70,2	68,0
Familienstand		
verheiratet	32	42
verwitwet	43	36
geschieden	6	5
ledig	19	17
Haushaltsgröße		
1 Person	31	41
2 Personen	41	40
3 Personen	16	11
4 Personen und mehr Personen	12	8

1) Leistungsbezieher der Sozialen (SPV) und der Privaten Pflegeversicherung (PPV)
2) Personen mit Einschränkungen bei alltäglichen Verrichtungen ohne Pflegebedarf im Sinne des SGB XI

Quelle: Schneekloth und Leven, 2003, S. 9

Beeinträchtigungsprofile

81 % der Pflegebedürftigen der Pflegestufe III können sich allein nicht duschen oder waschen, 72 % können sich nicht allein in der Wohnung umherbewegen. Zwei Drittel können sich weder allein an- und ausziehen noch die Toilette benutzen. 44 % sind nicht in der Lage, allein Nahrung oder Getränke zu sich zu nehmen.

Vier von fünf Pflegebedürftigen der Pflegestufen 2 und 3 können nicht alleine einkaufen oder die Wohnung saubermachen. 83 % der Stufe 3 und 66 % der Stufe 2 können sich alleine keine Mahlzeiten zubereiten.

48 % der Pflegebedürftigen weisen kognitive Beeinträchtigungen auf, die auf eine beginnende oder bereits ausgeprägte Demenz hinweisen. Bei den Pflegebedürftigen der Stufe I trifft dies auf 42 % zu, in Pflegestufe II auf 57 % und in Pflegestufe III auf 53 %.

Dauer des Hilfe- und Pflegebedarfs

Im Durchschnitt sind es bei den Pflegebedürftigen bereits acht Jahre und bei den sonstigen Hilfsbedürftigen fast zehn Jahre, die seit dem erstmaligen Auftreten von Einschränkungen im Bereich der selbstständigen Lebensführung vergangen sind. Insgesamt sind bei jedem zweiten Pflegebedürftigen die ersten Beeinträchtigungen bereits vor fünf Jahren oder länger aufgetreten. Bei immerhin 28 % sind es sogar schon zehn Jahre und mehr.

Versorgungssituation

92 % der Pflegebedürftigen und auch 85 % der sonstigen Hilfebedürftigen werden privat in der Regel von Familienangehörigen betreut. Bei 36 % ist es eine einzelne Person, bei 29 % sind es zwei und bei 27 % drei und mehr Personen, die als private Helfer an der Betreuung und Versorgung beteiligt sind. Bei insgesamt 28 % ist es der Ehepartner, bei 26 % die Tochter, bei 12 % die Mutter und bei weiteren 10 % der Sohn, dem diese Aufgabe zukommt. In weiteren 17 % der Fälle sind es sonstige Verwandte und bei 7 % Nachbarn oder Bekannte. Es sind im Kern die engeren familiären Verhältnisse, die bestimmen, wer die Rolle der Hauptpflegeperson einnimmt. Bei verheirateten Pflegebedürftigen ist es der Ehepartner, bei verwitweten und in der Regel hochbetagten Pflegebedürftigen die Tochter, ein Sohn oder vereinzelt auch die Schwiegertochter und bei jungen Pflegebedürftigen in der Regel die Mutter, die zuständig ist. Insgesamt 73 % der Hauptpflegepersonen sind weiblich und 27 % männlich. Mit 69 % ist die Mehrheit verheiratet. 60 % der Hauptpflegepersonen sind bereits 55 Jahre oder älter. Dies unterstreicht noch einmal den Tatbestand, dass private Hilfeleistungen zu einem erheblichen Teil innerhalb der gleichen Generation erbracht werden. 60 % der Hauptpflegepersonen im erwerbsfähigen Alter sind nicht erwerbstätig, 19 % in Vollzeit, 15 % in Teilzeit und 6 % geringfügig beschäftigt. Insgesamt ist die Tätigkeit von Hauptpflegepersonen in der Regel ein Full-Time-Job. Für 64 % gilt, dass sie im Prinzip täglich rund um die Uhr zur Verfügung stehen müssen. 26 % sind täglich stundenweise, 8 % im Wochenverlauf und nur 2 % seltener verfügbar. 42 % der Hauptpflegepersonen fühlen sich eher stark und 41 % sogar sehr

stark belastet. Hinsichtlich der Art der Belastung geben 68 % an, dass es sich sowohl um körperliche als auch um seelische Belastung handelt. Vorrangig körperlich fühlen sich 18 %, vorrangig seelisch 14 % belastet. Diese erheblichen Belastungen gehen damit einher, dass privat Pflegende nur zu einer Minderheit regelmäßig auf Beratung oder sonstige allgemeine Unterstützungsangebote zurückgreifen. So nahmen beispielsweise nur 2 % regelmäßig und weitere 9 % gelegentlich an einer Selbsthilfegruppe teil.

Inanspruchnahme professioneller Pflege- und Versorgungsleistungen

Insgesamt dominiert bei den Leistungen der Pflegeversicherung nach wie vor die Inanspruchnahme des monatlichen Pflegegeldes: 71 % nehmen das Pflegegeld in Anspruch. Sachleistungen in Form professioneller Pflegeeinsätze erhalten 12 % der Pflegebedürftigen. Kombileistungen erhalten 15 %. Die Leistungen der Pflegeversicherung bei häuslicher Pflege sind nicht bedarfsdeckend konzipiert, sondern sollen die familiäre, nachbarschaftliche oder sonstige ehrenamtliche Pflege und Betreuung ergänzen (§ 4, 1 SGB XI). Alles in allem geben knapp 50 % der Haushalte von Pflegebedürftigen insgesamt an, monatliche Eigenkosten im Bereich der Hilfe und Pflege aufzuwenden, und zwar im Durchschnitt im Umfang von 355,- Euro. Typisiert man die Formen häuslicher Hilfe- und Pflegearrangements nach der Art des jeweils gewählten »Pflegemixes«, so ergibt sich, dass 55 % der Pflegebedürftigen ausschließlich private Hilfeleistungen aus Familie oder Bekanntschaft erhalten. Hinzu kommen weitere 9 %, die neben der privat getragenen Hilfe und Pflege zusätzliche selbst finanzierte, jedoch nicht im engeren Sinne pflegerische Hilfen in Anspruch nehmen. 28 % erhalten sowohl private als auch professionelle pflegerische Hilfen, und 8 % erhalten ausschließlich professionelle Pflege.

Wir wollen uns nun anhand von Schneekloth (2006) etwas näher mit dem *stationären Bereich* beschäftigen:

Ende 2005 gab es in Deutschland insgesamt 9 743 stationäre Pflegeeinrichtungen. In ihnen wurden rund 680 000 Pflegebedürftige versorgt, davon rund 65 000 in vollstationären Einrichtungen der Behindertenhilfe.

Demographische Merkmale der Heimbewohner

Tabelle 5.9 gibt einen Überblick über wichtige demographische Merkmale der Heimbewohner. Hochaltrigkeit ist das prägende Strukturmerkmal. Zwei von drei Bewohnern sind 80 Jahre und älter. Mit 73 % ist die überwiegende Mehrheit der Heimbewohner weiblich.

Heimübergang

60 % der Bewohner sind aus einem Ein-Personenhaushalt in das Heim gewechselt. 10 % haben vorher in einem Heim oder einer sonstigen Einrichtung gelebt. Unmittelbar aus einem Akutkrankenhaus sind 24 % gewechselt, weitere 14 % kamen aus einer psychiatrischen Klinik, einer Reha-Einrichtung oder einer sonstigen Übergangseinrichtung. Als Gründe für den Wechsel in das Heim werden genannt (Mehrfachnennungen waren möglich): schlechter Gesundheitszustand 66 %, nicht genügend Helfer verfügbar 38 %, Wunsch

I Allgemeine Sozialmedizin

Tab. 5.9: Demographische Merkmale der Bewohner vollstationärer Alteneinrichtungen in Deutschland zum Jahresende 2005 (in Prozent)

	insgesamt	weiblich	männlich
Geschlecht			
männlich	27		
weiblich	73		
Altersgruppen			
unter 60	4	2	8
60–64 Jahre	2	2	4
65–69 Jahre	5	3	12
70–74 Jahre	7	5	11
75–79 Jahre	13	13	16
80–84 Jahre	23	25	17
85–89 Jahre	20	22	16
90 Jahre und älter	25	28	14
Durchschnitt	81,8	83,6	76,8
Familienstand			
Verheiratet/in Partnerschaft	15	9	30
verwitwet	64	73	38
geschieden	6	5	11
ledig	15	12	21

Quelle: Schneekloth, 2006, S. 12

nach geeigneter Betreuung 32 %, Überlastung der Angehörigen, bessere soziale Einbindung 18 %, Angehörigen nicht zur Last fallen wollen 12 %.

Verweildauer

Im Rahmen der Befragung wurde erhoben, wie lange die beiden zuletzt verstorbenen Bewohner insgesamt in der Einrichtung gelebt haben. Danach haben die Bewohner bisher im Durchschnitt 41,3 Monate in den stationären Alteneinrichtungen gelebt, Frauen 47,4 Monate, Männer 25,9 Monate. Etwas genauer betrachtet, ergab sich folgendes Bild: 22 % der Bewohner haben nicht mehr als sechs Monate und weitere 7 % sieben bis unter zwölf Monate in der Einrichtung gelebt. 16 % haben jedoch fünf bis unter zehn Jahre und 7 % sogar mehr als zehn Jahre bis zum Ableben im Heim verbracht.

Hilfe- und Pflegebedarf, Versorgungssituation

57 % der Bewohner von Alteneinrichtungen können sich nicht allein und weitere 31 % nur mit Schwierigkeiten duschen oder waschen. Nicht allein

die Toilette nutzen können 43 % und weitere 21 % nur mit Schwierigkeiten. 40 % können nicht im Zimmer umhergehen, 16 % nur mit Schwierigkeiten. Nahrung und Getränke allein zu sich nehmen können 17 % nicht und 22 % nur mit Schwierigkeiten. 69 % können ihre Finanzen nicht mehr und weitere 16 % nur mit Schwierigkeiten selber regeln. 31 % sind häufig und weitere 17 % gelegentlich räumlich unzureichend orientiert, jeweils 17 % sind häufig bzw. gelegentlich im Tag-Nacht-Rhythmus gestört. Als im Verhalten fehlangepasst werden 16 % häufig sowie weitere 17 % gelegentlich charakterisiert. Zusammengenommen sind es 62 % der Heimbewohner, für die häufig mindestens eine der genannten kognitiven bzw. psychischen Beeinträchtigungen berichtet werden. Diese werden zu 46 % auf eine dementielle Erkrankungen zurückgeführt. Weiterhin werden bei 14 % der Bewohner schwere Depressionen bzw. sonstige psychische Störungen angegeben (vgl. auch Hartwig u. a., 2002).

Neben der Grundpflege, die so gut wie jeder pflegebedürftige Bewohner in der Regel mehrfach täglich erhält, werden für 62 % ebenfalls in der Regel mehrfach täglich Leistungen der medizinischen Behandlungspflege berichtet. Hilfen zur sozialen Betreuung erhalten ebenfalls 62 % mehrfach täglich oder täglich. Nach dem ersten Bericht des Medizinischen Dienstes der Spitzenverbände der Pflegekassen zur Qualität der Pflege liegt bei 10 % der Bewohner eine unzureichende Versorgungssituation vor. Dies drückt sich auch in der großen Zahl sog. »Fixierungen« aus. Nach den vorliegenden Ergebnissen werden 34 % der pflegebedürftigen Heimbewohner zumindest ab und zu durch entsprechende Hilfsmittel (Bett- oder Gurtsysteme, Vorsatztische etc.) fixiert.

Wohnliche Bedingungen und Personalausstattung

64 % der Bewohner von stationären Einrichtungen belegen ein Einbettzimmer, in einem Zweibettzimmer leben 36 %. Zimmer für drei oder sogar mehr Personen sind heute faktisch nicht mehr anzutreffen. Die Zahl des fest angestellten Personals betrug 510 000 Beschäftigte (umgerechnet auf Vollzeitstellen: 370 400 Beschäftigte). Davon gehören 264 000 Personen zum Pflegepersonal, 67 000 zum hauswirtschaftlichen Personal und je 19 000 zum therapeutischen Personal sowie zum Verwaltungspersonal. Rechnet man diesen Personalbestand in Form einer Betreuungsrelation um, so ergibt sich, dass im Durchschnitt auf eine im Bereich der Pflege oder Betreuung tätige Vollkraft 2,5 pflegebedürftige Bewohner kommen, unter Berücksichtigung des Schichtdienstes natürlich entsprechend mehr. Ein rationales Verfahren der Personalbemessung liegt für den Bereich der stationären Altenhilfe allerdings noch nicht vor.

Pflegesätze

39,2 % waren der Pflegestufe I, 40,9 % der Pflegestufe II und 20 % der Pflegestufe III zugeordnet. In Pflegestufe I werden im Durchschnitt 1 153 Euro, in Pflegestufe II 1 754 Euro und in Pflegestufe III 2 178 Euro berechnet. Hinzu kommen die Kosten für Unterkunft und Verpflegung, die sich im Durchschnitt auf 597 Euro belaufen. Hinzu kommen häufig noch Investitionskosten im Durchschnitt von 376 Euro. Damit übersteigen die in Rechnung gestellten Pflegesätze im Durchschnitt die Höhe der Leistungen, die von der Pflegeversicherung finanziert werden (s. d.). Von daher ist es nicht überraschend, dass im Schnitt 36 % der pflegebedürftigen Bewohner Sozialhilfe in Anspruch nehmen müssen.

Die Finanzierung der Pflegeleistungen erfolgt – wie in der Gesetzlichen Krankenversicherung – gemeinsam von Arbeitnehmern und Arbeitsgebern. Der an die Pflegekassen zu entrichtende Beitrag beträgt derzeit 1,7 % des monatlichen Einkommens. Er wurde auf der Basis von 1,65 Millionen Pflegebedürftiger vor Inkrafttreten der Pflegeversicherung kalkuliert. Insofern verwundert es nicht, dass die Pflegekassen durch den Anstieg auf derzeit 1,95 Millionen Leistungsempfängern der sozialen Pflegeversicherung finanziell stark belastet sind. Die Ausgaben im Jahr 2005 betrugen für die ambulante Pflege rund 8,2 und für die stationäre Pflege rund 8,7 Milliarden Euro.

Auf der Basis der 10. Koordinierten Bevölkerungsvorausschätzung und der Prognosen der Rürup-Kommission wird folgende Entwicklung der Pflegebedürftigkeit geschätzt: Anstieg der Anzahl älterer Personen (60 Jahre und älter) von 2001 bis zum Jahr 2010 um 1,4 Millionen Menschen von 19,9 auf 21,3 Millionen Menschen (= 26 % der Gesamtbevölkerung von rund 83 Millionen Einwohner).

Das Risiko der Pflegebedürftigkeit vor dem 60. Lebensjahr beträgt rund 0,6 %, zwischen dem 60. und dem 80. Lebensjahr rund 3,9 % und nach dem 80. Lebensjahr rund 31,8 %. Daraus ergeben sich folgende geschätzte Zahlen über die Entwicklung der Pflegebedürftigen:

2010 = 1,89 Millionen
2020 = 2,64 Millionen
2030 = 3,09 Millionen

Etwa 140 000 pflegebedürftige Behinderte leben in stationären Einrichtungen der Behindertenhilfe. Im Vordergrund des Zwecks dieser Einrichtungen steht die Eingliederung; die Pflege hat nur untergeordnete Bedeutung. Deshalb beteiligt sich die Pflegeversicherung an den Heimkosten pauschal in Höhe von 10 % des Heimentgelts, höchstens jedoch mit 256 Euro monatlich.

Die durch den Verzicht einer Pflegeperson auf eine eigene Erwerbstätigkeit oder die Reduzierung der Erwerbstätigkeit eintretenden Versorgungslücken im Rentenversicherungsverlauf werden durch die Leistungen der Pflegeversicherung zur sozialen Sicherung der Pflegeperson zumindest teilweise aufgefangen. Die Pflegeversicherung zahlt je nach Pflegestufe und Umfang der Pflegetätigkeit zwischen 127 und 382 Euro monatlich. Damit und mit der Absicherung in der gesetzlichen Unfallversicherung wird die Pflegetätigkeit in zwei wesentlichen Gebieten der Sozialversicherung einer Erwerbstätigkeit nahezu gleichgestellt.

In der Folge der Einführung der Pflegeversicherung sind eine Vielzahl zusätzlicher Arbeitsplätze entstanden. Seit Einführung der Pflegeversicherung im Jahr 1995 bis heute betrug der Beschäftigungsanstieg rund 250 000 Personen.

Wegen der demographisch bedingten Zunahme des Anteils der älteren Bevölkerung wird der Personalbedarf sowohl für die stationären Bereiche der Kranken- und Altenpflege als auch für die ambulante Pflege weiter ansteigen;

diese Entwicklung wird durch den Trend verstärkt, im Bereich der häuslichen Pflege häufiger Sach- anstatt Geldleistungen in Anspruch zu nehmen.

5.4.2 Sterbebegleitung

1967 publizierte Sudnow die Ergebnisse seiner teilnehmenden Beobachtungen über das Sterben in zwei amerikanischen Krankenhäusern. Seine zum Teil spektakulären Notizen stützen die bekannte Tatsache, dass es in Krankenhäusern strukturell oft unmöglich ist, in Würde zu sterben. Dies beginnt bei der gestörten Kommunikation zwischen dem Krankenhauspersonal und dem todkranken Patienten über die Tatsache seiner unheilbaren Krankheit, setzt sich fort in dem »Abschieben« des Sterbenden an unwürdige Plätze und endet häufig in der wenig einfühlsamen Benachrichtigung von Angehörigen und Mitpatienten. Glaser und Strauss (1968, deutsch 1974) kommen im Hinblick auf die Kommunikationsschwierigkeiten zu ähnlichen Ergebnissen. Sie entwickeln in ihrer Untersuchung ein Stufenmodell des Sterbens: Stationen, die der Sterbende durchläuft, von der ärztlichen Prognose des Sterbens bis hin zum Tod. Aus der Sicht der Sterbenden hat die Psychiaterin Kübler-Ross (1971) ebenfalls ein Phasenmodell entwickelt, das der Sterbende in seiner Auseinandersetzung mit dem Tod durchläuft. Sie unterscheidet folgende Phasen: Verleugnung und Isolation, Zorn, Verhandeln, Depression, Zustimmung. Gelingt es dem Krankenhauspersonal und den Angehörigen, sich auf die genannten Stufen bzw. Phasen einzustellen, wird sich die schwierige Kommunikation mit dem Sterbenden verbessern (vgl. Student u. a., 2004).

Sterbebegleitung wird vom Robert Koch-Institut folgendermaßen definiert: »Unter Sterbebegleitung im Gesundheitswesen wird in diesem Zusammenhang die Begleitung, Behandlung und Versorgung von Menschen am Lebensende im weiten Sinne verstanden. Dazu zählen sowohl die professionelle Arbeit von Berufsgruppen im Gesundheitswesen (z. B. Ärzte, Krankenpfleger, Psychologen, Sozialarbeiter, Seelsorger), als auch das Engagement von Angehörigen, Freunden, ›Laienhelfern‹ und Selbsthilfeinitiativen sowie die Versorgungsstrukturen, in denen diese Aufgaben geleistet werden« (2003c, S. 7).

Die Tatsache, dass immer mehr Patienten im Krankenhaus und nicht mehr zu Hause sterben, und die offensichtlichen Probleme eines humanen Sterbens in diesen Institutionen haben zu einer Reihe von alternativen Einrichtungen geführt. Dazu gehören in erster Linie die Einrichtungen der Palliativmedizin und der Hospize. Die folgende Charakterisierung dieser Einrichtungen ist dem o. g. Bericht des Robert Koch-Instituts (2003c) entnommen.

Palliativmedizin

Die Weltgesundheitsorganisation (WHO) definiert Palliativmedizin als die aktive Gesamtbehandlung von Kranken, deren Leiden auf kurative Behandlung nicht anspricht. Kontrolle von Schmerzen, von anderen Symptomen sowie von psychischen, sozialen und spirituellen Problemen ist von entscheidender Bedeutung. Das Ziel der palliativen Behandlung ist es, die bestmögliche Lebensqualität für Patienten und deren Familien zu erreichen. In der medizinischen Praxis sind palliativmedizinische Maßnahmen besonders bei

Patienten mit bösartigen Tumoren, AIDS und schweren neurologischen Erkrankungen erforderlich. Dabei wird Sterben als normaler Vorgang des Lebens betont, der als Teil der Gemeinschaft gelebt werden soll. Die Isolierung und Einsamkeit von Sterbenden, eine unzureichende medizinische und pflegerische Versorgung sollen verhindert werden. Bei der Symptombehandlung stehen typischerweise neben der Therapie von Abgeschlagenheit, Appetitlosigkeit, Übelkeit, Erbrechen, Schlafstörungen, Luftnot etc. insbesondere die Schmerztherapie im Vordergrund. Die Palliativmedizin arbeitet mit einem integrierten Behandlungsansatz. Hierzu ist eine Betreuung durch ein multiprofessionelles Team mit Ärzten, Pflegepersonal, Sozialarbeitern, Psychologen, Seelsorgern und ehrenamtlichen Helfern erforderlich. Weiterhin müssen die beteiligten Institutionen wie Krankenhaus, Hausarzt (bzw. home-care-Arzt), Palliativstationen, ambulante Hausbetreuungsdienste und Sozialstationen eng zusammenarbeiten.

Hospize

Im Unterschied zu ärztlich geleiteten Palliativstationen als Teil des medizinischen Versorgungssystems reicht die Geschichte der Hospizidee auf Herbergen (»hospitium«) und mittelalterliche Hospitalorden zurück, die Armen, Kranken und Reisenden Rast, Zuwendung und Pflege gaben. Daraus entwickelten sich, außerhalb der modernen Medizin, Orte der Aufnahme, Begleitung und Pflege von unheilbar Kranken und Sterbenden. Die moderne Hospizbewegung geht auf die englische Krankenschwester, Sozialarbeiterin und Ärztin Cicely Saunders zurück, die 1967 das St. Christopher's Hospice in London gründete. Als Gegenprogramm zur technischen Hochleistungsmedizin und zu einer Ausgrenzung von Sterben formulierte Saunders Werte der Hospizbewegung: Sterbende sollten gut ärztlich versorgt werden, in der Gemeinschaft integriert bleiben, als einzigartige, individuelle Personen wahrgenommen werden, und die Angehörigen sollten bei ihrer Trauer begleitet werden. Die Hospizbewegung sieht sich der Autonomie und der Würde menschlichen Lebens verpflichtet und lehnt jede Form »aktiver« Sterbehilfe ab.

Der Kranke soll möglichst in seiner vertrauten Umgebung sterben, weshalb von den Hospizdiensten auch eindeutig die ambulante Hospizbetreuung der stationären vorgezogen wird.

Nach Angaben der Bundesarbeitsgemeinschaft Hospiz gab es im Dezember 2004 1 310 ambulante und 112 stationäre Hospize sowie 90 Palliativstationen. Damit hat sich die Zahl der Einrichtungen seit 1996 vervierfacht.

Nach der letzten bundesweiten Hospizstatistik der deutschen Hospiz Stiftung wurden im Jahr 2002 durch ambulante Hospizdienste rund 35 600 Sterbende begleitet, 8 400 in stationären Hospizen und 7 000 in Palliativstationen.

Die durchschnittliche Betreuungsdauer lag bei 59 Tagen (ambulant) bzw. 38 Tagen (stationär), wobei jeder ambulante Dienst durchschnittlich 37 Personen und jede stationäre Einrichtung 66 Personen begleitet hat. 16 000 Mitarbeiter sind in den ambulanten Diensten ehrenamtlich tätig.

Derzeit gibt es in Deutschland 13 Hospiz- und Palliativbetten auf 1 Million Einwohner. Als ausreichende Versorgung gilt eine Kapazität von 50 Hospiz-

und Palliativbetten pro 1 Million Einwohner. In Großbritannien sind es bereits 54.

Die Finanzierung der Hospize erfolgt in Deutschland durch die gesetzliche verankerte Soziale Pflegeversicherung und die Krankenversicherung, ergänzend sind private Spenden und Eigenleistungen erforderlich. Der § 39a SGB V beinhaltet seit 2001 auch die Finanzierung ambulanter Hospizleistungen unter Einschluss der Qualifizierung der ehrenamtlich Tätigen.

Mit diesen Ausführungen wollen wir die allgemeine Darstellung der sozialmedizinischen Praxis abschließen. Wir werden im zweiten Teil dieses Buches bei der Darstellung einzelner Krankheiten aber wiederholt auf praktische sozialmedizinische Maßnahmen eingehen.

II Spezielle Sozialmedizin

Im zweiten Teil des Buches werden die wichtigsten Erkrankungen in ihren sozialmedizinischen Bezügen dargestellt. Die Darstellung erfolgt jeweils in drei Schritten: zuerst werden die medizinischen, danach die sozialmedizinischen Grundlagen und zum Schluss die sozialmedizinischen Praxiselemente der jeweiligen Krankheiten erläutert. Damit greifen wir auch die Systematik aus dem ersten Teil des Buches wieder auf: Zu den sozialmedizinischen Grundlagen gehören die Krankheitsmodelle und die epidemiologischen Zusammenhänge, zur sozialmedizinischen Praxis Prävention und Gesundheitsförderung, Beratung und Soziale Therapie sowie Rehabilitation, Nachsorge und Pflege. Natürlich können wir diese »sozialmedizinische Krankheitslehre« hier nur auf die wichtigsten Erkrankungen beziehen und dabei auch nur auf die Grundlagen. Weiterführende Darstellungen – auch verbunden mit den neuesten epidemiologischen Daten – finden sich auf der Homepage des Robert Koch-Instituts (*www.rki.de*) unter den Stichwörtern »Gesundheit und Krankheiten« sowie »Gesundheitsberichterstattung«.

6 Körperliche Erkrankungen

Aus den Morbiditäts- und Mortalitätsstatistiken, die wir in Kapitel 2 besprochen haben, wissen wir, welche Erkrankungen heute am häufigsten sind. Für diese Erkrankungen hat man auch den Begriff »Volkskrankheiten« geprägt. Nach den *Mortalitätsstatistiken* von 2004 starben rund 70 % aller Menschen in Deutschland an Krankheiten des Kreislaufsystems und an bösartigen Neubildungen. Die in *Morbiditätsstatistiken* genannten körperlichen Hauptleiden waren:

- Krankheiten des Kreislaufsystems,
- Krankheiten der Atmungsorgane,
- Krankheiten des Skeletts/der Muskeln/des Bindegewebes.

Schließlich hat die Krankheit AIDS deutlich gemacht, dass die Ära der Infektionskrankheiten in den entwickelten Industrieländern noch lange nicht der Vergangenheit angehört.

Wir wollen uns im Folgenden mit den Herz-Kreislauf-Krankheiten, den bösartigen Neubildungen und der Infektionskrankheit AIDS näher beschäftigen.

6.1 Herz-Kreislauf-Erkrankungen

Die Gruppe der Herz-Kreislauf-Erkrankungen lässt sich wie folgt aufteilen:

- Krankheiten der Herzkranzgefäße (koronare oder ischämische Herzkrankheiten),
- Krankheiten der Hirngefäße (cerebrovaskuläre Krankheiten),
- Bluthochdruck,
- übrige Herzkrankheiten,
- übrige Kreislaufkrankheiten.

6.1.1 Medizinische Grundlagen

Die Grundkrankheit der meisten Herz-Kreislauf-Erkrankungen ist die *Arteriosklerose*, ein die Innenwände der Arterien verändernder Prozess. Diese Veränderungen bestehen in Fett- und späterer Kalkablagerung, Verdickungen, Verquellungen und kleineren Blutungen, die schließlich zur Verengung der arteriellen Blutgefäße führen. Von diesen Veränderungen sind besonders die den Herzmuskel versorgenden Herzkranzgefäße (Koronararterien), die arteriellen Gefäße im Blutkreislauf des Gehirns sowie die großen Beinarterien betroffen. Kommt es zu einem Verschluss der das Herz versorgenden Koronargefäße, so wird das zu versorgende Gewebe nicht weiter ernährt und geht zugrunde. Dieser Prozess kann auf beiden Einflussseiten (Sauerstoffbedarf des Herzens und Transportkapazität der Herzkranzgefäße) verstärkt werden: So kann der Sauerstoffbedarf des Herzens erhöht sein, z. B. durch besondere körperliche Anstrengung, die Weite der Herzkranzgefäße zusätzlich verringert sein durch eine stressbedingte Verengung oder die Transportkapazität des Blutes eingeschränkt sein durch Blockierung roter Blutkörperchen, z. B. beim Rauchen entstehender und bei der Inhalation ins Blut gelangender chemischer Substanzen.

Die klinischen Ausprägungsformen der *koronaren Herzkrankheit* sind: die stabile Angina pectoris (Brustenge, belastungsabhängige Beschwerden/Schmerzen), die stille Myocardischämie (Mangeldurchblutung ohne Schmerzwahrnehmung), die instabile Angina pectoris (Auftreten der Beschwerden/Schmerzen auch schon in Ruhe, der akute Myocardinfarkt (Verschluss einer Herzkranzarterie), die durch die Koronare Herzkrankheit bedingte Herzinsuffizienz (Herzmuskelschwäche) und der plötzliche Herztod. Die instabile Angina pectoris und der akute Herzinfarkt werden auch als »Akutes Koronarsyndrom« zusammengefasst (Robert Koch-Institut, 2006c, S. 7 f.). Nach der Klassifikation der WHO müssen zur Diagnose eines Herzinfarktes mindestens zwei der drei folgenden Kriterien erfüllt sein:

- plötzlich auftretender Brustschmerz (Leitsymptom der Herzinfarktsymptomatik),
- ein Anstieg herzmuskelspezifischer Eiweißstoffe (Enzyme) im Blut.
- spezifische Veränderungen im Elektrokardiogramm (EKG).

Es existieren geschlechtsspezifische Unterschiede in der Herzinfarktsymptomatik: Während die schweren, anhaltenden und in die Umgebung ausstrahlenden Brustschmerzen eher typisch für Männer sind, klagen Frauen häufiger über Luftnot, Übelkeit, Schmerzen im Oberbauch und Erbrechen.

Ein *Schlaganfall* – oder wie der medizinische Fachbegriff lautet: ein Apoplex – erfolgt durch eine Verstopfung oder – seltener – durch ein Zerreißen der betroffenen Hirngefäße mit Massenblutung in das Hirngewebe mit der Folge von – den betroffenen Gehirnteilen entsprechenden – neurologischen Ausfallserscheinungen (wie Lähmungen, Sprachstörungen etc.).

Ähnlich wie bei der morphologischen Entstehung eines Herzinfarkts spielt der *Bluthochdruck* auch bei der Entstehung des Schlaganfalls eine ausschlaggebende Rolle. Von einem Bluthochdruck sprechen wir, wenn ein – je nach Alter unterschiedlich definierter Normwert – überschritten wird, wobei ein systolischer Wert von mindestens 140 mm Hg und ein diastolischer Wert von mindestens 90 mm Hg vorliegen muss. Der Bluthochdruck fördert nicht nur die Entstehung der Arteriosklerose, sondern erhöht auch den Sauerstoffbedarf des Herzens, das dann gegen einen erhöhten Gefäßdruck »anpumpen« muss, und ist – im Falle der Apoplexie – wesentlich am Zerreißen der Gefäßwände beteiligt.

Die dritte schwerwiegende Folgekrankheit des Bluthochdrucks ist das Nierenversagen. Auch hier kommt es zu einer arteriosklerotisch ähnlichen Veränderung des Nierengewebes, zur Nephrosklerose. Die Symptome eines erhöhten Blutdrucks können sein: Schwindel, Kopfschmerzen, Schweißausbrüche, aber sehr häufig sind die Beschwerden unspezifisch oder fehlen ganz, sodass auch von daher erklärbar wird, dass ca. die Hälfte aller Bluthochdruckpatienten unerkannt bleibt.

6.1.2 Sozialmedizinische Grundlagen

Die sozialmedizinische Theoriebildung von Herz-Kreislauf-Krankheiten wird ohne Zweifel beherrscht von dem in Kapitel 1 ausführlicher beschriebenen *Risikofaktorenmodell*. Als (vermeidbare) Hauptrisikofaktoren für die Entstehung eines Herzinfarkts werden genannt: Zigarettenrauchen, Bluthochdruck, Übergewicht sowie Störungen des Fettstoffwechsels; für die Entstehung eines Schlaganfalls kommen noch die Risikofaktoren ischämische Herzkrankheiten und Herzrhythmusstörungen hinzu. Es stellte sich jedoch heraus, dass die genannten Faktoren um weitere Risikofaktoren zu ergänzen sind, da sie nur 50–60 % des Zustandekommens eines Infarkts erklären konnten. Eine wesentliche Ergänzung des Risikofaktorenkonzepts erfolgt durch die Kombination mit Ergebnissen der Stressforschung (vgl. ebenfalls Kapitel 1), entweder dadurch, dass man den Faktor »Stress« als zusätzlichen Risikofaktor definierte, oder aber indem man – theoretisch fruchtbarer – das Stressgeschehen in Beziehung setzt zu den genannten (und weiteren) Risikofaktoren. Im Rahmen der Stressforschung waren nämlich Ergebnisse gewonnen worden, die das Stressgeschehen nicht nur sinnvoll in Beziehung zum Verhaltensaspekt »Rauchen« setzen ließen, sondern ebenfalls direkte Einflüsse auf die Verstärkung der Risikofaktoren »erhöhter Blutdruck« und »erhöhter Fettstoffwechsel« erkennen ließen. Darüber hinaus verstärkt die durch Stress erzeugte zentralnervöse Erregung zusätzlich den Prozess der Arteriosklerose, erhöht den Sauerstoffbedarf des Herzens, verändert die Blutgerinnung, führt zur Verengung der Herzkranzgefäße und zu Rhythmusstörungen des Herzens: Faktoren also, die zu einer weiteren Gefährdung des Herzens beitragen (vgl. z. B. Siegrist, 2005).

In Abb. 6.1 sind alle diese Faktoren zu einem Risikofaktorenmodell des Herzinfarkts zusammengefasst. Die Abbildung beinhaltet noch eine Reihe von Merkmalen, die aus ganz anderen als den eben genannten Krankheitskonzepten stammen.

Wir erkennen Faktoren wieder, die folgenden weiteren Krankheitskonzepten zugeordnet werden können:

- dem sozioökonomischen Modell von Krankheit,
- dem psychosomatischen Krankheitskonzept,
- dem life-event-Konzept,
- dem Risikoverhaltens- und selbst dem »Risikopersönlichkeits«-Konzept (vgl. Kapitel 1).

Die Bedeutung der o. g. Risikofaktoren wurde kürzlich in der großen INTER-HEART-Studie unterstrichen, in welcher insgesamt 15 000 Herzinfarktpatienten (aus 52 Ländern) mit einer gleich großen Kontrollgruppe aus gesunden Personen verglichen wurden. Danach waren 90 % der Herzinfarkte auf folgende Risikofaktoren zurückzuführen: Rauchen und Fettstoffwechselstörungen mit dem stärksten Einfluss, gefolgt von psychosozialen Faktoren, Adipositas, Diabetes mellitus und Bluthochdruck. Aber auch die unzureichende Aufnahme von Obst und Gemüse, ein erhöhter Alkoholkonsum sowie körperliche Inaktivität sind als entscheidende Risikofaktoren identifiziert worden. Darüber hinaus gibt es deutliche Hinweise darauf, dass auch Depressionen als Risikofaktoren eine Rolle spielen (Robert Koch-Institut, 2006c, S. 17 f.).

Das Konzept der »Risikopersönlichkeit« ist insbesondere durch die von Friedman und Rosenman (1975) entwickelte Typologie des *A-Typs* und des *B-Typs* bekannt geworden. Damit sollen psychische Eigenschaften/Persönlichkeitstypen charakterisiert werden, die ein besonders hohes Herzinfarktrisiko (A-Typ) bzw. ein besonders niedriges Risiko (B-Typ) haben. Ein Typ-A-Verhaltensmuster umfasst Eigenschaften wie Ehrgeiz, Arbeitseifer, Unfähigkeit zur Entspannung, latente Feindseligkeit, Ungeduld etc. Inwieweit es sich hierbei um einen unabhängigen koronaren Risikofaktor oder um ein durch gesellschaftliche Wettbewerbsnormen gefördertes Verhaltensmuster oder aber um ein Bewältigungsverhalten (Coping) gegenüber beruflichen oder familiären Belastungen handelt, muss durch weitere Untersuchungen geklärt werden (vgl. unsere Ausführungen in Kap. 1).

Abgesicherter sind dagegen Beiträge aus der sozialepidemiologischen Forschung: Danach ist der Herzinfarkt keine »Managerkrankheit« und damit keine Erkrankung der höheren Sozialschichten, sondern häuft sich – gemessen an Mortalitätsstudien bei erwerbstätigen Männern – in den unteren Sozialschichten (vgl. Mielck, 2000).

Der Zusammenhang von Herzinfarkt und ökonomischen Bedingungen ist besonders von Brenner untersucht worden, worauf wir bereits in Kapitel 2 hingewiesen haben. Danach führen ökonomische Krisen mit hoher Arbeitslosigkeit zu einer mit einigen Jahren Verzögerung einsetzenden Erhöhung u. a. der Sterblichkeit an Herz-Kreislauf-Erkrankungen.

6 Körperliche Erkrankungen

Abb. 6.1: Risikofaktorenmodell des Herzinfarkts

	Risikosituationen:	**Risikodispositionen:**
psychosoziale Risikokonstellationen	**chronisch:** Arbeitsplatzbelastungen, familiäre Schwierigkeiten, mangelnde soziale Unterstützung	Kontrollambition (Typus A)
	subakut: lebensverändernde Ereignisse	
somatische Vorläufer	**Standardrisikofaktoren:** Bluthochdruck, Cholesterin, Zigarettenrauchen, Übergewicht, Bewegungsarmut	Stress: neurohormonelle/ kardiovaskuläre Reaktionen
pathogenetische Mechanismen	Atherosklerose der Koronarien ↔ Spasmen ↔ myokardiale Stoffwechselstörungen	
klinische Manifestation	**akuter Myokardinfarkt**	

Die Todesursachenstatistik von Herz-Kreislauf-Krankheiten ergibt folgendes Bild:

Tab. 6.1: Todesursachenstatistik von Herz-Kreislauf-Krankheiten

	Männer	Frauen
Hypertonie	7 997	17 794
Ischämische Herzkrankheiten davon:	73 296	79 363
Akuter Myocardinfarkt	33 348	28 388
Sonstige Formen der Herzkrankheit	30 912	53 486
Zerebrovaskuläre Krankheiten	25 170	43 328
Krankheiten der Arterien etc.	9 100	12 997
Alle Herz-Kreislauf-Erkrankungen	152 468	216 004

Quelle: Statistisches Bundesamt, 2004

II Spezielle Sozialmedizin

Eine Reihe von Studien haben sich speziell mit dem Zusammenhang von psychosozialen Arbeitsbedingungen und Herz-Kreislauf-Erkrankungen beschäftigt. Zur Erfassung dieser Belastungen sind zwei sich ergänzende Erklärungsmodelle entwickelt worden: das Anforderungs-Kontroll-Modell und das Modell sozialer Gratifikationen. »Nach dem Anforderungs-Kontroll-Modell ergeben sich Umfang und Intensität von Stressreaktionen bei der Arbeitstätigkeit aus dem Zusammentreffen von zwei entscheidenden Merkmalen von Arbeitsinhalten: dem Merkmal einer (v. a. quantitativ) hohen Anforderung an die arbeitende Person und dem Merkmal eines geringen Entscheidungsspielraums über die auszuführende Arbeitsaufgabe (d. h. geringe Kontrollierbarkeit) ... In dem Modell sozialer Gratifikationskrisen steht der Arbeitsvertrag als gesellschaftliches Tauschverhältnis von Leistung und Lohn im Vordergrund. Dabei werden drei Arten von Belohnungen (Gratifikationen) unterschieden: finanzielle Belohnung (Lohn, Gehalt), Belohnung durch Wertschätzung und Anerkennung und Belohnung in Form von gewährtem Aufstieg bzw. gewährter Arbeitsplatzsicherheit ... In dem Modell sozialer Gratifikationskrisen wird angenommen, ... daß Erwerbstätige sich immer wieder stark verausgaben, ohne im Vergleich hierzu angemessen Belohnung zu erfahren (Gratifikationskrisen). Stressreaktionen, die aus diesem Ungleichgewicht hervorgehen, weisen eine besondere Intensität auf, da die Verletzung eines grundlegenden Prinzips menschlicher Vergesellschaftung, der sozialen Reziprozität, schwer zu bewältigen ist« (Siegrist, 2005, S. 71 f.):
Auch die Bedeutung des Faktors »starke Lebensveränderung« ist wiederholt untersucht und im Zusammenhang mit dem Faktor »fehlende psychosoziale Unterstützung« als wichtige Determinante der Herzinfarktentstehung erkannt worden. In diesem Zusammenhang sind auch Ergebnisse der psychosomatischen Herzinfarktforschung interessant, die die Bedeutung psychisch nicht verarbeiteter Verluste von wichtigen Bezugspersonen für die Entstehung eines Herzinfarkts hervorheben (vgl. Lynch: »Das gebrochene Herz«, 1979). Besonders bekannt geworden ist die Arbeit von Parkes u. a. über die erhöhte Herzinfarktmortalität von Witwern innerhalb der ersten sechs Monate nach dem Tod der Ehefrau, auf die wir schon in Kapitel 2 hingewiesen haben.

Fassen wir unseren Überblick über sozialmedizinische Zusammenhänge bei der Entstehung von Herz-Kreislauf-Erkrankungen – insbesondere dem Herzinfarkt – zusammen: Unterschiedliche theoretische Konzepte haben unterschiedliche Determinanten des Herzinfarkts ergeben. Risikofaktoren wie Rauchen, Über- bzw. Fehlernährung, Bewegungsmangel sind dabei ebenso bedeutsame Faktoren wie stresserzeugende Arbeitssituation, starke Lebensveränderung, das Fehlen sozialer Unterstützung oder auch bestimmte Persönlichkeitsmerkmale. Eine sozialmedizinisch orientierte Praxis hat diese und weitere Faktoren zu berücksichtigen, wenn sie in Prävention, Sozialtherapie und Rehabilitation erfolgreich sein will. Mit einigen Beispielen sozialmedizinischer Praxis bezogen auf Herz-Kreislauf-Erkrankungen wollen wir uns im Folgenden beschäftigen.

6.1.3 Sozialmedizinische Praxis

Präventive Strategien zur Vermeidung von Herz-Kreislauf-Erkrankungen setzen logischerweise bei den genannten Risikofaktoren an. So sind auch die bisherigen Bemühungen gekennzeichnet durch Aufklärung über die Risikofaktoren Rauchen, Bewegungsarmut, Bluthochdruck, Stress und Über- bzw. Fehlernährung.

Inzwischen liegen zahlreiche Erfahrungen vor, die – weltweit – mit der gemeindebezogenen Prävention von Herz-Kreislauf-Erkrankungen gemacht worden sind. Während die Interventionsstudien zur Bekämpfung des hohen Blutdrucks als sehr erfolgreich eingeschätzt werden, sind die Ergebnisse der Interventionsstudien zur Reduktion erhöhten Serumcholesterins weniger eindeutig. Als besonders erfolgversprechend werden – wegen der multifaktoriellen Entstehung des Herzinfarkts – die gemeindeorientierten multifaktoriellen Interventionen angesehen. Als Paradebeispiel dieser Interventionsstudien gilt das Nordkarelien-Projekt in Finnland, das durch gleichzeitige Reduktion der Risikofaktoren Bluthochdruck, Zigarettenrauchen und Hypercholesterinämie eine Senkung der Herz-Kreislauf-Sterblichkeit um 27 % bei Männern und um 42 % bei Frauen erreichte (Puska u. a., 1981).

Angeregt durch diese Erfolge wurden auch in der Bundesrepublik Interventionsprogramme zur Prävention von Herz-Kreislauf-Erkrankungen gestartet: 1976 begann die Studie in Eberbach-Wiesloch, 1977 das von der AOK im Kreis Mettmann geleitete Projekt, 1981 das Münchener Bluthochdruck-Programm und 1984 die für acht Jahre mit erheblichen Bundesmitteln geförderte Deutsche Herz-Kreislauf-Präventionsstudie (DHP), deren Erfolge allerdings eher bescheiden waren (vgl. Forschungsverbund DHP 1998).

Die Anforderungen an eine *Sozialtherapie* bei Herzinfarkt-Patienten lassen sich folgendermaßen formulieren:

- psychosoziale Hilfen (Ermutigung, Beratung, Fürsorge, moralische Unterstützung, Wertschätzung durch Familie, Freunde, Verwandte und Nachbarn; Diskussion und Klärung zukünftiger Möglichkeiten und Restriktionen),
- Informationen über Ursachen, Verlauf und Behandlung der Krankheit, über medizinische und soziale Hilfsmöglichkeiten durch Ehepartner, Arbeitskollegen, Erwachsene, Kinder und Freunde,
- praktische Hilfen, Entlastungen, Rücksichtnahmen (wenn weitergehende Veränderungen der Lebenssituation nicht erforderlich sind),
- Hilfe bei der Einübung und Praktizierung von Coping-Strategien, wenn weitergehende Lebensumstellungen nötig sind (vgl. Badura u. a. 1995).

Bevor wir die Bedeutung und die Maßnahmen der *Rehabilitation* von Herz-Kreislauf-Erkrankungen näher erläutern, sollen einige Zahlen zur Letalität und zum Rückfallgeschehen genannt werden: 5–10 % der Patienten mit einem akuten Koronarsyndrom versterben akut. Innerhalb eines Jahres versterben 25 % der betroffenen Männer und 38 % der betroffenen Frauen. In den ersten Jahren nach einem akuten Koronarsyndrom erleiden etwa 18 % der Männer und 35 % der Frauen einen erneuten Myocardinfarkt, etwa 22 % der Männer und doppelt so viele Frauen entwickeln eine Herzinsuffizienz (Leschke, 2005, S. 90). Beim Schlaganfall versterben innerhalb der ersten drei bis vier Wochen nach dem Akutereignis 26 bis 45 % der Betroffenen. Die Letalität ist in hohem Maße vom Alter der Schlaganfall-Patienten abhängig. Bei über 85-Jährigen liegt die 1-Jahres-Letalität bei ca. 72 %, bei unter 65-Jährigen bei ca. 33 %. Nur knapp die Hälfte aller Patienten ist sechs Monate nach einem Schlaganfall ohne bleibende Behinderungen.

Nach Definition der WHO kann die Rehabilitation von Herzpatienten in drei Phasen eingeteilt werden. Sie umfasst die stationäre Akutbehandlung und die Frühmobilisation im Krankenhaus (Phase I). Bei der Phase II direkt im Anschluss der Akutbehandlung ist es von Bedeutung, die individuellen Risiken einzudämmen und die eingeschränkte Leistungsfähigkeit des Herzens durch eine abgestufte Aufnahme körperlicher Bewegung wieder kontinuierlich zu steigern. Ziel ist es, eine soziale und – möglichst – berufliche Wiedereingliederung zu ermöglichen. Diese Phase der Rehabilitation kann in stationären und ambulanten Einrichtungen durchgeführt werden ... Als Phase III wird die Nachsorge und Betreuung am Wohnort des Patienten verstanden. Diese wird in der Regel von den niedergelassenen Ärzten/Hausärzten und ambulanten Herzgruppen geleistet (vgl. Robert Koch-Institut, 2006c, S. 26).

Ähnlich wie das Ausmaß medizinischer Rehabilitationsmaßnahmen sind die Maßnahmen zur *beruflichen und sozialen Rehabilitation* abhängig von dem Grad der Beeinträchtigung der Patienten durch das Krankheitsgeschehen. Der Grad der Beeinträchtigung wird anhand von klinischen Symptomen und Belastungsproben bestimmt. Bei der Entscheidung über Wiederaufnahme der Arbeit bzw. Umschulung oder vorübergehende oder dauernde Berentung spielen aber auch folgende Faktoren eine hervorragende Rolle: Alter des Rehabilitanden, Arbeitskräftebedarf in dem vom Patienten ausgeübten Beruf, Bereitschaft des Arbeitgebers zur flexiblen Gestaltung des Arbeitseinsatzes etc.

Angesichts der besonderen Bedeutung sozialer und psychologischer Faktoren für den Genesungsverlauf ist auch die verstärkte Einbeziehung von psychosozialen Berufen erforderlich. Hier sind im stationären Bereich der Krankenhaussozialdienst und im ambulanten Bereich z. B. die sozialen Dienste der Krankenkassen und die Selbsthilfegruppen zu nennen. Als eine besondere Form der Gruppenbildung von Herzinfarkt-Patienten haben sich in vielen Gemeinden unter Anleitung ehrenamtlich tätiger Ärzte sogenannte »Herzgruppen« gebildet, die ein körperliches Trainingsprogramm mit Informationsvermittlung und Selbsterfahrung verbinden. Die Zahl der ambulanten Herzgruppen hat in den letzten Jahren erheblich zugenommen; inzwischen bestehen 6 000 Gruppen mit über 120 000 Teilnehmern.

Die folgenden Ausführungen beziehen sich auf die Rehabilitation von Patienten nach einem Schlaganfall und stammen von der Bundesarbeitsgemeinschaft für Rehabilitation:

»Die Prognose ist beeinflusst von Ausmaß und Lokalisation der Schädigung. Sie hängt weiter ab von der Zeitspanne, die zwischen Ereignis und Beginn einer medizinischen Rehabilitation liegt, und von persönlichen Daten wie Alter, Geschlecht, Händigkeit und psychosozialem Status. Das Vorliegen von Begleiterkrankungen spielt ebenfalls eine Rolle. Der zeitige Beginn einer gezielten und umfassenden Rehabilitation verbessert wesentlich die Prognose.
Die funktionellen Störungen führen auf der gelähmten Seite zu Einschränkungen beim Liegen, Sitzen, Stehen und Gehen. Arm- und Greifbewegungen, die bei der Nahrungszubereitung und -aufnahme, beim An- und Auskleiden und in der Körperpflege notwendig sind, können nur eingeschränkt durchgeführt werden. Die Kommunikation ist bei Sprach-, Sprech- und Schreibstörungen stark behindert. Persönliche Beschäftigung wie berufliche Arbeit sind beeinträchtigt oder sogar ausgeschlossen.
Aus den genannten Einschränkungen auf der individuellen Ebene resultieren in der Regel Beeinträchtigungen auf der sozialen Ebene.
Die Verhältnisse in der Wohnung des Betroffenen, der Zugang zur Straße, z. B. im Treppenhaus, können Hindernisse auf dem Wege zur Selbständigkeit sein. Die berufliche Zukunft ist in Frage gestellt, Ehe und Partnerschaft sind betroffen.
Bei eingetretenem Schlaganfall reicht eine ambulante Rehabilitation im allgemeinen nicht aus. In der Regel wird eine Krankenhausbehandlung notwendig sein. Schon im Krankenhaus sollte die medizinische Rehabilitation einsetzen. Nach der Krankenhausentlassung ist bei stärkeren Funktionsausfällen eine Anschlussheilbehandlung (AHB) zwingend.
Bei der stationären medizinischen Rehabilitation (auch der AHB) sind Arbeiten im Team wie Krankengymnastik, Ergotherapie mit Belastungserprobungen, beide auf neurophysiologischer Grundlage, Sprachtherapie und psychologisch-psychotherapeutische Behandlungsformen Regelleistungen. Das gleiche gilt für die teilstationäre Rehabilitation.
In der ambulanten Behandlung ist die krankengymnastische Versorgung, die Sprachtherapie und die Ergotherapie sicher zu stellen.

Da zunehmend auch jüngere Menschen vom Schlaganfall betroffen werden, gewinnt die berufliche Rehabilitation an Bedeutung, wenn bei der medizinischen Rehabilitation erkannt wird, dass die Möglichkeit der Wiederaufnahme einer Berufstätigkeit besteht. Es sollte dann schon in der Rehabilitationsklinik eine Beratung durch Fachkräfte des zuständigen Reha-Trägers unter Beteiligung des Arbeitsamtes erfolgen« (BAR, 1994, S. 68 ff.).

Die *sozialen Leistungen zur Rehabilitation* beginnen ebenfalls schon während der medizinischen Maßnahmen. Sozialarbeiter im Krankenhaus, in Reha-Einrichtungen und Sozialstationen führen diese Maßnahmen fort. Dazu können gehören:

- Die Klärung der Anerkennung als Schwerbehinderter.
- Je nach Schweregrad der Behinderung, Klärung der wohnlichen Unterbringung, z. B. eigene Wohnung, Wohnung der Kinder, Altenwohnheim, Altenheim, Altenpflegeheim.
- Prüfung, unter welchen Bedingungen diese Unterbringungsstufen durch Sozialstationen und/oder Tageskliniken verbessert oder aufrechterhalten werden können.
- Hilfen zur Verkehrsbefähigung.
- Hilfen zur Freizeitgestaltung und zur Teilhabe am gesellschaftlichen Leben.
- Vermittlung von Selbsthilfegruppen.

6.2 Krebserkrankungen

6.2.1 Medizinische Grundlagen

Krebs geht von der Zelle aus, der kleinsten Organisationseinheit des Lebens. Jedes Organ des Organismus besteht aus Zellen, die sich alle auf ihre bestimmten Aufgaben – z. B. als Blutzellen, Hautzellen, Leberzellen ... – spezialisiert haben. Die Zellen haben eine bestimmte Lebensdauer, gehen zugrunde und werden durch neu gebildete Zellen ersetzt.

Steuerungsvorgänge regeln im gesunden Organismus die kontrollierte Neubildung der Zellen. Die Steuerung kann außer Kontrolle geraten. Dann entstehen neue Zellen, die im Organismus keine Funktion erfüllen. Es kommt zu einer Gewebsvermehrung, einem »Tumor«.

Man unterscheidet gutartige und bösartige Tumoren. Gutartige Tumoren bleiben vom übrigen Organgewebe gut abgegrenzt und wachsen auch nicht in andere Organe hinein. Ihre Zellen haben meist noch große Ähnlichkeit mit den Zellen des Organs, von dem sie ausgehen. Gefährlich werden gutartige Tumoren im Allgemeinen nur dann, wenn sie durch ihre Größe und ihren Umfang Druck auf das Nachbargewebe ausüben – z. B. im Gehirn.

Als Krebs werden bösartige Tumoren bezeichnet. Krebszellen haben die Ähnlichkeit mit Organzellen weitgehend verloren und zeichnen sich durch eine hohe Bereitschaft zur Zellteilung aus. Sie bleiben nicht abgegrenzt, sondern wuchern in das umgebende Gewebe hinein und zerstören es. Krebszellen, die in Blut- oder Lymphbahnen gelangen, können an anderer Stelle im Organismus Absiedelungen (Metastasen) bilden.

II Spezielle Sozialmedizin

Abb. 6.2: Prozentualer Anteil an der geschätzten Zahl der Krebsneuerkrankungen in Deutschland 2000

Quelle: Längler u. a., 2005, S. 162 (auf der Grundlage von Bundesministerium für Gesundheit, 2005)

Ob eine Gewebsvermehrung gutartig oder bösartig ist, wird durch eine mikroskopische Untersuchung des entnommenen Gewebes festgestellt. Mikroskopisch lassen sich viele Zellkerne, die auch vom Normalbild abweichen, sowie viele und ebenfalls pathologische Zellteilungen (Mitosen) erkennen.

Die *Folgen bösartiger Neubildungen* lassen sich wie folgt aufzählen:
- Auszehrung des Körpers durch abnorme Stoffwechselprodukte,
- Verlegung wichtiger Passagen: Speiseröhre, Luftröhre, Darm, Magenausgang, Harnröhre etc.,
- Durchbruch in andere Organe und Infektion,
- Durchbruch in Gefäße und Verblutung,
- Gewebezerfall und Infektion; Vergiftung durch Zerfallsprodukte und Zerstörung lebenswichtiger Organe,
- Druck auf Umgebung (z. B. bei Hirntumoren),
- Bildung von fehlgesteuerten Stoffwechselprodukten und hormonähnlichen Substanzen.

Abbildung 6.2 zeigt, welche Organe am häufigsten von Krebserkrankungen betroffen sind.

Nimmt man alle Krebserkrankungen zusammen, so beträgt die Fünf-Jahres-Überlebensrate ca. 55 %. In den Jahren zwischen 1988 und 2002 ist die Fünf-Jahres-Überlebensrate von 47,2 auf 55,1 % gestiegen. Besonders deutliche Verbesserungen waren für Patienten mit Krebs der Speiseröhre (von 8 auf 22 %), des Dickdarms (von 51 auf 60 %), des Mastdarms (von

46 auf 58 %), der Eierstöcke (von 34 auf 42 %), der Prostata (von 70 auf 85 %) und der Nieren (von 57 auf 67 %) zu verzeichnen (Brenner u. a., 2005, S. 2096).

Die Erfolgsaussichten medizinischer Behandlung hängen natürlich auch vom Zeitpunkt der Krebsentdeckung bzw. des Behandlungsbeginns ab, d. h., je früher ein Krebs erkannt wird, desto besser sind die Heilungs- bzw. Überlebenschancen. Wir werden uns damit weiter unten im Rahmen der sozialmedizinischen Praxis der Krebsfrüherkennungsuntersuchungen noch beschäftigen.

6.2.2 Sozialmedizinische Grundlagen

Welche Erklärungen gibt es nun dafür, dass normales Zellgewebe anfängt, unkontrolliert zu wachsen und zu wuchern? Dies ist die Frage nach den Krankheitsmodellen. Die wichtigsten »Krebstheorien« im medizinischen Krankheitsmodell sind:

- *Chemische Theorie:* Neubildungen entstehen durch chemische Reize. Es gibt inzwischen über 700 chemische Stoffe, die als krebserzeugend eingestuft werden. Beispiel: Krebs bei Rauchern durch inhalierte Teerprodukte und andere chemische Stoffe, von denen 50 krebserregend sind.
- *Strahlentheorie:* Neubildungen entstehen aufgrund der Einwirkung verschiedener Strahlen wie α-, β-, γ-, Röntgenstrahlen, Neutronen, UV-Licht etc. Beispiel: Leukämie nach Strahleneinwirkung (Bei Überlebenden der Atombombenkatastrophe von Hiroshima traten 18-mal häufiger Leukämien auf als bei einer Vergleichsgruppe).
- *Mutationstheorie:* Neubildungen werden als Folge plötzlich auftretender und dauernd bestehen bleibender Änderungen des Erbguts verstanden, die zu einer Veränderung des Zellwachstums führen. Es wird davon ausgegangen, dass schon unter normalen Bedingungen bei der enormen Zahl von Zellteilungen im menschlichen Organismus sogenannte Spontanmutationen auftreten, die aber durch ein intaktes körperliches Abwehrsystem ausgeschaltet werden.
- *Infektionstheorie:* Neubildungen werden als durch Viren verursachte Wucherungen verstanden. Es gibt eine Reihe von durch Viren erzeugte Neubildungen bei Tieren, beim Menschen allerdings nur wenige (z. B. wird der Gebärmutterhalskrebs durch Papillom-Viren [mit-]verursacht).

Das heutige Verständnis von Krebs ist überwiegend vom medizinischen Krankheitsmodell geprägt. Doch auch andere Krankheitsmodelle tragen zum Verständnis über Ursachen und Entstehung der Krebserkrankung bei:

Die genannten physikalischen und chemischen krebserzeugenden Umweltfaktoren lassen sich im Kontext der *soziökonomischen Krankheitstheorie* verstehen, d. h., sie spielen eine besondere Rolle in der für Industrienationen typischen Produktion, Distribution und Konsumption von Waren. Die folgenden Stoffe sind Beispiele für bei Menschen Krebs erzeugende Arbeitsstoffe, die wiederum nur einen kleinen Teil der inzwischen bekannten krebserzeugenden Umweltstoffe darstellen:

- *Arsenverbindungen* erzeugen Hauttumore, Lebertumore etc.
- *Asbest* erzeugt Bronchialkrebs, Krebs von Pleura und Peritoneum.

- *Benzidinverbindungen* erzeugen Harnblasentumore.
- *Nickelverbindungen* erzeugen Krebserkrankungen der Bronchien und Nebenhöhlen.
- *Steinkohlenteer* erzeugt Krebserkrankungen der Bronchien, der Haut und des Skrotums.
- *Vinylchlorid* erzeugt Lungen- und Lebertumore.

Im Rahmen einer sozioökonomischen Betrachtung der Krebserkrankung ist auch von besonderer Bedeutung, dass bei Männern eine deutliche Abhängigkeit der Krebssterblichkeit von der Sozialschicht besteht: Die Krebssterblichkeit nimmt mit abnehmender Schichtenzugehörigkeit zu. Dies gilt besonders für Magen- und Lungenkrebs. Bei Frauen ist – mit Ausnahme des Brustkrebses – eine ähnliche Verteilung zu beobachten (s. auch die Daten zur Sozialschichtenabhängigkeit des Rauchens weiter unten).

Auch eine geographische Abhängigkeit der Krebssterblichkeit ist bekannt. Im sogenannten »Krebsatlas« (Becker u. Waarendorf, 1998) lässt sich erkennen, dass in Regionen mit einem hohen Industrialisierungsgrad auch eine erhöhte Krebssterblichkeit besteht.

Für eine Theorie der *verhaltensbedingten Krankheiten* ist im Hinblick auf die Krebsentstehung insbesondere das Rauchen von ausschlaggebender Bedeutung. Da die bösartigen Neubildungen der Luftröhre, Bronchien und Lunge zu 90 % auf das Rauchen zurückgeführt werden und das Rauchen darüber hinaus auch das Risiko einer Krebserkrankung des Mundes, des Rachens, der Speiseröhre und der Harnorgane wesentlich erhöht, wird geschätzt, dass 30–40 % aller Krebstoten auf das Rauchen zurückgeführt werden können. Rauchen stellt somit die bedeutendste Einzelursache der Krebsverursachung dar.

Untersuchungen zur Sozialschichtenabhängigkeit des Rauchens zeigen, dass Angehörige der unteren Schichten besonders oft rauchen. Lampert (2005, S. 21 f.) hat auf der Grundlage der Daten aus dem telefonischen Gesundheitssurvey von 2003 folgende Zahlen ermittelt: Im Jahr 2003 rauchten in Deutschland 37,3 % der Männer und 28,0 % der Frauen. Männer aus der Unterschicht rauchen mit 43,9 % häufiger als diejenigen aus der Mittelschicht mit 39,7 % und diejenigen aus der Oberschicht mit 25,8 %. Außerdem lässt sich feststellen, dass die Männer aus der Unterschicht überproportional häufig 20 und mehr Zigaretten am Tag konsumieren. Bei Frauen zeigt sich ein ähnliches Bild. Schülerinnen und Schüler rauchen zwischen 12 und 17 %, gleichaltrige Lehrlinge bereits zu 39 % (Statistisches Bundesamt, 1998, S. 90 ff. und S. 178 ff.).

Auch bestimmte Ernährungsgewohnheiten werden mit bestimmten Krebserkrankungen in Verbindung gebracht. Es wird vermutet, dass die Ernährung mit schlackenarmer Kost, die zu einer längeren Verweildauer der Nahrung (und damit auch von krebserzeugenden Nahrungsbestandteilen) im Darm führt, die Häufigkeit von bösartigen Neubildungen im Dickdarm und Enddarm mitbedingt. Trotz der großen Zahl der Krebserkrankungen von Enddarm und Dickdarm fehlen bislang genauere epidemiologische und psychosoziale Erkenntnisse über die Entstehungsbedingungen.

Dies gilt auch für den Brustkrebs. Auch für die Entstehung des Brustkrebses werden verhaltensbedingte Ursachen wie z. B. Kinderlosigkeit, späte

Schwangerschaft etc. angeführt, also Faktoren, die gesellschaftlich vermittelt sind und z. B. über hormonelle Auswirkungen das Krebsgeschehen beeinflussen können. Darüber hinaus werden Faktoren wie orale Kontrazeptiva, bestimmte Medikamente, Fettkonsum etc. in ihrem Einfluss auf die Entstehung von Brustkrebs untersucht (Robert Koch-Institut, 2005a).

Schließlich wollen wir noch einige Hypothesen zur Krebsentstehung zitieren, die aus der *Psychosomatik* stammen. Hier sind insbesondere die Arbeiten über einen Persönlichkeitstyp »C« (von cancer = Krebs) bekannt geworden. Faltermaier hat die Diskussion um die Bedeutung »riskanter Persönlichkeitsmerkmale« für die Krebsgenese folgendermaßen zusammengefasst:

»Menschen, die kooperativ, hilfsbereit und freundlich sind, dabei geduldig, wenig anspruchsvoll und gegenüber autoritären Menschen nachgiebig sind ... sollen gefährdet für eine Krebserkrankung sein, daher werden sie Typ-C genannt ... Die bisherige Forschung gibt für diese auf die nordamerikanische Forscherin Lydia Temoshok zurückgehende Hypothese jedoch nur wenig Unterstützung ... In den umstrittenen Arbeiten von Grossart-Maticek, ein Heidelberger Mediziner, und Eysenck, ein bekannter britischer Persönlichkeitspsychologe, wurde ein Persönlichkeitstyp 1 beschrieben, der sich vor allem durch die Hemmung beim Ausdruck ich-bezogener Bedürfnisse und die Unterdrückung von Gefühlen charakterisieren lässt. Aufgrund ihrer Aufsehen erregenden positiven Ergebnisse bei der Voraussage von Krebserkrankungen haben diese beiden Forscher in der Fachwelt zuerst großes Erstaunen, dann aufgrund ihrer sehr undurchsichtigen Methoden große Skepsis bis Ablehnung ausgelöst« (2005, S. 116).

In der psychosomatischen Onkologie spielt auch das Stress-Konzept eine wichtige Rolle, indem es die durch langdauernden unbewältigten psychosozialen Stress bewirkten neurohormonellen Veränderungen im Körper mit berücksichtigt. In diesem Zusammenhang ist von Bedeutung, dass die unter Stress vermehrt im Körper ausgeschütteten Nebennierenrindenhormone zu einer Hemmung des immunbiologischen Abwehrsystems und damit zu einer Schwächung der Körperabwehr gegenüber (z. B. durch Viren, Chemikalien oder Mutation entstandenen) Krebszellen führen können (vgl. Kapitel 1).

Viele der bisher zitierten Ergebnisse resultieren aus Untersuchungen, die retrospektiv – also *nach* der Krebserkrankung – durchgeführt wurden und somit biographische und Persönlichkeitsmerkmale aus der subjektiven Einschätzung von schon erkrankten Personen beinhalten. Doch auch bei prospektiven Untersuchungen bleibt die methodische Schwierigkeit, die Vielzahl von Faktoren, die tagtäglich auf die Gesundheit der untersuchten Personen einwirken, sowie die Wechselwirkungen untereinander zu erfassen. Je mehr Merkmale ein Theorie-Modell beinhaltet, desto schwieriger wird die Untersuchung und desto unsicherer werden die Aussagen über die Bedeutung des Einflusses einzelner Faktoren. Weiterhin kommt hinzu, dass das Krebsgeschehen pathologisch-anatomisch ein häufig sehr langdauernder Prozess ist. Untersuchungen insbesondere im Kontext des life-event-Ansatzes, die nur aktuelle Lebensereignisse berücksichtigen, greifen hier offensichtlich zu kurz.

In welchem Maße die verschiedenen Krankheitsmodelle zur Erklärung von Krebs beitragen können, hat Eis (1998, S. 268) in der folgenden Auflistung (S. 180) zu beantworten versucht:

Tabak	30 %
Ernährung	30 %
Infektionen	5 %
Familienanamnese	5 %
Berufliche Exposition	5 %
Sozioökonomischer Status	3 %
Alkohol	3 %
Reproduktions- und Sexualverhalten	3 %
Geophysikalische Faktoren (UV, ionisierende Strahlen etc)	2 %
Umweltverschmutzung	2 %
Lebensmittelzusatzstoffe	1 %

Einen Überblick über die Krebssterbefälle nach Organlokalisation gibt Tabelle 6.2.

Tab. 6.2: Krebssterbefälle nach Organlokalisation

	Männer	Frauen	Gesamt
Verdauungsorgane	35 936	32 539	68 475
Atmungsorgane	30 427	11 379	41 806
Genitalorgane	11 509	10 749	22 258
Brust	176	17 592	17 768
Lymphatische, blutbildende u. verwandte Gewebe	8 482	8 132	16 614
	111 012	101 502	209 328

Quelle: Statistisches Bundesamt: Todesursachen in Deutschland, Fachserie 12, 2004

Über 80 % aller Krebstodesfälle traten bei über 60-Jährigen auf (vgl. Tabelle 6.3). Doch auch bei Kindern zwischen 1–5 Jahren ist Krebs die dritthäufigste Todesursache, nach den angeborenen Anomalien und den Verletzungen und Vergiftungen. Bei Kindern und Jugendlichen im Alter zwischen 5–15 Jahren ist Krebs – nach den Verletzungen und Vergiftungen – sogar die zweithäufigste Todesursache. Leukämien, bösartige Neubildungen des Zentralen Nervensystems und Lymphome sind in diesem Alter die häufigsten Krebserkrankungen (Längler u. a., 2005).

Tab. 6.3: Krebssterbefälle nach Alter und Geschlecht

Alter	unter 30	30–60	60 und älter
Männer	506	17 755	92 751
Frauen	421	14 762	83 133
Gesamt	927	32 517	175 884

Quelle: Statistisches Bundesamt: Todesursachen in Deutschland, Fachserie 12, 2004

6.2.3 Sozialmedizinische Praxis

Angesichts der großen bevölkerungsmedizinischen Bedeutung von Krebs und der Tatsache, dass die Heilungschancen trotz enormer Anstrengungen der Chirurgie, Strahlenheilkunde, Pharmakologie etc. – gemessen an der sogenannten Fünf-Jahres-Überlebensrate – nur bei knapp über 50 % liegen, wird die herausragende Relevanz der Prävention verständlich.

Primärprävention von Krebs durch Umweltfaktoren bedeutet Gesundheitsschutz durch Umweltkontrolle. Dies geschieht durch staatliche Interventionen in Form von Gesetzen und Verordnungen mit dem Ziel, krebserzeugende Faktoren am Arbeitsplatz und in der Umwelt aufzuspüren und zu vermeiden (vgl. dazu auch unsere Ausführungen in Kapitel 1 und 2). Dass dies von hoher gesellschaftlicher Brisanz ist, hat die Diskussion um die Verursachung von Leukämie durch Kernkraftwerke gezeigt.

Die in Kapitel 5 im Rahmen der *Sekundärprävention* skizzierten Früherkennungsprogramme schließen die wesentlichen Krebserkrankungen mit ein. Eine Früherkennung des Lungenkrebses im Rahmen dieser Programme gibt es allerdings nicht. Hier sind allein primärpräventive Maßnahmen Erfolg versprechend. Die Prävention des Rauchens hat hierbei erste Priorität.

Die Bedeutung der Krebsfrüherkennungsuntersuchungen steht und fällt mit der Teilnahme der Bevölkerung. Insbesondere bei Männern ist die Teilnahmerate mit ca. 15 % pro Jahr überaus gering, bei Frauen liegt sie bei ca. 50 % (Hartwig und Waller, 2004).

Der Europäische Kodex gegen den Krebs beinhaltet die folgenden zehn präventiven Ratschläge:

---

1. Rauchen Sie nicht! Raucher sollten dies so schnell wie möglich befolgen und schon gar nicht in Anwesenheit anderer rauchen.
2. Verringern Sie Ihren Alkoholkonsum: Bier, Wein, Spirituosen.
3. Vermeiden Sie starke Sonnenbestrahlung!
4. Folgen Sie den Gesundheits- und Sicherheitsvorschriften, besonders an Ihrem Arbeitsplatz bei Herstellung, Handhabung und Gebrauch aller Substanzen, die Krebs verursachen können.
5. Essen Sie häufig frisches Obst und Gemüse sowie Getreideprodukte mit hohem Fasergehalt.
6. Vermeiden Sie Übergewicht und begrenzen Sie die Aufnahme fettreicher Nahrungsmittel.
7. Gehen Sie zum Arzt, wenn Sie eine ungewöhnliche Schwellung bemerken, eine Veränderung an einem Hautmal oder eine abnorme Blutung.
8. Gehen Sie zum Arzt, wenn Sie andauernde Beschwerden haben wie chronischen Husten oder Heiserkeit, dauerhafte Auffälligkeiten bei der Verdauung oder einen ungeklärten Gewichtsverlust bemerken.
9. Gehen Sie einmal im Jahr zur Krebsfrüherkennungsuntersuchung.*
Für Frauen:
10. Untersuchen Sie regelmäßig Ihre Brust, wenn Sie über 40 sind, gehen Sie in regelmäßigen Abständen zur Mammographie, wenn Ihr Arzt dies für erforderlich hält.*

* angepasst an die gesetzlichen Grundlagen in der Bundesrepublik Deutschland

Eine *sozialtherapeutische Betreuung* hat schon zu dem Zeitpunkt anzufangen, wenn aufgrund eines Krebsverdachts eine eingehende Untersuchung erforderlich wird. Die Diagnose bzw. Verdachtsdiagnose »Krebs« ist aufgrund der an sie geknüpften Assoziationen wie Hoffnungslosigkeit, Tod, Angst, Verzweiflung für die Betroffenen zusätzlich belastend und kann zu Rückzug, Isolation und Ausgrenzung beitragen.

Die heute praktizierte sozialtherapeutische Betreuung beginnt aber zumeist erst – wenn überhaupt – im Stadium der Behandlung. Krankenschwestern, Psychologen und Sozialarbeiter sind neben dem Arzt an der sozialtherapeutischen Betreuung der Krebspatienten beteiligt. Sie beginnt mit der Aufklärung des Patienten, der Hilfe bei der Bewältigung der durch die Mitteilung einer Krebserkrankung und deren Behandlungsform ausgelösten Krise, die nicht nur den Patienten, sondern auch seine nähere Umwelt, d.h. Bezugspersonen und Stationspersonal mit einzubeziehen hat.

Sozialtherapie setzt sich fort in der Vermittlung praktischer Hilfen bei der Erledigung von administrativen Antragsverfahren, Schriftwechsel etc. u.a. zum Erhalt von Heil- und Hilfsmitteln für Krebskranke (wie z.B. Prothesen, Perücken, Artikel der Stomapflege), bei der Kontaktherstellung zu Selbsthilfegruppen, Einleitung von Kurmaßnahmen z.T. in speziell für Krebspatienten eingerichteten Sanatorien. Dies ist wesentlich eine Aufgabe des Krankenhaussozialdienstes. Dabei werden je nach Krebsart bzw. Lokalisation, nach Geschlecht, Lebenssituation und Alter besondere psychosoziale Probleme berücksichtigt.

Für die *Rehabilitation* krebskranker Patienten hat die Bundesarbeitsgemeinschaft für Rehabilitation eine Reihe von Grundsätzen aufgestellt. Als allgemeine Ziele *medizinischer Maßnahmen* nennt sie:

- »Sicherstellung und Optimierung der Rekonvaleszenzphase anschließend an eingreifende Behandlungsverfahren;
- Einübung, Schulung sowie Gewöhnung an tumorbedingte Körperschäden (Anus praeter-Träger, Kehlkopflose, Umgang mit Prothesen u.a.);
- Behandlung von Therapie-Folgeschäden (Anämien und Zytostatika, Magen-Darm-Blutungen, Armödem nach Brustoperation, chronische Schmerzzustände u.a.);
- Psychische Betreuung oder Behandlung« (Bundesarbeitsgemeinschaft für Rehabilitation, 1994, S.132).

Im Hinblick auf *berufsfördernde Maßnahmen* wird festgestellt, dass als vorrangiges Ziel der beruflichen Rehabilitation die Erhaltung des Arbeitsplatzes zu gelten habe, da die Chancen der Heilung eines Krebskranken durch vorzeitige Berentung sich nicht verbessern, sondern im Gegenteil zu einer zusätzlichen Benachteiligung und Belastung führen können. Sollte eine Wiedereingliederung am alten Arbeitsplatz nicht möglich sein, sind Maßnahmen der Berufsfindung, Arbeitserprobung und ggf. Umschulung einzuleiten.

Während die medizinische Rehabilitation krebskranker Patienten wesentlich von der Art, dem Ausmaß und den Behandlungsmethoden der jeweiligen Krebserkrankung bestimmt wird, setzt die *psychosoziale Rehabilitation* die Sozialtherapie fort:

- Hilfe bei der Einhaltung von medizinischen Nachsorgeterminen,
- fachliche Beratung bei Fragen für Sozialhilfe (SGB XII),
- Hilfe bei Rentenanträgen und Nachsorgekuren,
- Vermittlung in Selbsthilfegruppen,
- familientherapeutische Betreuung der betroffenen Familien.

Als Beispiele für gemeindenahe ambulante Institutionen in der psychologischen und sozialpädagogischen Krebsnachsorge sind u. a. erwähnenswert der »nachgehende Krankenhilfsdienst«, Beratungsstellen der Gesundheitsämter oder Freien Wohlfahrtsverbände, das »Heidelberger Modell zur Betreuung Krebskranker«.

Die Bedeutung psychosozialer Maßnahmen während der Behandlung, Rehabilitation und Nachsorge ist bei krebserkrankten Kindern und Jugendlichen besonders groß. In Deutschland erkranken jährlich insgesamt 1 200 bis 1 300 Kinder und Jugendliche unter 15 Jahren neu an Tumorerkrankungen. Infolge des medizinischen Fortschritts in deren Behandlung konnten in den vergangenen 20 Jahren die Heilungschancen entscheidend verbessert werden. Die Überlebenswahrscheinlichkeit beträgt je nach Diagnose zwischen 38 und 97 % (vgl. Bundesministerium für Gesundheit 1999, S. 126); der Lebensweg vieler dieser Kinder ist jedoch dadurch gekennzeichnet, dass sie lebenslang auf eine ärztliche Überwachung angewiesen sind. Für Kinder und Jugendliche mit Krebserkrankungen wurden deshalb modellhaft psychosoziale Dienste eingerichtet.

6.3 Infektionserkrankungen, insbesondere AIDS

Die folgenden Ausführungen basieren auf den Veröffentlichungen des Statistischen Bundesamtes (2004). Im Laufe des vergangenen Jahrhunderts wurden bedeutende Fortschritte bei der Bekämpfung von Infektionskrankheiten erzielt. In Deutschland wie auch in den anderen Industriestaaten sind infektiöse Erkrankungen wie z. B. Cholera, Diphtherie oder Pocken nahezu bedeutungslos geworden. Gründe für diese Entwicklung liegen in der Verbesserung des allgemeinen Lebensstandards, verbesserten hygienischen Verhältnissen, dem gezielten Einsatz von Schutzimpfungen sowie neu entwickelten antibakteriellen Wirkstoffen. In den Siebzigerjahren des vergangenen Jahrhunderts waren die Infektionskrankheiten daher im öffentlichen Interesse nur noch von untergeordneter Bedeutung.

In den letzten zwei Jahrzehnten sind Infektionskrankheiten, nicht zuletzt durch das Auftreten der Immunschwächekrankheit AIDS, als gesundheitliche Bedrohung wieder von größerem Interesse. Die Resistenz vieler Krankheitserreger gegen Antibiotika, das globale Bevölkerungswachstum sowie die erhöhte Mobilität großer Bevölkerungsgruppen sind einige Gründe für das wieder zunehmende Auftreten und die beschleunigte Verbreitung infektiöser Krankheitserreger.

Um beim Auftreten von Infektionskrankheiten rechtzeitige Vorkehrungen gegen eine weitere Ausbreitung treffen zu können, besteht eine gesetzliche Pflicht zur Meldung an die Gesundheitsämter. Meldepflichtig sind Ärzte außerhalb und innerhalb von Einrichtungen sowie andere mit der Behandlung oder Pflege betraute Personen. Bei einigen als besonders gefährlich anzusehenden Krankheiten wie Cholera, Milzbrand oder Pest ist bereits der Verdachtsfall meldepflichtig. Bei anderen Krankheiten wie beispielsweise Diphtherie oder Tuberkulose ist die Erkrankung zu melden, bei z. B. Masern, Influenza oder Salmonellen der Todesfall. Zu beachten ist, dass in den Statistiken der meldepflichtigen Krankheiten nur die Zugänge (Inzidenzen), nicht jedoch die Bestände (Prävalenzen) erfasst werden.

Die bei den Gesundheitsämtern vorliegenden Meldungen der Ärzte wurden bis zum Berichtsjahr 2000 über die Obersten Gesundheitsbehörden der Länder in bereits aggregierter Form an die Statistischen Landesämter weitergeleitet. Das Statistische Bundesamt erhielt von den Statistischen Landesämtern vierteljährliche und jährliche Länderergebnisse, aus denen das Bundesergebnis zusammengestellt wurde.

Der Aussagewert der Ergebnisse aus den Statistiken der meldepflichtigen Krankheiten wird insbesondere bei den Geschlechtskrankheiten dadurch beeinträchtigt, dass vermutlich nicht alle Erkrankungsfälle gemeldet werden. Gründe für eine fehlende Meldung liegen beispielsweise in einer nicht erkannten Bedeutung der Meldepflicht aufgrund bestehender Therapiemöglichkeiten oder wegen einer ungesicherten Diagnose. Die Größenordung der Dunkelziffer ist nicht bekannt. Die Entwicklung der Erkrankungen lässt sich dennoch anhand der vorhandenen Angaben beschreiben.

Am 1. Januar 2001 ist das Seuchenrechtsneuordnungsgesetz (SeuchRNeuG) vom 20. Juli 2000 (BGBl. I, S. 1045) in Kraft getreten. Kernstück ist das Gesetz zur Verhütung und Bekämpfung von Infektionskrankheiten beim Menschen (Infektionsschutzgesetz – IfSG), durch das die Prävention und Überwachung übertragbarer Krankheiten und Krankheitserreger zum Schutz der Bevölkerung neu geregelt wird. Erklärte Ziele sind die Verbesserung der Infektionsepidemiologie und eine Erhöhung der Effizienz des Öffentlichen Gesundheitsdienstes.

Mit dem Seuchenrechtsneuordnungsgesetz ging die Verantwortung der Sammlung, Auswertung und Veröffentlichung der von den örtlich zuständigen Gesundheitsämtern übermittelten Angaben auf das Robert Koch-Institut (RKI) als infektionsepidemiologisches Zentrum über. Neben der Datenbearbeitung soll das Robert Koch-Institut die Länder beraten und länderübergreifende Maßnahmen zur Bekämpfung akuter Infektionen koordinieren. Damit wird die bisher regional begrenzte Abstimmung der zu ergreifenden Maßnahmen um eine nationale Ebene erweitert; auf Ebene der Bundesländer werden die notwendigen Maßnahmen wie bisher durch die Landesgesundheitsbehörden wahrgenommen, auf lokaler Ebene durch die zuständigen Gesundheitsämter. Durch diesen geänderten Arbeitsschritt soll eine engere Verbindung der Erkennung und Bekämpfung übertragbarer Krankheiten erfolgen. Auch die Aufgaben der Gesundheitsämter hinsichtlich Aufklärung der Bevölkerung, hygienischer Überwachung von Einrichtungen und Behandlung der Erkrankten sowie die Arten der zu meldenden Erreger wurden mit dem neuen Gesetz geändert. Ergebnisse zu den meldepflichtigen Krankheiten für die Zeit ab dem 01.01.2001 können dem »Epidemiologischen Bulletin« des Robert Koch-Instituts entnommen werden (Statistisches Bundesamt, 2004). Tabelle 6.4 gibt die meldepflichtigen Infektionskrankheiten in Deutschland aus dem Jahr 2004 wieder.

6 Körperliche Erkrankungen

Tab. 6.4: Meldepflichtige Infektionserkrankungen nach dem Infektionsschutzgesetz in Deutschland 2004

Krankheiten	Gesamt	Deutschland 2004 männl. Anzahl	weibl.
Akute infektiöse Darmerkr.	234 991	109 537	125 335
• Cholera	3	2	1
• Typhus abdominalis	82	42	40
• Paratyphus	106	61	45
• Salmonellose	56 947	27 653	29 263
• Shigellose	1 149	584	564
• EHEC-Darminfekte	927	453	474
• E.-coli-Enteritis	5 586	2 840	2 741
• Campylobacter-Ent.	55 745	29 355	26 377
• Yersinien-Enteritis	6 182	3 352	2 829
• Botulismus	6	4	2
• Giardiasis	4 621	2 495	2 122
• Kryptosporidiose	935	456	479
• Rotavirus-Enteritis	37 755	19 127	18 605
• Norovirus-Gastroent.	64 893	23 093	41 759
• HUS/TTP	54	20	34
Tuberkulose	6 583	3 922	2 657
Brucellose	32	25	7
Leptospirose	58	44	14
Listeriose	295	150	145
Meningokokken-Erkr.	599	317	282
Haemophilus-Erkr.	68	40	27
Legionellose	475	314	161
Syphilis	3 345	3 013	320
Ornithose	15	10	5
Q-Fieber	114	74	40
Creutzfeldt-Jakob-Erkr.	78	38	40
FSME	274	182	92
Denguefieber	121	66	55
Hantavirus-Erkrankungen	242	167	75
Sonstige VHF	0	0	0
Masern	121	61	60
Akute Virushepatitis	12 251	7 350	4 892
• Hepatitis A	1 932	1 039	893
• Hepatitis B	1 260	857	402
• Hepatitis C	8 998	5 413	3 577
• sonst. akute Virushep.	61	41	20
Adenovirus (kerato)-konj.	652	482	168
Malaria	707	483	202
Influenza	3 484	1 842	1 641
Sonstige	127	58	64

Quelle: Robert Koch-Institut: Epidemiologisches Bulletin 2005

Auch wenn die Krankheit AIDS (Aquired Immuno Deficiency Syndrome = erworbene Immunschwäche) hinsichtlich ihrer Verbreitung in Deutschland nicht als Volkskrankheit bezeichnet werden kann (ihr Anteil an der Gesamtmortalität beträgt derzeit unter 0,1 %), so gibt es doch mehrere Gründe, sie in einem Lehrbuch der Sozialmedizin ausführlicher zu behandeln. Zum einen ist AIDS die Infektionskrankheit unserer Zeit und hat die Annahme, für entwickelte Länder sei die Ära der Infektionskrankheiten überwunden, auf dramatische Weise korrigiert. Zum anderen ist AIDS eine »soziale Krankheit«, d. h., sie ist in ihrer Entstehung und (zumindest solange es keine Heilung gibt) in ihrer Bewältigung in engster Weise mit sozialen Faktoren verknüpft. Und schließlich hat AIDS sich wie kaum eine andere Krankheit in so dramatischer Weise der Fantasien der Menschen bemächtigt, die Handlungsfähigkeit der Gesundheitspolitik herausgefordert und die Wirksamkeit unseres Gesundheitswesens insbesondere im Teilbereich Prävention auf die Probe gestellt (vgl. u. a. Matic u. a., 2006).

6.3.1 Medizinische Grundlagen

AIDS ist das Endstadium einer Infektion mit dem HIV-Virus (HIV = Human Immunodeficiency Virus). 1983 war es Montagnier und seinen Mitarbeitern in Frankreich und Gallo und seinen Mitarbeitern in den USA gelungen, dieses Virus als den Erreger der AIDS-Krankheit zu identifizieren(zu den folgenden Ausführungen vgl. insbesondere die Veröffentlichung der Enquête Kommission des Deutschen Bundestages sowie des Robert Koch-Instituts, 2006 d). HIV ist ein Retrovirus. Sein Erbmaterial besteht aus Ribonukleinsäure (RNS) und wird mit Hilfe der sog. reversen Transkriptase in der Zelle in Desoxyribonukleinsäure (DNS) umgeschrieben. HIV gehört zu der Untergruppe von Retroviren, die als Lentiviren bezeichnet werden. Die Lentiviren zeichnen sich durch eine lange Latenzzeit, den chronischen Verlauf der durch sie verursachten Krankheit und durch den Zerfall des Zentralnervensystems aus.

HIV hat zwei Besonderheiten, die es besonders gefährlich machen: Es kann sich fest in das Erbgut menschlicher Zellen einbauen, sodass es vom Immunsystem nicht mehr zu erreichen ist und von einer Zelle auf deren Tochterzellen weitergegeben werden kann. Darüber hinaus infiziert HIV gerade jene Zellen, deren Aufgaben es ist, Krankheitserreger abzufangen und unschädlich zu machen. Dazu gehören insbesondere die sog. T 4-Lymphozyten (auch T-Helfer-Zellen genannt) und die Makrophagen. Makrophagen (Fresszellen) sind die »Wachposten« an der vordersten Front des Immunsystems und nehmen eingedrungene Viren und Bakterien auf, um sie unschädlich zu machen. Für die Entwicklung der typischen Immunschwäche ist die Wirkung des HIV auf die sogenannten T-Helfer-Zellen von entscheidender Bedeutung: Die T-Helfer-Zellen bilden im Wechselspiel mit den T-Suppressorzellen das Regelwerk des Immunsystems. HIV kann T-Helfer-Zellen zerstören oder die normale Funktion dieser Zellen beeinträchtigen. Hierbei kommt es zu zunehmenden Störungen im gesamten Immunsystem. Die nach der Infektion mit HIV in der Regel rasch einsetzende Bildung der Antikörper trägt somit – paradoxerweise – zur Verstärkung dieser Störungen bei.

Der scheinbar einfachsten Methode, HIV an einer weiteren Ausbreitung zu verhindern, nämlich einer Schutzimpfung gegen HIV, stehen die biologischen

Eigenarten – insbesondere die häufig wechselnden Oberflächenstrukturen – entgegen.

Das amerikanische Center of Disease Control and Prevention (CDC) hat den Verlauf von der HIV-Infektion bis zum »AIDS-Vollbild« in vier verschiedene Stadien eingeteilt, die für medizinische Zwecke noch weiter differenziert wurden (*www.netdoktor.de*):

Stadium I – Akute HIV-Krankheit: Bei etwa 70 bis 90 % der Betroffenen treten sechs Tage bis sechs Wochen nach der Infektion grippeähnliche Beschwerden wie Fieber, Kopf- und Halsschmerzen, geschwollene Lymphknoten sowie Ausschlag auf. Auch wer keine Beschwerden hat, kann das HI-Virus an andere weitergeben. Zu diesem Zeitpunkt ist der HIV-Test aber noch negativ. Erst ein bis drei Monate nach der Infektion sind Antikörper im Blut nachweisbar.

Stadium II – Asymptomatische Infektion (Latenzphase): Häufig folgt jetzt eine symptomfreie Phase, die etwa acht bis neun Jahre dauert. Trotzdem vermehrt sich das Virus in dieser Zeit weiter und zerstört die Immunzellen. Tests zeigen eine deutliche Abnahme dieser Immunzellen im Blut.

Stadium III – Lymphknotensyndrom: Etwa 40 % der Infizierten leiden in dieser Zeit unter Lymphknotenschwellungen.

Stadium VI – HIV-assoziierte Erkrankungen: Dieses Stadium entwickelt sich etwa zehn Jahre nach der Infektion und wird in verschiedene Unterstadien eingeteilt. Hat ein Patient eines der folgende Symptome, spricht der Arzt vom Aids-Related-Complex:

- Nachtschweiß länger als einen Monat,
- Durchfall länger als einen Monat,
- Fieber länger als einen Monat,
- trockener Husten und Atemnot,
- Gewichtsverlust,
- chronische Müdigkeit.

Aids-Vollbild

Kommen weitere, schwere Erkrankungen hinzu, z. B. Lungenentzündung, neurologische Erkrankungen oder bestimmte Krebsarten wie das Kaposi Sarkom, spricht man vom Aids-Vollbild. Dabei ist auch die Zahl der CD 4-Lymphozyten bereits unter 200 gesunken (normal sind 600 bis 1 000). Diese Krankheiten sind ein Zeichen dafür, dass das Immunsystem durch das HI-Virus bereits schwer geschädigt ist.

Bis zum Auftreten von Symptomen kann die Infektion nur serologisch und virologisch nachgewiesen werden. Das Virus selbst ist im Blut der Infizierten nur in sehr geringen Konzentrationen vorhanden. Die heute routinemäßig verwendeten diagnostischen Tests basieren deshalb auf dem Nachweis von Antikörpern, die der infizierte Organismus als Antwort auf das Auftreten der fremden Antigene gebildet hat. Dabei haben sich der ELISA-Test als Suchtest und der Western-Blot-Test als Bestätigungstest bewährt.

Aufgrund einer Defektmutation in einem Korezeptor für HIV-1 (CCR-5) sind ca. 20 % der Menschen mitteleuropäischer Herkunft vermindert empfänglich für eine HIV-Infektion, und 1 % der Menschen sind offenbar vollkommen gegen AIDS geschützt (Schmidtke, 2003, S. 78).

Der derzeitige Stand der antiretroviralen Therapie wird von Willer (2005, S. 318) folgendermaßen zusammengefasst:

»Während am Anfang der 1980er Jahre nur wenige Medikamente für die Therapie der HIV-Infektion zur Verfügung standen, so wurden bis Mitte der 1990er Jahre zunehmend mehr Medikamente entwickelt, die in den westlichen Industrieländern moderne Therapieformen wie eine hochaktive antiretrovirale Therapie ermöglichen. In den Leitlinien zur Therapie der HIV-Infektion wird ... das Ziel formuliert, HIV-bedingte Symptome zu vermeiden und daher eine antiretrovirale (Kombinations-)Therapie zu starten, bevor eine Kompromittierung des Immunsystems eingetreten ist. Derzeit können wir hierfür aus einem Spektrum von mehr als 20 Medikamenten unterschiedlicher Wirkstoffgruppen wählen: neben den nukleosidalen/-tidalen Reverse-Transkriptase-Inhibitoren stehen nichtnukleosidale Reverse-Transkriptase-Inhibitoren, Proteaseinhibitoren, Fusionsinhibitoren und künftig auch Integraseinhibitoren und CCR5-Antagonisten zur Wahl«.

6.3.2 Sozialmedizinische Grundlagen

Grundlegende sozialmedizinische Fragen im Zusammenhang mit HIV-Infektion und AIDS beziehen sich auf

- epidemiologische Zusammenhänge,
- soziologische Aspekte der Hauptbetroffenengruppen,
- Reaktionen der Gesellschaft.

Seit dem 1. Oktober 1987 müssen entsprechend der Verordnung über die Berichtspflicht über positive HIV-Bestätigungsteste nachgewiesene HIV-Infektionen in anonymisierter Form dem Robert Koch-Institut gemeldet werden. Alle Meldungen sind völlig anonymisiert, sodass Doppelmeldungen nicht in jedem Falle erkannt werden. Die Zahlen liefern jedoch einen guten Anhaltspunkt für die Obergrenze der diagnostizierten HIV-Infektionen.

Die epidemiologische Situation in Deutschland Ende 2005 zeigt Tabelle 6.5.

Im Gesundheitsbericht 2006 werden die o. g. Ergebnisse wie folgt kommentiert:

»Im Vergleich zu anderen europäischen Ländern stellt sich die Situation in Deutschland insgesamt relativ günstig dar. Vor allem für osteuropäische Länder werden deutlich höhere Zahlen bei den HIV-Neuinfektionen und AIDS-Erkrankungen berichtet. Zurückzuführen ist dies zum Teil auf die in Deutschland frühzeitig begonnenen, umfassenden und andauernden Präventionsmaßnahmen. Gleichwohl ist es in den letzten Jahren zu einem Wiederanstieg der HIV-Neuinfektionen gekommen. Zusammen mit der Zunahme anderer sexuell übertragbarer Erkrankungen deutet dies auf ein inzwischen wieder zunehmendes Risikoverhalten hin« (Robert Koch-Institut, 2006 d, S. 53 f.).

Weltweit hat sich dagegen die HIV/AIDS-Epidemie innerhalb von 20 Jahren zu einem der größten Gesundheitsprobleme der heutigen Zeit entwickelt. Die Weltgesundheitsorganisation rechnet mit insgesamt 40 Millionen HIV-Infizierten, wie Tabelle 6.6 (S. 190) zeigt.

Tab. 6.5: HIV/AIDS in Deutschland – Eckdaten (Stand 2005)

Menschen, die Ende 2005 mit HIV/AIDS leben	**ca. 49 000**
Männer	ca. 39 500
Frauen	ca. 9 500
Kinder	ca. 300
darunter Menschen, die mit AIDS leben	ca. 8 000
Verteilung nach Infektionsrisiko	
Männer, die Sex mit Männern haben	ca. 31 000
Personen, die sich über heterosexuelle Kontakte infiziert haben	ca. 5 500
Personen aus sog. Hochprävalenzregionen	ca. 5 500
(Personen, die aus sog. Hochprävalenzregionen stammen, haben sich überwiegend in ihren Herkunftsländern und dort über heterosexuelle Kontakte mit HIV infiziert. Die Abschätzung der Größe dieser Personengruppe ist mit der höchsten Unsicherheit behaftet, da zu wenig Angaben darüber verfügbar sind, wie hoch der Anteil der Personen aus dieser Gruppe ist, die nach ihrer HIV-Diagnose dauerhaft in Deutschland bleiben)	
i. V. Drogengebraucher	ca. 6 000
Hämophile und Bluttransfusionsempfänger	ca. 600
(Infektion erfolgte über kontaminierte Blutkonserven und Gerinnungsfaktorenkonzentrate überwiegend in der Zeit vor 1986)	
Mutter-Kind-Transmission	ca. 300
(Kinder, die vor, während oder nach ihrer Geburt die HIV-Infektion über ihre Mutter erworben haben)	
Zahl der HIV-Neuinfektionen in Deutschland* im Jahr 2005	**ca. 2 600**
Männer	ca. 2 250
Frauen	ca. 350
Kinder	ca. 20
Infektionswege (geschätzt)	
Männer, die Sex mit Männern haben	70 %
Heterosexuelle Kontakte	20 %
i. v.-Drogengebrauch	9 %
Mutter-Kind-Transmission	1 %
Neue AIDS-Erkrankungen im Jahr 2005	ca. 850
Männer	ca. 680
Frauen	ca. 170
Kinder	< 5
Todesfälle bei HIV-Infizierten* im Jahr 2005	ca. 750
Gesamtzahl der HIV-Infizierten seit Beginn der Epidemie	ca. 75 000
Gesamtzahl der AIDS-Erkrankungen* seit Beginn der Epidemie	ca. 31 500
Männer	ca. 27 000
Frauen	ca. 4 300
Kinder	ca. 200
Gesamtzahl der Todesfälle bei HIV-Infizierten* seit Beginn der Epidemie	**ca. 26 000**

*Die vom Robert-Koch-Institut zusammengestellten Eckdaten sind Schätzungen, die jährlich auf dem jeweilig aktuellen Stand der Erkenntnisse aktualisiert werden. Sie stellen keine automatische Fortschreibung früher publizierter Eckdaten dar. Die jeweils angegebenen Zahlenwerte können daher nicht direkt mit früher publizierten Schätzungen verglichen werden.

Quelle: Robert Koch-Institut, 2005

II Spezielle Sozialmedizin

Tab. 6.6: Anzahl HIV-Infizierter und AIDS-Toter im globalen Vergleich (Stand 2004)

	Weltweit*	Sub-sahara*	Asien*	Osteuropa*	Deutschland[+]
Infizierte	40,0 Mio.	25,0 Mio.	8,2 Mio.	1,4 Mio.	44 000
davon Frauen	17,6 Mio.	13,3 Mio.	2,3 Mio.	490 000	9 500
Neuinfektionen jährlich	5,0 Mio.	3,0 Mio.	1,2 Mio.	210 000	2 000
davon Kinder unter 15 Jahren	650 000	560 000	180 000	1 800	15
Tote jährlich	3,0 Mio.	2,3 Mio.	540 000	60 000	700
AIDS-Waisen	15,0 Mio.	12,1 Mio.	keine Angaben	keine Angaben	keine Angaben

*Schätzungen der WHO; [+]Schätzung des Robert Koch-Instituts
Quelle: Bundesministerium für Gesundheit und Soziale Sicherheit, 2005, S. 4

Die prozentuale Verteilung der AIDS-Erkrankungen nach Hauptbetroffenengruppen spiegelt die *Hauptübertragungswege* für HIV wider:

1. die Übertragung durch Blut, Sperma- und Vaginalflüssigkeit,
2. die gemeinsame Benutzung kontaminierter Spritzbestecke bei intravenösem Drogengebrauch,
3. die Übertragung von der infizierten Mutter auf ihr Kind vor, während und nach der Geburt.

Virusübertragung durch andere Körperflüssigkeiten (wie z. B. Speichel, Schweiß etc.), die Übertragung durch Insekten oder auch durch alltägliche soziale Kontakte gelten als ausgeschlossen. Sexuelle Übertragung durch ungeschützten Geschlechtsverkehr dürfte der zahlenmäßig bedeutendste Übertragungsweg sein. Homosexuelle Männer mit häufig wechselnden Partnern sind die bisher am stärksten betroffene Gruppe. Nach allgemeiner Ansicht stellt der ungeschützte Analverkehr den wichtigsten sexuellen Übertragungsweg dar. Zusätzlich ist die Frage zu berücksichtigen, in welchen Bevölkerungsgruppen das Virus zuerst aufgetaucht ist. Ein Blick in die Statistiken verschiedener Länder zeigt, dass dies die homosexuellen Männer sein können, aber auch die i. v.-Drogenabhängigen oder – wie in den Endemiegebieten – die Heterosexuellen. Die Infektion der Heterosexuellen in Deutschland erfolgt derzeit überwiegend über ungeschützte Sexualkontakte mit HIV-infizierten bisexuellen Männern und HIV-infizierten Drogenabhängigen.

Die ersten Jahre nach dem Auftreten der AIDS-Erkrankung waren in der Bevölkerung von Angst und Hysterie gekennzeichnet. Dies ist – angesichts der im Vergleich zu anderen Erkrankungen in Deutschland geringen Prävalenz – nur durch die Tatsache zu erklären, dass diese Krankheit weitgehend tabuisierte Themen wie Tod, Sexualität, Rausch und Sucht berührt. Durch die Tatsache, dass die AIDS-Erkrankung in erster Linie auf Bevölkerungsgruppen trifft, die in der Vorstellung der Bevölkerung als abweichend gelten, verstärkt sich die Gefahr, dass die Hauptbetroffenengruppen der Krankheit zusätzlich als Sündenböcke benutzt werden, um die eigene Angst und Panik loszuwerden. Damit verstärken sich die ohnehin schon vorhandenen Stigmata, Diskriminierungen und Ausgrenzungen gegenüber Randgruppen.

6.3.3 Sozialmedizinische Praxis

Prävention und Gesundheitsförderung, Sozialtherapie und Beratung sowie Sterbebegleitung bilden die Schwerpunkte sozialmedizinischer Praxis.

Angesichts der besonderen Charakteristika der HIV-Infektion und der epidemiologischen und soziologischen Gegebenheiten sind die Ziele der *Prävention und Gesundheitsförderung* eindeutig:

1. Eindämmung der weiteren Ausbreitung der Infektion,
2. Schutz und Solidarität für Gefährdete, Infizierte und Erkrankte.

Aufgrund der Tatsache, dass kein geeigneter Impfstoff zur Verfügung steht, kann das erstgenannte Ziel nur mit verhaltenspräventiven Maßnahmen erreicht werden. Dabei spielt das Erreichen der Hauptbetroffenengruppen zwangsläufig eine besondere Rolle. Hierzu hatte bereits die Enquête-Kommission die folgenden wichtigen Ziele formuliert (vgl. auch Robert Koch-Institut, 2006 d):

- *Sozial so nah wie möglich:* Ansprechpartner, Ansprechsituation, Medien, Sprache müssen sozial vertraut sein und als vertrauenswürdig gelten, d. h. besonders Integration der Hauptbetroffenengruppen durch vertrauensbildende und -stabilisierende Maßnahmen und Gesten sowie die Möglichkeit einer absolut repressionsfreien und anonymen Beratung.
- *Zeitlich so nah wie möglich:* Es geht um die Organisierung von immer wiederkehrenden und immer erneut Aufmerksamkeit erregenden Lernimpulsen sowie darum, diese Lernimpulse möglichst im zeitlichen Umkreis potentieller Risikosituationen anzusiedeln, d. h. z. B. nicht nur in der Schule, sondern auch in der Diskothek oder in der Sauna.
- *Sachlich so nah wie möglich:* Es muss konkret gesagt werden, wie man sich schützen kann, nämlich durch Kondombenutzung und sterile Spritzbestecke, die an allen Orten, an denen es zu Risikosituationen kommt, verfügbar sein sollten.

Sozialmedizinische Beratungs- und Therapieangebote beziehen sich auf HIV-Positive und AIDS-Kranke einschließlich ihres sozialen Umfeldes.

In Tabelle 6.7 sind einige Aufklärungs- und sozialtherapeutische Maßnahmen beispielhaft aufgeführt.

Während die Aufklärungsmaßnahmen für die Gesamtbevölkerung und für spezielle Bevölkerungsgruppen auf Bundesebene von der Bundeszentrale für gesundheitliche Aufklärung und auf Länderebene durch entsprechende staatliche Einrichtungen durchgeführt werden, wurden Aufklärung und Beratung für die Hauptbetroffenengruppen der nicht-staatlichen (aber mit staatlichen Mitteln geförderten) Deutschen AIDS-Hilfe übertragen. In der Deutschen AIDS-Hilfe sind ca. 120 regionale AIDS-Hilfen und andere Mitgliedsorganisationen zusammengeschlossen.

Durch die besondere Gefährdung der i. v.-Drogenabhängigen und – aufgrund der häufigen Beschaffungsprostitution – auch ihrer Umgebung haben *Methadonprogramme* eine erneute Aktualität gewonnen. Methadon ist ein

Tab. 6.7: Maßnahmen und Zielgruppen der AIDS-Prävention

Maßnahmen	Zielgruppen	Beispiele
Aufklärung	Gesamtbevölkerung	TV-Spots Broschüren etc. AIDS-Telefon Beratung durch Gesundheitsämter, Arztpraxen, AIDS-Hilfen etc. Personale Kommunikation
Aufklärung	Spezielle Bevölkerungsgruppen: z. B. Schüler, Jugendliche, Soldaten, Freier	zusätzlich: spezielle Medien, Schoolwork-Programm etc.
Aufklärung, Beratung und Intervention	Hauptbetroffenengruppen: homosexuelle und bisexuelle Männer i. v.-Drogenabhängige	zusätzlich: spezielle Medien, Streetwork etc., Abgabe steriler Spritzen, Methadonprogramme
Beratung Sozialtherapie Pflege Sterbebegleitung	HIV-Positive und AIDS-Kranke	Selbsthilfegruppen, Betreuungsdienste in häuslicher Umgebung, in Wohngemeinschaften, in AIDS-Zentren (z. B. Hamburger Leuchtfeuer)

synthetisches Produkt mit morphinähnlicher Wirkung. Seine Eignung als Heroinersatz beruht vor allem darauf, dass eine ausreichende Dosis Methadon das Entstehen des Heroinentzugssyndroms verhindert. Da die Wirkung des Methadons ca. 24 bis 36 Stunden andauert, genügt – anders als bei Heroin – eine Dosis pro Tag. Diese kann oral eingenommen werden, sodass das gefährliche Spritzen entfällt. In exakt durchgeführten Methadon-Programmen sind nach Ansicht der Befürworter die Abhängigen sowohl von ihrer psychischen wie auch ihrer körperlichen Befindlichkeit her in sozialer und beruflicher Hinsicht nicht eingeschränkt (vgl. Bettscheider u. a., 2000, über die Ergebnisse des Methadonprogramms im Saarland). Die – insbesondere in Kreisen der Drogenberater seit langem vorgebrachten – Bedenken gegen eine Methadon-Behandlung sind in der Tatsache begründet, dass es sich nicht um eine therapeutische Intervention, sondern um eine staatlich verordnete Drogenabhängigkeit handelt, die auch mit einer Reihe von Nebenwirkungen verbunden ist. Ein wesentlicher Nachteil ist der im Vergleich zu Heroin schwierigere Entzug von Methadon. Methadon-Programme werden heute in fast allen westeuropäischen Ländern mit begrenzter Indikation (dazu gehört auch das Problemfeld AIDS) eingesetzt.

Zur klinischen Versorgungssituation von Menschen mit HIV und AIDS führt das Robert Koch-Institut aus:

»In den meisten deutschen Großstädten gibt es inzwischen spezialisierte Klinikambulanzen oder HIV-Schwerpunktpraxen niedergelassener Ärzte ... Auf Grund der von Kliniken und Schwerpunktpraxen mitgeteilten Patientenzahlen kann angenommen werden, dass sich derzeit ca. 35 000 von geschätzten insgesamt 46 500 HIV-Patienten in Deutschland in regelmäßiger medizinischer Betreuung befinden. Davon werden zwischen 22 000 und 24 000 mit antiretroviralen Kombinationstherapien behandelt ... Das Konzept der Vernetzung von spezialisierten Schwerpunktpraxen, behandelnden Haus- und Fachärzten sowie Pflegediensten und stationären Einrichtungen hat sich bei der Betreuung und Behandlung von HIV/AIDS-Patienten bewährt« (2006 d, S. 30 f.).

7 Behinderungen

Im Gegensatz zu den im Kapitel 6 behandelten Krankheiten beschäftigen wir uns mit einem Problembereich, der sich weniger leicht definieren und von daher auch weniger verlässlich quantifizieren lässt. Auch die Relevanz medizinischer Klassifikation ist für diesen Bereich geringer, da die sozialmedizinische Bedeutung vieler Behinderungen weniger in ihren medizinischen Ursachen, sondern in ihren psychosozialen *Folgen* liegt. Diese in Kapitel 1 ausführlicher diskutierten Definitionsprobleme sind bei den folgenden Ausführungen zu berücksichtigen.

Bei der folgenden ausführlichen Darstellung medizinischer und sozialmedizinischer Zusammenhänge wollen wir uns an einer Systematik orientieren, die in der Broschüre »Menschen wie wir« von der Bundeszentrale für gesundheitliche Aufklärung (BZgA, 1977) vorgenommen wurde. Dort wird unterschieden in:

Menschen mit körperlichen Behinderungen, Sinnesbehinderungen, Intelligenzbehinderungen und psychischen Behinderungen. Da wir uns in Kapitel 8 ausführlich mit psychischen Störungen und Suchterkrankungen beschäftigen, beschränkt sich die folgende Darstellung medizinischer Grundlagen auf die genannten ersten drei Gruppen.

7.1 Medizinische Grundlagen

Unter den *Körperbehinderungen* lassen sich sinnvoll vier Gruppen unterscheiden:

(1) Behinderungen der Muskeln und des Skelettsystems,
(2) Behinderungen ausgehend vom Gehirn- und Nervensystem,
(3) Behinderungen im Bereich der inneren Organe,
(4) Stoffwechselstörungen als Ursache chronischer Erkrankungen.

Die Tabellen 7.1 und 7.2 (S. 194 und S. 195) geben einen skizzenhaften Überblick über Ursachen, wesentliche Symptome und Erscheinungsformen sowie Therapie und Rehabilitation der wichtigsten unter 1 und 2 genannten Behinderungen. Behinderungen der Gruppen 3 und 4 sind im Wesentlichen in Kapitel 6 behandelt worden. Hinter den in der Tabelle genannten Stichwörtern verbergen sich natürlich eine Vielzahl medizinischer Erkenntnisse und Zusammenhänge, auf deren ausführliche Darstellung in diesem Rahmen aber nur verwiesen werden kann. In der Gruppe der *Sinnesgeschädigten* lassen sich

- Behinderungen des Sehvermögens,
- Behinderungen des Hörvermögens und
- Sprachbehinderungen

unterscheiden.

Die Tabelle 7.3 (S. 196) gibt, wiederum nur stichwortartig, einen Einblick in die Ursachen, wesentlichen Symptome und Erscheinungsformen sowie Therapie und Rehabilitation der genannten Behinderungsart.

II Spezielle Sozialmedizin

Tab. 7.1: Behinderungen der Muskeln und des Skelettsystems

Schädigung	Ursachen	Wesentliche Symptome und Erscheinungsformen	Therapie und Rehabilitation
Missbildungen der Gliedmaßen	Erbanlagen, Störungen während der Schwangerschaft	völliges Fehlen oder Deformation von Gliedmaßen, z. B. Klumpfuß	operative Behandlung (z. B. Klumpfuß), Training zum Ausgleich von Funktionsverlusten, apparative Hilfe
Fehlstellung der Hüftgelenke	vererbte Missbildung	Fehlbildung der Hüftgelenkspfanne ggf. Schrägstellung der Hüfte, Unregelmäßigkeiten im Gang	Spreizhose oder operative Behandlung bei frühzeitiger Erkennung, völlig korrigierbar
Fehlstellung der Wirbelsäule	Haltungsschäden, Rachitis, angeborene Fehlbildung	Rückgratverkrümmung, Buckel, Schiefwuchs	Krankengymnastik (in leichten Fällen), operative Behandlung, bedingt korrigierbar, keine schwere körperliche Arbeit
Knochenmarkentzündungen	bakterielle Infektionen	hochfieberhafte, schmerzhafte Erkrankung	Ruhigstellung im Gipsbett, völlig heilbar, selten bleibende Behinderung, wenn Knochenwachstum nicht gestört wurde
Gelenkentzündungen an Wirbel-, Hüft- oder Kniegelenken	Infektionen, krankhafte Reaktion auf körpereigenes Gelenkkapselgewebe	schmerzhafter Krankheitsverlauf, oft mit Fieber	langwieriger Heilungsprozess, keine schwere körperliche Arbeit
chronische Arthritis	weitgehend ungeklärt	schmerzhafter Krankheitsverlauf, Gelenkversteifung	Krankengymnastik, keine schwere körperliche Arbeit, ggf. Umschulung auf einen anderen Beruf
Muskelschwund	ungeklärt	fortschreitender Abbau des Muskelgewebes bis zur völligen Lähmung	vorübergehender Stillstand zu erreichen, nicht heilbar

7 Behinderungen

Tab. 7.2: Behinderungen ausgehend vom Gehirn und Nervensystem

Schädigung	Ursachen	Wesentliche Symptome und Erscheinungsformen	Therapie und Rehabilitation
Kinderlähmung	Virusinfektion	schlaffe Lähmung der betroffenen Muskeln	Training mit apparativen Hilfsmitteln
spastische Lähmung	frühkindliche Hirnschädigung	krankhafte Spannungszustände der Muskeln, unkontrollierte Bewegungen, Gleichgewichtsstörungen, Sprachstörungen	Krankengymnastik, sonderpädagogische Erziehung, Funktionsstörungen erheblich zu bessern
Querschnittslähmung	Unfälle, Tumore, angeborene Fehlbildung von Wirbel und Rückenmark (z. B. Spaltbildung)	Ausfall der Körperfunktionen je nach der Verletzungsstelle	nicht heilbar, Rollstuhltraining, Umschulung auf geeigneten Beruf
Multiple Sklerose	ungeklärt	Seh- und Blasenstörungen, Bewegungsstörungen beim Hantieren und Gehen, später schwere Lähmungserscheinungen	nicht heilbar, bedingt arbeitsfähig
Spaltbildung der Wirbel	angeborene Hemmungsmissbildung	Lähmungserscheinungen, mangelhafte Kontrolle der Blasenfunktion	Training mit apparativen Hilfsmitteln, sonderpädagogische Erziehung
Hydrocephalus	Missbildung, frühkindliche Hirnhautentzündung	vergrößertes Kopfwachstum durch vermehrte Hirnwasserproduktion und Hirnschwund, bei Nichtbehandlung später Sehstörungen, Krampfanfälle, Intelligenzdefekte	operative Behandlung, bedingt heilbar
Schädelverletzung mit Hirnschädigung	Unfälle	Bewegungs- und Sprachstörungen, Intelligenzschäden, Charakterstörungen	nicht heilbar, bedingt arbeitsfähig, ggf. Umschulung
Schlaganfall	Gehirnerkrankungen, Hirnembolien	Bewusstseinsstörungen, Lähmungserscheinungen	Krankengymnastik, bedingt zu bessern
Epilepsie	oft Störung der Hirnentwicklung, Hirnschädigung bei der Geburt, Infektionen, Hirnverletzungen, Durchblutungsstörungen	Bewusstseinsstörungen, Krampfanfälle	medikamentöse oder operative Behandlung, häufig völlig heilbar, immer erheblich zu bessern

II Spezielle Sozialmedizin

Tab. 7.3: Behinderungen der Sinnesorgane

Schädigung	Ursachen	Wesentliche Symptome und Erscheinungsformen	Therapie und Rehabilitation
(1) Behinderungen des Sehvermögens			
Schielen	angeborene oder erworbene Fehlstellung der Augen, Hirnschädigung	Sehschwäche auf einem Auge	Sehschule, operative Behandlung, heilbar
Sehstörung	Krankheiten der Mutter während der Schwangerschaft	Kurzsichtigkeit, Weitsichtigkeit	Ausgleich durch Augengläser
schwere Sehstörungen	angeborene Stoffwechselstörungen, Schädigung während der Geburt (z. B. Frühgeborene mit Sauerstoffmangel), Unfälle, Linsentrübung (Alterserscheinung)	starke Beeinträchtigung des Sehvermögens, Wahrnehmung von starken Lichtkontrasten und groben Umrissen	Sonderpädagogische Erziehung, Schulung in Blindenschrift
völlige Blindheit		kein visuelles Wahrnehmungsvermögen	
(2) Behinderung des Hörvermögens			
Schwerhörigkeit	Infektionskrankheiten, Kopfverletzungen, Explosionsgeräusche, Lärm	unterschiedlich stark verminderte Wahrnehmung, Verständigungsschwierigkeiten	Training verbliebener Funktionen, apparative Hilfsmittel
Gehörlosigkeit (Taubheit)	Schädigungen vor und während der Geburt, Viruserkrankungen der Mutter während der Schwangerschaft, Erbanlagen	keine akustische Wahrnehmung, Verständigungsschwierigkeiten	Sonderpädagogische Erziehung
(3) Sprachbehinderungen			
Stammeln	Entwicklungsstörungen, Störungen des Zentralnervensystems, Hirnverletzungen	Störungen der Artikulation, fehlerhafte Aussprache bestimmter Laute und Lautverbindungen, Verständigungsschwierigkeiten	sonderpädagogische Erziehung, heilbar
Stottern	Psychische Störungen, Umwelteinflüsse	Störung des Sprechablaufs, Verständigungsschwierigkeiten	sonderpädagogische, psychotherapeutische Behandlung, heilbar
Näseln	Veränderungen der oberen Luftwege	Verständigungsschwierigkeiten	operative Behandlung, logopädisches Training, Verständigungsschwierigkeiten weitgehend zu beheben

Tab. 7.4: Intelligenzschädigungen

Schädigung	Ursachen	Wesentliche Symptome und Erscheinungsformen	Therapie und Rehabilitation
(1) Lernstörung	alle leichten Formen von Sinnesschädigungen, organische Krankheiten, Umwelteinflüsse (z. B. familiäre Schwierigkeiten)	verminderte Aufnahmefähigkeit, mangelhafte Konzentrationsfähigkeit, Hemmung der Sozialentwicklung	sonderpädagogische Förderung, psychotherapeutische Behandlung, völlig auszugleichen
(2) Lernbehinderung	angeborene oder erworbene Hirnschäden, Legasthenie, schwere Verhaltensstörungen	Intelligenzminderung, verminderte Aufnahmefähigkeit, mangelhafte Konzentrationsfähigkeit, Hemmung der Sozialentwicklung	sonderpädagogische Förderung, psychotherapeutische Behandlung, bedingt auszugleichen
(3) Geistige Behinderung	angeborene Stoffwechselstörung, Hirnschäden vor, während und nach der Geburt, schwere Ernährungsstörungen, Infektionskrankheiten, Chromosomenanomalie, z. B. Morbus Down	stark verminderte Aufnahmefähigkeit, verzögerte Gesamtentwicklung	sonderpädagogische bzw. lebenspraktische Förderung

Die Tabelle 7.4 beinhaltet *Beeinträchtigungen der Intelligenz*. Dabei werden Lernstörungen, Lernbehinderungen und geistige Behinderungen unterschieden.

Die Bundesarbeitsgemeinschaft für Rehabilitation hat eine andere Systematik der Lern- und geistigen Behinderungen vorgelegt:

- allgemeine Lernbehinderungen als Sammelbegriff für unterschiedliche Störungen der Lernfähigkeit,
- *partielle (isolierte) Lernstörungen* als Teilleistungsstörungen; z. B. Lese-Rechtschreib-Schwäche, Rechenstörungen, Störungen der Sprech- und Sprachentwicklung,
- *minimale zerebrale Dysfunktion und hyperkinetisches Syndrom* als wissenschaftliche Bezeichnung verschiedener Verhaltensauffälligkeiten wie Hyperaktivität, Impulsivität, Aufmerksamkeits-, Denk- und Gedächtnisstörungen etc.,
- *geistige Behinderungen* als Folge einer deutlichen Beeinträchtigung der intellektuellen Funktionen, der Persönlichkeitsentwicklung und des Sozialverhaltens, wobei der Intelligenzquotient gemessen mit den herkömmlichen Intelligenztests in der Regel weniger als 50 beträgt,
- *frühkindlicher Autismus* als zumeist vor dem 6. Lebensjahr einsetzendes im Hinblick auf die Ursache bislang ungeklärtes Krankheitsbild, das durch eine tiefgreifende Beeinträchtigung des zwischenmenschlichen Kontakts, eine Verzögerung der statomotorischen Entwicklung, eine Störung der zentralen Wahrnehmung etc. gekennzeichnet ist.

II Spezielle Sozialmedizin

In der Internationalen Klassifikation psychischer Störungen ICD-10 (vgl. Dilling u. a., 2004) wird unter dem Abschnitt »Intelligenzminderungen« ausführlicher auf die früher als »geistige Behinderungen« bezeichneten Störungen eingegangen.

Eine *Intelligenzminderung* ist eine sich in der Entwicklung manifestierende, stehen gebliebene oder unvollständige Entwicklung der geistigen Fähigkeiten mit besonderer Beeinträchtigung von Fertigkeiten, die zum Intelligenzniveau beitragen, wie z. B. Kognition, Sprache, motorische und soziale Fähigkeiten. Eine Intelligenzminderung kann allein oder zusammen mit einer anderen psychischen oder körperlichen Störung auftreten ... Intelligenz ist kein einheitliches Phänomen, sondern setzt sich mehr oder weniger aus einer großen Anzahl verschiedener, spezifischer Fertigkeiten zusammen. Trotz der generellen Tendenz aller dieser Fertigkeiten, sich bei jedem Individuum zu einem vergleichbaren Niveau zu entwickeln, können vor allem bei Personen mit Intelligenzminderung große Unterschiede bestehen. So können auf dem Hintergrund schwerer Intelligenzminderung in einem bestimmten Bereich (beispielsweise der Sprache) schwere Beeinträchtigungen und in einem anderen (beispielsweise bei einfachen visuellen, räumlichen Aufgaben) eine besondere Geschicklichkeit feststellbar sein. Die Einschätzung der Intelligenz sollte auf allen verfügbaren Informationen beruhen. Dazu gehören klinischer Eindruck, Anpassungsverhalten, gemessen am kulturellen Hintergrund des Individuums und die psychometrische Leistungsfähigkeit.

Begleitende psychische oder körperliche Krankheiten haben einen großen Einfluß auf das klinische Bild und auf den Einsatz jedweder Fertigkeiten. Die gewählte diagnostische Kategorie soll sich deshalb auf eine umfassende Einschätzung der Fähigkeiten und nicht auf einen einzelnen Bereich spezifischer Beeinträchtigung oder Fertigkeit stützen. Die angegebenen IQ-Werte sind als Richtlinien gemeint und sollten im Hinblick auf die Problematik der transkulturellen Vergleichbarkeit nicht zu starr angewendet werden ... Der IQ sollte anhand von standardisierten, auf die jeweiligen kulturellen Gegebenheiten adaptierten, individuell angewandten Intelligenztests bestimmt werden. Der jeweilige Test ist unter Berücksichtigung des individuellen Leistungsniveaus und zusätzlicher spezifischer Behinderungen, wie Sprachproblemen, Hörverminderung und körperlichen Schwierigkeiten auszuwählen. Mit Skalen zur Beurteilung der sozialen Reife oder Anpassung, ebenfalls mit kulturspezifischen Normen, erhält man durch Interviews mit Eltern und Betreuern zusätzliche Informationen, die mit den Fertigkeiten des Betreffenden im alltäglichen Leben vertraut sind.

7.2 Sozialmedizinische Grundlagen

Zu den sozialmedizinischen Grundlagen gehören die Krankheits- bzw. Behindertenmodelle und die *Sozialepidemiologie*. Wir haben uns mit beiden Themen bereits in den Kapiteln 1 und 2 beschäftigt. An dieser Stelle sollen einige ausgewählte epidemiologische Daten nachgetragen werden.

Die in Deutschland lebenden behinderten Menschen bilden keine in sich geschlossene Gruppe. Zu ihnen gehören

- 839 057 in Betrieben und Dienststellen beschäftigte Schwerbehinderte,
- 173 949 arbeitslose Schwerbehinderte,
- 226 703 in Werkstätten für behinderte Menschen geförderte oder beschäftigte Behinderte,
- etwa 5,6 Mio nicht im Arbeitsleben stehende Schwerbehinderte,
- eine statistisch nicht erfasste Zahl behinderter Menschen, bei denen ein Grad der Behinderung von weniger als 50 bei der Bewilligung von Renten der Unfallversicherung oder nach dem Recht der sozialen Entschädigung oder durch das Versorgungsamt festgestellt wurde,

- behinderte Menschen, die wegen ihrer Behinderung besondere, nach Art oder Schwere der Behinderung sehr unterschiedliche Hilfen in Anspruch nehmen, die sie zu ihrer Eingliederung ins Arbeitsleben und in die Gesellschaft insgesamt brauchen und die dazu dienen, Benachteiligungen aufgrund der Behinderung entgegenzuwirken, und
- behinderte Menschen, die auf derartige begriffliche Abgrenzungen nicht (oder: nicht mehr) angewiesen sind, weil sie zu ihrer Eingliederung in die Gesellschaft keine behindertenspezifischen, besonderen Hilfen (mehr) benötigen (Deutscher Bundestag 2004, S. 18 f.).

Zur *Epidemiolgie von Frauen mit Behinderung* liegen Ergebnisse aus einem vom Bundesministerium für Familie, Senioren, Frauen und Jugend (BMFSFJ) geförderten Forschungsprojekt vor. Die folgenden ausgewählten Ergebnisse sind aus Helfferich u. a. (2000, S. 17 ff.) entnommen:

Etwa ein Drittel der Befragten (36 %) war zwischen 55 und 60 Jahre, etwa ein Viertel (27 %) zwischen 45 und 54 Jahre und etwa ein Fünftel (21 %) zwischen 35 und 44 Jahre alt. Die jüngeren Altersgruppen waren weniger stark besetzt (25–34 Jahre: 12 %, 16 bis 24 Jahre: 4 %). Dies entspricht der Altersverteilung der schwerbehinderten Frauen nach den Daten des Statistischen Bundesamtes. Verglichen mit der Altersverteilung der (weiblichen) Bevölkerung sind Behinderte in höheren Altersgruppen häufiger zu finden. Das durchschnittliche Alter bei Eintritt der Behinderung betrug 30,4 Jahre. 12 % waren von Geburt an behindert; bei einem Viertel – diese 12 % eingeschlossen – war die Behinderung vor dem 15. Lebensjahr, bei 30 % nach dem 45. Lebensjahr eingetreten.

Knapp zwei Drittel (64 %) der Frauen waren verheiratet, 19 % ledig, 11 % geschieden und 6 % verwitwet. Verglichen mit der weiblichen Gesamtbevölkerung waren in allen Altersgruppen Frauen mit Behinderung häufiger ledig. Waren allgemein von den 20- bis 29-jährigen 29 % verheiratet, waren es in unserer Stichprobe 21 %, zwischen 30 und 39 Jahren waren 68 % in der Gesamtbevölkerung und 54 % der Frauen mit Behinderung verheiratet. Auffallend ist auch die verglichen mit der Durchschnittsbevölkerung höhere Scheidungsrate der Frauen mit Behinderung im Alter von 30 bis 39 Jahren (14 % gegenüber 8 %). Von den zum Befragungszeitpunkt (noch) verheirateten Frauen hatten zwei Drittel vor und ein Drittel nach Eintritt der Behinderung geheiratet. Bei einem Drittel der Gesamtstichprobe trat die Behinderung nach der Eheschließung (und damit: nach der Familiengründung) ein. Ist eine Behinderung für Frauen immer noch ein Heiratshindernis? Nicht verheiratet zu sein bedeutet nicht, als Single zu leben. 71 % der Frauen mit Behinderung lebten in einer festen Partnerschaft (darunter 2 % mit einer Frau). Bei einem Viertel der festen Partnerschaften war der Partner ebenfalls behindert.

In den mündlichen Interviews zweifelten auch selbstbewusste junge Frauen mit Behinderung, ob sie einen Partner finden würden, und berichteten Vorurteile von Männern gegenüber einer möglichen Partnerschaft mit einer Frau mit Behinderung.

70 % der Frauen mit Behinderung haben eigene Kinder, davon haben knapp zwei Drittel mehr als ein Kind. Bezieht man nichtleibliche Kinder mit

ein, so leben 75 % der Frauen mit Kindern zusammen in einem Haushalt. Dies wird aber in der Öffentlichkeit so nicht wahrgenommen: 73 % der Frauen bestätigten, dass in der Öffentlichkeit negative Vorurteile gegenüber behinderten Frauen als Mütter existieren. Für die Mütter in den Interviews waren Kinder sehr wichtig, und sie trugen zum Selbstwertgefühl bei; sie berichteten, dass sie z. T. unter gesundheitlichen Risiken – mitunter auch gegen ärztlichen Rat – Kinder zur Welt gebracht hatten. Junge Frauen, die mit ihrer Behinderung aufwuchsen, machten sich Gedanken über die Voraussetzungen und Unterstützungen, die sie zur Mutterschaft brauchen würden und beklagten die mangelnde gesellschaftliche Unterstützung. Insgesamt wird deutlich, dass der Unterstützungsbedarf der großen Gruppe von Frauen mit Behinderung, die Familie haben, vernachlässigt wird.

Mit dem sozialmedizinisch bedeutsamen Zusammenhang von *Armut und Behinderung* hat sich u. a. Weiß beschäftigt:

»Das Gewicht von Armut als Risikopotenzial für betroffene Kinder hängt ... von verschiedenen in Zusammenhang stehenden Bedingungen ab: Intensität und Komplexität ..., Dauer ... sowie familiäre Belastung und Bewältigung der Armut. Ungünstige Belastungsreaktionen der Eltern wie steigende Reizbarkeit, depressive Verstimmungen, willkürliches Strafverhalten, Inkompetenzgefühle und Beeinträchtigungen der Familienkohäsion wirken risikoverstärkend. Verfügbare Ressourcen, z. B. das kulturelle Kapital der Eltern, die Stabilität ihrer Beziehungen und die Unterstützung durch soziale Netzwerke üben hingegen einen moderierenden Einfluss aus. Die Folgen von Armut können durch zusätzliche Risikofaktoren ... verstärkt werden. Zu denken ist hier an gravierende Störungen der Mutter-Kind-Interaktion, Vernachlässigungssituationen sowie biologische Risiken und Schädigungen, z. B. vorzeitige Geburt, niedriges Geburtsgewicht, prä-, peri- und postnatale Komplikationen und Fehlernährung. Dass nicht nur Lern- und Verhaltensprobleme bis hin zu Schulversagen und Lernbehinderungen im Kontext armutsbedingter Deprivation eindeutig überrepräsentiert auftreten, sondern offensichtlich auch ... körperliche, geistige und sinnesspezifische Behinderung, dürfte auf diesem sozialmedizinisch bedeutsamen Hintergrund zu erklären sein« (2001, S. 177).

Doch Armut ist nicht nur als Risikopotential für Behinderungen, sondern auch als Folge von Behinderung relevant. Nach der Untersuchung zum Hilfe- und Pflegebedarf in privaten Haushalten Deutschlands sind Hauptpflegepersonen, die Personen mit regelmäßigem Pflegebedarf betreuen, zu 77 % nicht erwerbstätig, während 5 % geringfügig beschäftigt, 7 % teilzeitbeschäftigt und 10 % vollzeiterwerbstätig sind. 68 % der Hauptpflegepersonen befinden sich im erwerbsfähigen Alter, 32 % sind 65 Jahre oder älter. Die Ergebnisse des Mikrozensus vom Mai 2003 belegen bei den 25- bis unter 60-Jährigen eine deutliche Schlechterstellung privater Haushalte behinderter Menschen gegenüber denen nicht-behinderter Menschen. So haben z. B. bei den 25- bis unter 45-jährigen behinderten Menschen in Zweipersonenhaushalten 36 % ein Haushaltsnettoeinkommen von unter 1 700 Euro, bei den nicht-behinderten Menschen sind es 24 % (Deutscher Bundestag 2004, S. 135). Das am 1. 1. 2003 in Kraft getretene Grundsicherungsgesetz hat zu einer spürbaren Verbesserung der Einkommenssituation behinderter Männer und Frauen und ihrer Familien geführt; die Eltern behinderter Kinder werden durch die Grundsicherung von ihrer lebenslangen Unterhaltspflicht entlastet.

7.3 Sozialmedizinische Praxis

Dieses Kapitel beschäftigt sich mit der sozialmedizinischen Praxis. Dazu gehören Maßnahmen und Einrichtungen der Prävention, Sozialtherapie und Rehabilitation. Es basiert im Wesentlichen auf dem Bericht der Bundesregierung über die Lage behinderter Menschen und die Entwicklung ihrer Teilhabe von 2004. Dem Thema Rehabilitation haben wir bereits ein eigenes Kapitel gewidmet (vgl. Kapitel 5.3).

Abbildung 7.1 vermittelt einen Eindruck über das umfassende System der Behindertenarbeit, aufgeschlüsselt nach Altersstufen und Teilbereichen.

Die *Prävention* von Behinderungen hat die vielfältigen Ursachenfaktoren zu berücksichtigen. Da die der Behinderung zugrunde liegende Ursache bei über 80 % aller behinderten Menschen eine Krankheit ist, sind auf diese Erkrankung bezogene präventive Maßnahmen – soweit vorhanden – bedeutsam (vgl. Kapitel 5). Bei 4,5 % der Behinderungen ist eine angeborene Behinderung die Ursache, 1,4 % der Behinderungen beruhen auf einem Arbeitsunfall oder auf einer Berufskrankheit, 1,4 % auf anderen Unfällen (Robert Koch-Institut 2006, S. 62).

Entsprechend der Zielsetzung in § 10 des Ersten Buches Sozialgesetzbuch wird zunächst angestrebt, durch gezielte *Vorsorge* dem Entstehen von gesundheitlichen Schädigungen, Funktionsbeeinträchtigungen und Behinderungen entgegenzuwirken und ihre Verschlimmerung so weit wie möglich zu verhüten; das gilt für alle Altersgruppen und Lebensbereiche. Wichtige Felder hierbei sind Arbeitsschutz und Unfallverhütung sowie Umweltschutz und Gesundheitsvorsorge, vor allem auch bei chronisch-degenerativen Erkrankungen.

Alle Bemühungen, ein Leben und damit eine Gesellschaft ohne Behinderungen zu ermöglichen, können allerdings nach derzeitigem Kenntnis- und Entwicklungsstand nur teilweise Erfolg haben. Einerseits wirkt eine Vielzahl von Gefährdungspotentialen auf die Menschen und ihre Entwicklung ein, deren krankheits- und behinderungsbedingende Faktoren weder für sich allein noch in ihrem Zusammenwirken voll erkennbar sind. Zum anderen erschwert der ständige Wandel der Lebensbedingungen die Erkenntnis und die Beseitigung insbesondere der Einflussfaktoren, die erst längerfristig, im Zusammenspiel mit anderen Faktoren oder unter besonderen Bedingungen wirksam werden.

Auch ist nicht alles, was wissenschaftlich machbar ist, für eine Anwendung in der Praxis geeignet, wenn zum Beispiel gewichtige ethische Grundsätze entgegenstehen; dies betrifft insbesondere die Möglichkeiten der vorgeburtlichen Diagnostik und der Gentechnologie. Selbst wenn ein Leben mit Behinderung zu erwarten ist, sind die Prinzipien der Menschenwürde und der freien Entfaltung menschlichen Lebens zu wahren. Medizin, Biologie und Technik sind daher in einen gesellschaftlichen Konsens einzubeziehen; in diesem Konsens müssen zur Wahrung ethischer Grundsätze bei Bedarf auch Rechtsnormen gesetzt oder präzisiert werden mit dem Ziel, Schutz vor Selektion und Diskriminierung zu gewährleisten.

Ist abzusehen, dass Kinder mit einer schweren Behinderung geboren werden, ist und bleibt es zunächst Aufgabe der Eltern, insbesondere der Schwangeren selbst, die daraus entstehenden Konfliktsituationen zu bedenken; Mög-

II Spezielle Sozialmedizin

Abb. 7.1.: Einrichtungen der Behindertenhilfe

Bereich / Altersstufen	Frühförderung Elementarerziehung	Schule	Berufsausbildung Umschulung	Arbeit	Wohnen	Medizin	Beratung
0–6 Jahre	Pädiatrische Klinik Intensivstation	Sozialpäd. Zentrum				Praxis	Familien- und Erziehungsberatung
	Frühförderstelle Sonderkindergarten (integr. Kindergarten)	Schulvorbereitende Einrichtung				Krankenhaus	Schulberatung
6–18 Jahre		Sonderschule • lernbehindert • geistigbehindert • erziehungsbehindert • sprachbehindert • Blinde und Sehbehinderte • hörgeschädigt • Krankenhaus			Wohnheim für behinderte Kinder und Jugendliche	Fachklinik • je nach Behinderung	Jugendamt Erziehungsbeistand
					–		kommunale Behindertenberatung
		Sonder-/ Berufsschule	Berufsbildungswerk		Dauerheim (heilpäd. bzw. therap. Heim)		Beratung durch Sondereinrichtung
					Internat bei Berufsbildungsw.	Kur-/Spezialklinik	Beratung durch Behindertenverband
über 18 Jahre			WFB (Trainings- und Arbeitsbereich)	Werkstatt für Behinderte (WFB)	Wohnheim bei WFB und/oder Berufsförderwerk	Rehabilitationsklinik	Leistungsträger
			Berufsförderungswerk		Wohnheim für Behinderte	Reha-Zentrum	Sozialamt
					Wohngemeinschaft für Behinderte		Arbeitsamt

keine Altersstufen (für Medizin und Beratung)

lichkeiten eines Schwangerschaftsabbruchs dürfen nicht als Aufforderung missverstanden werden.

Nur der kleinere Teil von angeborenen Erkrankungen ist erblich bedingt. Dennoch besteht insbesondere bei Frauen und Männern, deren Belastung mit vererbbaren Risikofaktoren bekannt ist, die Möglichkeit zur *genetischen Beratung*, um die Risiken einer Schwangerschaft abwägen und gewichten zu können. Genetische Untersuchungs- und Beratungsstellen gewährleisten bundesweit, dass allen einschlägigen Anforderungen entsprochen werden kann. Das ständige Anwachsen der Kenntnisse über molekularbiologische Zusammenhänge sowie die weitere Entschlüsselung von Genen werden zur Verbesserung der diagnostischen Möglichkeiten in diesem Bereich beitragen.

In etwa 97 % aller Fälle, in denen ein Kind während der Schwangerschaft auf genetische Erkrankungen untersucht wird, kann die befürchtete Erkrankung ausgeschlossen werden. Dies bedeutet demnach für die ganz überwiegende Zahl der Untersuchungen eine psychologische Entlastung und Beruhigung der Eltern, indem sie die Gewissheit erhalten, dass ihr zukünftiges Kind nicht, wie befürchtet, an einer bestimmten Erbkrankheit leidet. In den vergleichsweise wenigen Fällen, in denen eine schwerwiegende genetische Erkrankung des Kindes diagnostiziert wird, entscheiden sich rund 90 % der Frauen für einen Schwangerschaftsabbruch.

Die *Beratung von Betroffenen* über das Zusammenleben mit behinderten Kindern gehört bei Schwangeren- und Schwangerschaftskonfliktberatungs- sowie integrierten Beratungsstellen und den Behinderteneinrichtungen zu den originären Aufgaben der ganzheitlichen Beratung und zum Selbstverständnis der zentralen Beratungsträger. Hinsichtlich einer möglichen Behinderung des erwarteten Kindes schließt das ein

- die Information über Möglichkeiten und Grenzen der pränatalen Diagnostik,
- die Beratung über die Bedeutung der Mitteilung eines schwerwiegenden Befundes beim Kind für die einzelne Schwangere und ihre Familie sowie
- die Hilfe bei der Verarbeitung und die Erörterung der Perspektiven für ein Zusammenleben mit dem Kind einschließlich der Hilfs- und Unterstützungsmöglichkeiten für die Familie und die Förderungsmöglichkeiten für das Kind.

Die regelmäßigen *Vorsorgeuntersuchungen während der Schwangerschaft* zum Erkennen und zum Ausschluss von Risikofaktoren werden nach bisherigen Erkenntnissen in hohem Maße – von etwa 90 % der Anspruchsberechtigten – genutzt. Die Zahl der Risikoschwangerschaften nimmt seit Jahren zu. Dies erfordert auch weiterhin eine hohe Inanspruchnahme der Mutterschaftsvorsorgeuntersuchungen. Seit 1996 liegt ein überarbeiteter und aktualisierter Mutterpass vor. Mit Einführung dieses Passes wurden die Möglichkeiten der Beratung der Schwangeren, zum Beispiel hinsichtlich der Ernährung, erweitert. Der Mutterpass enthält die während der Schwangerschaft erhobenen wichtigen Befunde. Die Angaben im Mutterpass dienen der Information von Arzt und Hebamme sowie der Sicherheit der Schwangeren und ihres Kindes; damit können – gegebenenfalls unter Hinzuziehung weiterer Befunde – frühzeitig therapeutische Maßnahmen ergriffen oder geburtshilfliche Konsequenzen gezogen werden.

II Spezielle Sozialmedizin

Je früher in der kindlichen Entwicklung eine Auffälligkeit oder Beeinträchtigung erkannt wird, desto besser kann vorgebeugt oder erfolgreich behandelt werden; gerade frühkindliche Entwicklungsphasen können in vielen Fällen wirkungsvoll beeinflusst werden. *Vorsorgeuntersuchungen für Säuglinge und Kleinkinder* bis zum sechsten Lebensjahr sind bereits seit 1971 Pflichtleistungen der gesetzlichen Krankenversicherung. Seit Juli 1997 umfassen diese Untersuchungen eine weitere nach Vollendung des 10. Lebensjahres; bei Modellversuchen zur Einführung dieser Untersuchung wurde eine Vielzahl gesundheitlicher Auffälligkeiten bereits bei diesen Jugendlichen beobachtet.

Im Rahmen dieser Vorsorge werden damit insgesamt zehn ärztliche Untersuchungsreihen angeboten. Anlässlich dieser Vorsorgeuntersuchungen werden auch zahlreiche Impfungen durchgeführt, zum Beispiel gegen Hepatitis-B, Tuberkulose, Diphtherie, Keuchhusten, Tetanus, Masern, Mumps und Röteln.

Die Krankenkassen sind seit Jahren bemüht, die Inanspruchnahme der Früherkennungs- und Vorsorgeuntersuchungen durch gezielte Aufklärung und verschiedene Einladungsmodelle zu verbessern.

In der Praxis werden Entwicklungsauffälligkeiten oft durch Erzieherinnen und Erzieher in Kindergärten festgestellt. Diese wichtige Funktion sollte anerkannt werden und sich auch in der Aus- und Fortbildung niederschlagen.

Insbesondere bei *Schulkindern und Jugendlichen* übernimmt der schulärztliche Dienst die wichtigen Aufgaben der Früherkennung und Prophylaxe. Eine besondere Bedeutung hat dabei die Vervollständigung des Impfschutzes gegen Infektionskrankheiten durch Impfungen.

Bei gesundheitlichen Auffälligkeiten ermöglicht das eingespielte System der Vorsorge und Frühbehandlung die wichtige *Frühintervention.* Hierzu dient ein differenziertes Versorgungsangebot; in ihm leisten die erforderlichen Hilfen

- niedergelassene Kinder- und andere Ärzte zusammen mit anderen medizinischen Fachberufen, Psychologen und anderen,
- ambulante Frühförderstellen und
- überregionale sozialpädiatrische Zentren.

Hauptaufgaben der Frühförderung sind:

- Kontaktaufnahme zu Eltern und Kind sowie das sogenannte Erstgespräch,
- medizinische, pädagogische, psychologische und soziale Diagnostik sowie ihre interdisziplinär abgestimmte Zusammenarbeit,
- pädagogische Förderung des Kindes, psychologische und medizinische Therapien des Kindes, Entwicklung seiner Eigenkräfte,
- Information, Beratung und Begleitung der Eltern, Stärkung ihrer Autonomie,
- Zusammenarbeit mit allen Diensten und Einrichtungen, die mit dem Kind und dessen Eltern arbeiten, sowie Koordination der Hilfen,
- Begleitung bei der Integration behinderter Kinder in allgemeine Kindertagesstätten sowie
- Öffentlichkeitsarbeit.

Bei den Angeboten der Frühförderung haben sich unterschiedliche *Organisationsformen* herausgebildet:

- mobil und ambulant arbeitende Frühförderstellen im eigentlichen, klassischen Sinne,
- mobil und ambulant arbeitende Frühförderstellen an Kindergärten, Tagesstätten oder Schulen (vor allem in den neuen Bundesländern),
- (überregionale) Frühförderstellen für sinnesbeeinträchtigte und sprachbehinderte Kinder,
- Frühförderungsangebote für Kinder mit autistischen Verhaltensweisen,
- Frühförderungsangebote mit dem Schwerpunkt »nur für bewegungsgestörte Kinder« (CP-Ambulanzen, mobile Therapien, nur Krankengymnastik, Schulen für Körperbehinderte in Baden-Württemberg),
- sonstige (Sonderkindergärten, »CP«-Kindergärten; Frühförderung nur für Kinder mit Spina bifida/Hydrozephalus; nur für MCD-Kinder; Erziehungshilfe und ärztliche Frühförderungsangebote),
- psychiatrische Einrichtungen mit Frühförderungsangeboten,
- Sozialpädiatrische Zentren, teilweise mit mobilen und ambulanten Angeboten oder mit Unterzentren und Außenstellen.

Mit der Skizzierung der Frühförderung ist bereits ein auf die Gruppe behinderter Kinder bezogener Aspekt der *Sozialtherapie* dargestellt worden. Um die besondere Bedeutung der sozial- und pädagogischen Disziplinen zu betonen und den medizin- und patientenbezogenen Begriff »Therapie« zu vermeiden, wollen wir lieber von *Förderung* sprechen. Hinzu kommt, dass der Bereich der Sozialtherapie behinderter Menschen sich weitgehend mit dem ihrer Rehabilitation deckt (vgl. Kapitel 5.3). Wenn wir den Begriff Förderung benutzen, dann meinen wir damit die Förderung der Normalisierung der Lebensbedingungen, die Förderung der Teilnahmechancen am »normalen Alltag«, die Förderung der Unabhängigkeit und der Integration behinderter Menschen. Thimm (1994, S. 19 f.) hat das *Normalisierungsprinzip* mit Bezug auf Nirje folgendermaßen skizziert:

1. *Normaler Tagesrhythmus*
   Schlafen, Aufstehen, Anziehen, Mahlzeiten, Wechsel von Arbeit und Freizeit – der gesamte Tagesrhythmus ist dem altersgleicher Nichtbehinderter anzupassen.
2. *Trennung von Arbeit – Freizeit – Wohnen*
   Klare Trennung dieser Bereiche, wie das bei den meisten Menschen der Fall ist. Das bedeutet auch: Ortswechsel und Wechsel der Kontaktpersonen. Es bedeutet ferner, täglich Phasen von Arbeit zu haben und nicht nur einmal wöchentlich eine Stunde Beschäftigungstherapie. Bei Heimaufenthalt: Verlagerung von Aktivitäten nach draußen.
3. *Normaler Jahresrhythmus*
   Ferien, Verreisen, Besuche, Familienfeiern; auch bei Behinderten haben solche im Jahresverlauf wiederkehrenden Ereignisse stattzufinden.
4. *Normaler Lebensablauf*
   Angebote und Behandlung sollten klar auf das jeweilige Lebensalter bezogen sein (auch der geistig Behinderte ist Kind, Jugendlicher, junger Erwachsener usw!).

5. *Respektierung von Bedürfnissen*
   Behinderte sollten so weit wie möglich in die Bedürfnisermittlung einbezogen werden. Wünsche, Entscheidungen und Willensäußerungen Behinderter sind nicht nur zur Kenntnis zu nehmen, sondern auch zu berücksichtigen.
6. *Angemessene Kontakte zwischen den Geschlechtern*
   Geistig Behinderte sind Jungen und Mädchen, Männer und Frauen mit Bedürfnissen nach (anders)geschlechtlichen Kontakten. Diese sind ihnen zu ermöglichen.
7. *Normaler wirtschaftlicher Standard*
   Dieser ist im Rahmen der sozialen Gesetzgebung sicherzustellen.
8. *Standards von Einrichtungen*
   Im Hinblick auf Größe, Lage, Ausstattung usw. sind in Einrichtungen für geistig Behinderte solche Maßstäbe anzuwenden, wie man sie für Nichtbehinderte für angemessen hält.

Im Konzept der Normalisierung haben gemeindenahe Strategien eine besondere Bedeutung, da sie die Ausgrenzung, »Verheimung« und »Medikalisierung« am erfolgreichsten zu verhindern versprechen, ganz ähnlich wie in der psychiatrischen Versorgung (vgl. Kapitel 8).

Welche Einrichtungen und Maßnahmen die Normalisierung der Lebensbedingungen behinderter Menschen fördern können, wollen wir im Folgenden beschreiben. Wir haben einen Schwerpunkt auf die folgenden drei Bereiche gelegt:

- Wohnen,
- Bildung und Arbeit,
- soziale Integration.

Wohnen

Grundsätzlich lassen sich die Wohn- und Betreuungsformen für behinderte Menschen in ambulante und stationäre Angebote unterteilen. Bei den ambulanten Wohnformen handelt es sich um Einrichtungen, in denen Hilfe, Pflege und Beratung in Form von ambulanter Assistenz geleistet wird, wobei die behinderten Menschen üblicherweise in Privathaushalten leben. Soweit behinderte Menschen im Zusammenhang mit ihrer Wohnung Betreuung und Pflege benötigen, reicht das Angebot von stationären Wohnformen wie Komplexeinrichtungen mit integrierten Arbeits- und Beschäftigungsangeboten, Wohnheimen und Pflegeeinrichtungen über offene Wohnformen wie Wohngemeinschaften und betreutes Einzelwohnen bis zu individuellem Wohnen allein oder in Gemeinschaft in der eigenen Wohnung. Es wird zwischen folgenden Wohnformen unterschieden:

- Gruppengegliedertes Wohnen (u. a. Wohnheime, Wohnstätten, Wohnhäuser); dabei sind kleine Einrichtungen mit maximal drei Gruppen mit nicht mehr als je sechs bis acht Bewohnern anzustreben und Betreuung rund um die Uhr zu gewährleisten;

- Gruppenwohnungen mit nicht mehr als sechs Bewohnern; die Betreuung erfolgt nach den Bedürfnissen der Bewohner, bei Bedarf rund um die Uhr;
- Einzel- und Paarwohnungen, die organisatorisch dem gruppengegliederten Wohnen angegliedert sind und in denen regelmäßig Betreuung stattfindet sowie
- Eltern-Kind-Wohnungen als sozialpädagogisch betreutes Wohnen, in denen Eltern mit geistiger Behinderung gemeinsam mit ihren Kindern leben.

Wohnen in der Familie

In der Familie finden behinderte Familienangehörige in der Regel umfassende Hilfe, die je nach Art und Schwere der Behinderung von unterschiedlichen Bezugspersonen zur Verfügung gestellt werden kann. Insbesondere für behinderte Kinder gewährleistet die Familie den primären Lebensraum, der Zuwendung, Schutz und Förderung bietet. Sehr große Bedeutung hat die Familie darüber hinaus vor allem dann, wenn Behinderte pflegebedürftig sind; oft entscheiden Einsatzfähigkeit und Einsatzbereitschaft der Familien darüber, ob Behinderte in einer Einrichtung leben müssen oder nicht. Allerdings gilt es zu verhindern, dass sich die Anforderungen bei der Betreuung behinderter Familienangehöriger als gesellschaftliche Isolation der gesamten Familie auswirken, wenn diese gezwungen wird, ihre gesamte Lebensplanung auf Pflege und Betreuung behinderter Angehöriger auszurichten.

Behinderte Kinder wachsen heute in der Mehrzahl in ihren Herkunftsfamilien auf. Nach neueren Forschungsergebnissen liegt der Anteil der Eigenhilfe der Familien an der Versorgung von behinderten Kindern bei 95 % des gesamten Versorgungsaufwands, während nur etwa 5 % auf professionelle Hilfen entfallen.

Bei verschiedenen Untersuchungen der Hilfesysteme, auf die Eltern behinderter Kinder zurückgreifen, wurde deutlich, dass in den meisten Fällen private Arrangements getroffen wurden, indem Geschwister und Verwandte die Betreuung übernehmen. Ein großer Teil der Eltern sieht diese Lösung als unzureichend an und wünscht sich zusätzlich die Hilfe ambulanter Dienste, die ins Haus kommen und zeitweilig die Betreuung übernehmen.

Die von *Familienangehörigen erbrachten Hilfen* umfassen neben rein körperbezogener Pflege auch die hauswirtschaftliche Versorgung und die sozial-kommunikativen, psychischen und emotionalen Bedürfnisse der Pflegebedürftigen. Drei von vier Hauptpflegepersonen sind Frauen. Rund 78 % der geistig behinderten Menschen bzw. unter geistigem Abbau leidenden Personen haben eine Hauptpflegeperson. Bei den Personen mit Behinderungen der Sinnesorgane trifft dies nur auf 50 % zu. Hilfe und Pflege von Behinderten ist mit erheblichen Belastungen verbunden. 72 % der Hauptpflegepersonen fühlen sich sehr stark oder eher stark belastet. Eher wenig belastet fühlen sich nur 24 % und gar nicht belastet nur 4 %.

Seit Mitte der 80er-Jahre entwickelten sich – insbesondere in Orts- und Kreisvereinigungen der Lebenshilfe – *Familienentlastende Dienste* als eine neue Form ambulanter, mobiler Hilfen. Diese Dienste – in Nordrhein-Westfalen treffend »Familienunterstützungsdienste« genannt – tragen der Erwartung behinderter Menschen und ihrer Angehörigen Rechnung, die an Stelle einer »totalen Hilfe« in Einrichtungen zunehmend Formen ambulanter Unterstützung, Assistenz und Entlastung nachfragen und einen Verbleib im familiären Umfeld, im örtlichen Gemeinwesen und in der eigenen Häuslichkeit anstreben. Sie sind eine Antwort auf die Belastungen von Familien mit behinderten Angehörigen, wollen den pflegenden und betreuenden Angehörigen »Freiräume« schaffen und umfassen entsprechend dem Bedarf der Nutzer unterschiedliche Dienstleistungen; zu den Angeboten gehören stundenweise, tageweise und mehrtägige Betreuungs- und Pflegehilfen innerhalb und außerhalb der Familie, sozialpädagogische Beratung und Begleitung der Familien sowie Vermittlung weiterer Hilfen.

Nutzer Familienentlastender Dienste sind hauptsächlich Familien mit geistig behinderten (57 %), mehrfach behinderten (24 %) und körperbehinderten Angehörigen (16 %). Die meisten betreuten Kinder und Jugendlichen befinden sich im Schulalter zwischen 7 und 18 Jahren. Zwei weitere große Gruppen bilden Erwachsene im Alter von 26 bis 40 und 19 bis 25 Jahren in der genannten Reihenfolge. Zunehmend erbringen die Dienste auch Leistungen für behinderte Menschen, die in der eigenen Wohnung oder einer Form betreuten Wohnens leben, und ermöglichen ihnen damit ein selbstbestimmtes Leben außerhalb von Einrichtungen; derzeit trifft das bei etwa 10 % der von Familienentlastenden Diensten betreuten Personen zu.

Wohnen im Heim

Das Angebot wird im Wesentlichen geprägt durch *Wohnheime für Erwachsene*, die in Werkstätten für Behinderte, auf Regiearbeitsplätzen oder in Betrieben oder Verwaltungen des allgemeinen Arbeitsmarkts tätig sind oder die bei schwerwiegenden Beeinträchtigungen in Fördergruppen oder anderen Maßnahmen außerhalb der Wohngruppe betreut werden. Im Jahr 2000 gab es bundesweit insgesamt 4 107 Heime für erwachsene behinderte Menschen mit 160 346 Plätzen. Über die Hälfte aller Wohnplätze bundesweit lassen sich diesen Wohnräumen zuordnen. Eine *selbstständigere Lebensführung* ermöglichen demgegenüber bundesweit nur etwa 15 % aller Wohnplätze; hierzu zählen betreutes Einzel- oder Paarwohnen, Außenwohngruppen, Wohngemeinschaften, Trainingswohngruppen und -plätze sowie sogenannte Servicehäuser. Im Bundesdurchschnitt bieten fast 60 % aller Träger Plätze in offenen Wohnformen an. Solche differenzierten Angebote werden in den letzten Jahren sowohl von Trägern der traditionellen stationären Behindertenhilfe als auch von kleineren Vereinen und Initiativen zunehmend ausgebaut; die vorhandenen Angebote reichen aber bei weitem nicht aus, um den bestehenden Bedarf zu decken. Eine dritte große Gruppe von Angeboten umfasst *Wohnen mit integrierter Beschäftigung oder Förderung und Wohnen mit ganztägigem Pflegeangebot*; fast ein Viertel (23,6 %) aller Wohnplätze im Bundesgebiet entfällt darauf. Außer behinderten Menschen mit erheblichem Pflegebedarf werden in diesen Wohnformen insbesondere auch behinderte Senioren betreut, für die tagesstrukturierende Angebote außerhalb des Wohnbereichs nicht zur Verfügung stehen.

Obwohl die kleinen Einrichtungen im Bereich der Behindertenhilfe ihrer Zahl nach dominieren, lebt dort lediglich ein Viertel aller Bewohnerinnen und Bewohner; die Mehrzahl lebt in den wenigen sehr großen Heimen, vor allem geistig und mehrfach behinderte Menschen, darunter fast ein Viertel aller geistig behinderten Menschen in Einrichtungen mit über 300 und mehr Plätzen. Demgegenüber finden Menschen mit einer Körper- und Sinnesbehinderung oder einer seelischen Behinderung überwiegend in kleinen bis mittelgroßen Einrichtungen einen Wohnplatz.

Diese durchschnittlich *schlechteren Bedingungen für Menschen mit geistigen oder Mehrfachbehinderungen* hinsichtlich der Wohn- und Lebensqualität in stationären Einrichtungen sind nicht nur in Bezug auf die Einrichtungsgröße zu beobachten, sondern auch in Bezug auf die Verteilung von Ein- und Mehrbettzimmern oder die Gruppengröße.

Veränderungen müssen sich vor allem auf eine weitere Differenzierung der Angebote und eine Erweiterung von Mitsprache- und Handlungsspielräumen der Bewohnerinnen und Bewohner richten. Es besteht Konsens bei der überwiegenden Mehrzahl der Einrichtungen, dass die Organisation und die Lebensweise in Einrichtungen heute an Kriterien wie Individualisierung der Hilfen, Förderung von Selbstbestimmung und Eigenständigkeit der Bewohnerinnen und Bewohner gemessen werden müssen.

Bildung und Arbeit

Bildung ist für eine gleichberechtigte Teilhabe behinderter Menschen am Leben in unserer Gesellschaft von besonderer Bedeutung. Aufgabe des Bildungswesens ist, die Bildungsfähigkeit und die Bildungsbereitschaft behinderter Menschen von klein auf unter Berücksichtigung behinderungsspezifischer Belange und Bedürfnisse zu fördern und zu unterstützen. Dabei ist eine Förderung und Betreuung zusammen mit nicht behinderten Gleichaltrigen wo immer möglich integrationsfördernd und ganz im Sinne der behinderten Menschen und ihrer Angehörigen. Den Besuch von Sonderkindergärten und Sonderschulen empfinden behinderte Menschen und ihre Angehörigen oft als Ausgrenzung. Sie kritisieren, dass nach wie vor kein Rechtsanspruch auf eine integrative schulische Förderung besteht.

Kindergärten

Die Chancen für eine erfolgreiche Integration sind im Kindergartenalter besonders groß, weil hier Vorurteile und Scheu noch wenig entwickelt sind und die Kinder unbefangener aufeinander zugehen.

Bundesweit haben sich zur gemeinsamen Erziehung von Kindern mit und ohne Behinderung im Kindergartenalter unterschiedliche Organisationsformen entwickelt:

- Einzelintegration behinderter Kinder im wohnortbezogenen Nachbarschaftskindergarten,
- Bildung von integrativen Gruppen in Regelkindergärten,
- Bildung von integrativen Gruppen in Sonderkindergärten,
- Einrichtung integrativer Kindergärten mit durchgängigem Prinzip gemeinsamer Erziehung in allen Gruppen,
- Sonder- und Regelkindergärten als getrennte Organisationsformen, auch mit getrennter Trägerschaft »unter einem Dach«.

Länder und Gemeinden haben in den letzten Jahren den Auf- und Ausbau integrativer Angebotsstrukturen für behinderte Menschen verstärkt vorangetrieben. Gleichwohl reichen diese Angebote noch nicht aus, um allen Anträgen von Eltern behinderter Kinder Rechnung tragen zu können.

Ende 2002 gab es insgesamt 9 801 integrative Tageseinrichtungen (das waren knapp 21 % aller Tageseinrichtungen) mit ca. 600 000 Plätzen für nicht behinderte und ca. 39 000 Plätze für behinderte Kinder sowie 299 Tageseinrichtungen für behinderte Kinder mit ca. 10 000 Plätzen.

Schulen

Für die schulische Bildung bedeutet der Grundsatz der Integration zunächst, dass auch den leistungsschwächsten behinderten Kindern und Jugendlichen ein angemessenes Bildungsangebot gemacht werden muss. Nach den Schul- und Sonderschulgesetzen der Bundesländer sollen auch behinderte Kinder und Jugendliche möglichst so gefördert werden, dass sie die Bildungsziele der allgemeinen Schulen erreichen können. Darüber hinaus wird angestrebt, möglichst viele behinderte Kinder und Jugendliche in Regelschulen zu fördern und dort, falls erforderlich, zusätzliche sonderpädagogische Hilfen und sonstige angemessene Betreuung zur Verfügung zu stellen. Soweit behinderte Kinder und Jugendliche in anderen Schulformen nicht oder nicht hinreichend gefördert werden können, sind sie in Sonderschulen zu den schulischen Zielen zu führen, die für sie erreichbar sind; auch dort wird, soweit die Fähigkeiten des behinderten Kindes ausreichen, die Vermittlung von allgemeinen Abschlüssen angestrebt.

Die Sonderschulen (die in einigen Ländern als Förderschulen bezeichnet werden) sind gesetzlich verpflichtet, bis zum Ende eines jeden Schuljahres zu überprüfen, ob der Besuch der Sonderschule weiterhin erforderlich ist. Sie sollen in enger Zusammenarbeit mit anderen Schulen nach Möglichkeit auf eine Eingliederung ihrer Schüler in den Unterricht mit nicht behinderten Kindern hinwirken oder nach anderen Formen der Kooperation mit Regeleinrichtungen suchen. Zur Zeit gibt es folgende Förderschwerpunkte (früher Sonderschulen):

- Lernen (früher: Lernbehinderte),
- Sehen (früher: Blinde und Sehbehinderte),
- Hören (früher Gehörlose und Schwerhörige),
- Sprache (früher: Sprachbehinderte),
- Körperliche und motorische Entwicklung (früher: Körperbehinderte),
- Geistige Entwicklung (früher: Geistigbehinderte),
- Emotionale und soziale Entwicklung (früher: Verhaltensgestörte),
- Kranke.

Von den Schülern mit sonderpädagogischem Förderbedarf sind 65 800 in allgemeinen Schulen und 429 440 Schüler in Sonderschulen. Trotz der Tendenz, Schüler mit sonderpädagogischem Förderbedarf in allgemeinen Schulen zu unterrichten, ist die Zahl der Schüler in Sonderschulen von 1994 bis 2002 um rund 12 % gestiegen, bei gleichzeitigem Anstieg der Schülerzahlen in allen Schulen. Insgesamt hat die Zahl der Schüler, die einer sonderpädagogischen Förderung bedürfen, in den letzten Jahren deutlich zugenommen. Dies gilt insbesondere für den Schwerpunkt »Emotionale und soziale Entwicklung«. Die Zahl der Kinder und Jugendlichen mit Verhaltensauffälligkeiten oder -störungen hat sich von 1994 bis 2002 verdoppelt. Seit einiger Zeit ist auch zu beobachten, dass immer mehr Schülern mit Migrationshintergrund ein besonderer Förderbedarf im Bereich »Lernen« attestiert wird und sie dann an Sonderschulen verwiesen werden.

Einen wichtigen Schritt zur Weiterentwicklung der integrativen Förderung stellen die *Sonderpädagogischen Förderzentren* dar. Es handelt sich um zentrale Einrichtungen, von denen aus Sonderpädagogen verschiedener Fachrichtungen behinderte Kinder an allgemeinen Schulen in einer Region betreuen. Diese Sonderpädagogen unterrichten zusammen mit Lehrern der allgemeinen Schule während mehrerer Wochenstunden und widmen sich dabei den behinderten Schülerinnen und Schülern. In einigen Ländern sind mobile Dienste zur sonderpädagogischen Betreuung Behinderter an allgemeinen Schulen eingerichtet worden.

Hochschulen

Aufgrund einer Behinderung darf kein Studienbewerber oder Student von der Integration in die Hochschule seiner Wahl ausgeschlossen sein; dieses Ziel erfordert besondere Förderungsmaßnahmen. § 2 Abs. 5 des Hochschulrahmengesetzes und entsprechende Vorschriften in den Hochschulgesetzen der Länder machen es den Hochschulen zur Pflicht, die besonderen Bedürfnisse von Studierenden mit Behinderungen zu berücksichtigen. Aufgrund der äußeren Bedingungen an den Hochschulen benötigen sie oftmals mehr Zeit zur Organisation und Durchführung des Studiums; ihr Studienverlauf ist häufig weniger geradlinig als der ihrer nicht behinderten Kommilitoninnen und Kommilitonen, und der Anteil der Studiengangwechsler und der Studienabbrecher ist deutlich größer als bei den gesundheitlich nicht Beeinträchtigten. Die behinderten Studierenden sollen Angebote der Hochschule möglichst ohne fremde Hilfe in Anspruch nehmen können. Die Prüfungsordnungen müssen die besonderen Belange behinderter Studierender zur Wahrung der Chancengleichheit berücksichtigen, d. h., den verschiedenen Formen der Behinderung ist durch adäquate Berücksichtigung bei Leistungsnachweisen und Prüfungen Rechnung zu tragen.

Nach der 16. Sozialerhebung des Deutschen Studentenwerks sind rund 2 % der Studierenden behindert (ca. 32 000) und 13 % (ca. 208 000) chronisch krank.

Berufsausbildung

An die schulische Ausbildung schließt sich die Berufsausbildung an. Hierbei gilt ebenfalls das Konzept der Normalisierung, indem für die behinderten Menschen eine Ausbildung in einem anerkannten Ausbildungsberuf angestrebt wird.

Besondere Regelungen im Berufsbildungsgesetz und in der Handwerksordnung sollen die Erreichung des Ausbildungszieles fördern (z. B. Erleichterung der Prüfungserfordernisse, Umgehen von weniger bedeutsamen Ausbildungsschritten etc.).

Der speziellen Förderung der beruflichen Ausbildung behinderter Menschen dienen folgende Einrichtungen:

- 46 *Berufsbildungswerke* zur beruflichen Erstausbildung behinderter Jugendlicher, die aufgrund der Art und Schwere ihrer Behinderung auf den freien Ausbildungsstätten nicht ausgebildet werden können. Die Einrichtungen verfügen über psychologische, soziale und medizinische Dienste sowie Freizeit- und Sportmöglichkeiten.
- 28 *Berufsförderungswerke* vornehmlich zur beruflichen Umschulung von behinderten Menschen, die wegen ihrer Behinderung nicht mehr ihre bisherige Tätigkeit ausüben und nicht betrieblich umgeschult werden können. Berufsförderungswerke verfügen auch über begleitende psychologische, medizinische und soziale Dienste sowie über Freizeit- und Sportmöglichkeiten. Es gibt Spezialeinrichtungen für Querschnittgelähmte und für Blinde.

Arbeit

Das Schwerbehindertenrecht in Teil 2 des SGB IX ergänzt mit den besonderen Regelungen zur Teilhabe schwerbehinderter Menschen die Leistungen zur Teilhabe am Arbeitsleben nach diesem Buch sowie das arbeitsmarktpolitische Instrumentarium des Arbeitsförderungsrechts nach dem SGB III. Es soll dazu beitragen, schwerbehinderten und diesen gleichgestellten behinderten Menschen einen geeigneten behinderungsgerechten Arbeits- und Ausbildungsplatz zu verschaffen und zu erhalten sowie behinderungsbedingte Nachteile oder Mehraufwendungen im Arbeits- und Berufsleben auszugleichen oder abzugelten. Hierzu hält es ein umfangreiches Instrumentarium bereit, insbesondere

- Leistungen zur Förderung der Teilhabe schwerbehinderter Menschen am Arbeitsleben einschließlich der begleitenden Hilfe im Arbeitsleben,
- die Integrationsfachdienste für die Beratung und Unterstützung schwerbehinderter Menschen sowie als Ansprechpartner für die Arbeitgeber,
- das System von Beschäftigungspflicht und Ausgleichsabgabe,
- die besonderen Interessenvertretungen der schwerbehinderten Menschen in den Betrieben und Dienststellen,
- den besonderen Kündigungsschutz,
- Integrationsprojekte als Bindeglied auf dem allgemeinen Arbeitsmarkt und
- Werkstätten für behinderte Menschen.

Von den 6,7 Millionen anerkannten schwerbehinderten Menschen waren rund 840 000 schwerbehinderte Menschen in Betrieben und Dienststellen auf dem allgemeinen Arbeitsmarkt beschäftigt, etwa 227 000 in anerkannten Werkstätten für behinderte Menschen. 172 516 schwerbehinderte Menschen waren 2004 arbeitslos. Der Anteil schwerbehinderter Menschen an allen Arbeitslosen betrug 4,1 %.

Zum wichtigsten Instrumentarium der Eingliederung Schwerbehinderter in das Arbeits- und Berufsleben gehört das System von Beschäftigungspflicht und Ausgleichsabgabe. Das Schwerbehindertengesetz hatte seit 1974 jeden Arbeitgeber mit 16 und mehr Arbeitsplätzen verpflichtet, auf wenigstens 6 % seiner Arbeitsplätze schwerbehinderte Menschen zu beschäftigen. Kam er dieser Verpflichtung nicht oder nur unzureichend nach, hatte er zuletzt für jeden der nicht besetzten Pflichtarbeitsplätze eine Ausgleichsabgabe in Höhe von monatlich 200 DM zu zahlen, unabhängig von dem Grad der Nichterfüllung der Beschäftigungspflicht. Mit dem Gesetz zur Bekämpfung der Arbeitslosigkeit Schwerbehinderter von 2000 ist dieses System neu gestaltet worden. Insbesondere sieht das neue Gesetz eine Staffelung vor:

Die Höhe der Ausgleichsabgabe beträgt je Monat und unbesetztem Pflichtplatz:
- 105 Euro bei einer Beschäftigungsquote ab 3 % bis unter 5 %,
- 180 Euro bei einer Beschäftigungsquote ab 2 % bis unter 3 %,
- 260 Euro bei einer Beschäftigungsquote unter 2 %.

Erleichterungen für kleinere Betriebe und Dienststellen: Arbeitgeber mit
- weniger als 40 Arbeitsplätzen müssen einen schwerbehinderten Menschen beschäftigen; sie zahlen je Monat weiterhin 105 Euro, wenn sie diesen Pflichtplatz nicht besetzen;
- weniger als 60 Arbeitsplätzen müssen 2 Pflichtplätze besetzen; sie zahlen 105 Euro, wenn sie nur 1 Pflichtplatz besetzen, und 180 Euro, wenn sie keinen schwerbehinderten Menschen beschäftigen.

Gleichzeitig wurde die Beschäftigungspflichtquote von 6 auf 5 % gesenkt und die Schwelle für den Beginn der Beschäftigungspflicht von 16 auf 20 Arbeitsplätze angehoben. 2002 lag die Beschäftigungsquote bundesdurchschnittlich bei 3,8 %. Die Einnahmen aus der Ausgleichsabgabe lagen im Jahr 2003 bei ca. 571 700 000 Euro.

Die Bemühungen um die Eingliederung behinderter Menschen in das Arbeits- und Berufsleben sind vorrangig darauf gerichtet, behinderten Menschen den Zugang zum allgemeinen Arbeitsmarkt zu eröffnen. Für die behinderten Menschen, die dort wegen Art oder Schwere ihrer Behinderung trotz aller personellen, finanziellen und sonstigen Hilfen nicht beschäftigt werden können, stehen *Werkstätten für behinderte Menschen* zur Verfügung. Sie stehen behinderten Menschen offen, die die Mindestvoraussetzungen für eine Förderung und eine Beschäftigung in einer Werkstatt für Behinderte erfüllen; hierzu gehören auch diejenigen, für deren Betreuung und individuelle Förderung in der Werkstatt für behinderte Menschen aufgrund der Behinderung eine besondere personelle Ausstattung erforderlich ist und deren Betreuung und Förderung daher in besonderen Gruppen erfolgt. Soweit behinderte Menschen die Mindestvoraussetzungen für eine Förderung und Beschäftigung in einer Werkstatt nicht oder noch nicht erfüllen, können sie in Einrichtungen, die der Werkstatt angegliedert sind, unter deren »verlängertem Dach« aufgenommen werden. 2002 gab es in Deutschland insgesamt 671 Werkstätten, in denen rund 227 000 behinderte Menschen eine berufliche Bildung und eine Beschäftigung erhalten. Bis 2010 werden zusätzlich 20 000 Werkstattplätze benötigt. Danach wird der Bedarf demographisch bedingt sinken.

Aufgabe der Werkstätten ist es, Behinderte so zu fördern, dass sie spätestens nach Teilnahme an Maßnahmen des Arbeitstrainingsbereichs in der Lage sind, wenigstens ein Mindestmaß wirtschaftlich verwertbarer Arbeitsleistung zu erbringen. Darüber hinaus hat die Werkstatt behinderte Menschen so weit zu fördern, dass sie das Optimum ihrer Leistungsfähigkeit erreichen, möglichst soweit, dass eine Beschäftigung auf dem allgemeinen Arbeitsmarkt in Betracht kommt. Zur Erfüllung dieser Aufgaben muss die Werkstatt für behinderte Menschen ein möglichst breites Angebot an Arbeitsplätzen und Plätzen für Arbeitstraining zur Verfügung stellen und über eine Ausstattung mit begleitenden Diensten verfügen.

Soweit psychisch und andere behinderte Menschen für eine Beschäftigung auf dem allgemeinen Arbeitsmarkt in Betracht kommen, aber aus Konjunktur-, Arbeitsmarkt- oder sonstigen, nicht auf der Behinderung beruhenden Gründen keinen Arbeitsplatz in Betrieben oder

Verwaltungen finden, ist die Beschäftigung in sogenannten *Selbsthilfefirmen* möglich. Dabei handelt es sich um ein Konzept, das vornehmlich für psychisch behinderte Menschen entwickelt worden ist, das aber auch für körperlich und andere behinderte Menschen in Betracht kommt. Diese Unternehmen definieren sich inzwischen als Teil des allgemeinen Arbeitsmarktes, der sich – professionell geführt – in wirtschaftlicher, technischer und organisatorischer Hinsicht an den normalen Strukturen der Arbeitswelt orientiert. Sie sind allerdings in Anbetracht der besonderen Personalkosten und der Minderleistungsfähigkeit eines Teils ihrer Mitarbeiter auf öffentliche Förderung angewiesen. In Selbsthilfefirmen kann die gleiche finanzielle Förderung in Anspruch genommen werden wie in anderen Unternehmen auch. Sie können das arbeitsmarktpolitische Regelinstrumentarium nutzen, das für die Eingliederung behinderter Menschen zur Verfügung steht. Sie können darüber hinaus die besonderen Leistungen und Hilfen in Anspruch nehmen, die in den rehabilitationsrechtlichen Vorschriften der Sozialleistungsgesetze und in den Vorschriften des Schwerbehindertengesetzes vorgesehen sind.

Soziale Integration

Die volle Teilhabe behinderter Menschen am Leben der Gemeinschaft ist nach wie vor das eigentliche Ziel aller – auch bereichs- und fachgebundener – Rehabilitationsmaßnahmen und -hilfen. Integration und Normalisierung sind Konzepte, die sich in allen Lebensbereichen verwirklichen lassen, wenn Bereitschaft besteht, Menschen mit Behinderungen als selbstständige, aktive Partner bei der Rehabilitation und in der Gesellschaft zu sehen und Voraussetzungen für ein Höchstmaß an Unabhängigkeit in der eigenen Lebensplanung und -gestaltung zu schaffen.

Die Verankerung des Benachteiligungsverbots zugunsten Behinderter in Artikel 3 Abs. 3 Satz 2 des Grundgesetzes hat auch insoweit einen gesellschafts- und sozialpolitischen Perspektivenwechsel fortgesetzt und bekräftigt, als diese Teilhabe behinderter Menschen vorrangig nicht als Ergebnis wohlfahrtsstaatlicher Fürsorge, sondern als Ausdruck von Gleichberechtigung und Selbstbestimmung zu verstehen ist. Behinderte Menschen können und wollen ihr Leben selbst planen und aktiv gestalten sowie sich als gleichberechtigte Bürger am gesellschaftlichen Leben beteiligen. Das ist nur in einer Umwelt möglich, die sich einer solchen Teilhabe öffnet; das Verbot der Benachteiligung behinderter Menschen ist daher nicht nur als Umgang mit individuellen Problemen Betroffener, sondern als Frage an das Selbstverständnis der gesamten Gesellschaft zu begreifen.

Andererseits wirft der angesprochene Perspektivenwechsel ein neues Licht auf die Frage, inwieweit die Gesellschaft sich einer Teilhabe behinderter Menschen an der »normalen« Lebenswirklichkeit nicht nur »öffnet«, sondern in welchem Umfang sie sich darüber hinaus in der Pflicht sieht, mit ihren Ressourcen behinderten Menschen die für eine vollwertige Teilhabe erforderlichen Hilfen zur Verfügung zu stellen. Auf jeden Fall dürfen Hilfen zur Eingliederung und die Forderung nach einem »Leben so normal wie möglich« nicht als einseitige, an behinderte Menschen gerichtete Anpassungsforderung missverstanden werden. Integration ist immer ein wechselseitiger Prozess, an dem sich Menschen mit und ohne Behinderungen in gleicher Weise beteiligen müssen; es gilt anzuerkennen, dass Menschsein auch das Recht auf Anderssein umfasst und dass Anderssein nicht zur Ausgrenzung aus dem Leben der Gesellschaft führen darf.

Eine wesentliche Voraussetzung für die Eingliederung behinderter Menschen in die Gesellschaft ist eine *behindertenfreundliche Gestaltung ihrer*

Umwelt. Die Wohn- und Lebensbedingungen sollen behinderten Menschen ermöglichen, ein selbstständiges Leben zu führen und entsprechend ihren individuellen Bedürfnissen am gesellschaftlichen Leben teilzunehmen. Dies erfordert entsprechende Gestaltung nicht nur an den Arbeitsplätzen behinderter Menschen und in ihren Wohnungen, sondern in ihrer gesamten Umwelt, das heißt auch auf Straßen, Wegen und Plätzen, in öffentlich zugänglichen Gebäuden und Freizeitstätten.

Ziel dabei ist, für alle Menschen eine weitgehende Unabhängigkeit von fremder Hilfe zu erreichen. Daher

- ist grundsätzlich barrierefrei zu bauen,
- müssen öffentliche Verkehrsmittel von allen, die es wollen, selbstständig genutzt werden können,
- müssen behinderte Menschen die gleichen Möglichkeiten wie alle anderen haben, zu reisen und Urlaub anzutreten, und
- müssen sie selbst entscheiden können, wo und wie sie wohnen und wie sie ihr privates Leben gestalten.

Freie Zeit am Feierabend oder am Wochenende bietet auch für behinderte Menschen gute Möglichkeiten der Kompensation von einseitigen Belastungen und des sozialen Miteinanders, auch mit nicht behinderten Menschen. Jugendzentren, Institutionen der Erwachsenenbildung, Kommunikationszentren sollten sich stärker als bisher öffnen und dafür Sorge tragen, dass Chancen der Begegnung in der Freizeit genutzt und Vorurteile abgebaut werden können.

Sport ist bei der Gestaltung der Freizeit Behinderter auch unter integrativen Gesichtspunkten besonders wichtig. Im Behindertensport ist zwischen dem Leistungssport, dem Rehabilitationssport, zu dem auch die Versehrtenleibesübungen gehören, und dem Breitensport, zu unterscheiden. Der Behindertensport wird von behinderten Menschen in ihrer Freizeit ausgeübt; er wird von Ärzten überwacht und von besonders ausgebildeten Übungsleitern betreut und begleitet. Der Breitensport behinderter Menschen wird aus Freude an der Bewegung ausgeübt, er erhält und stärkt die Gesundheit, fördert persönliche Beziehungen und gewährleistet bleibende gesellschaftliche Integration. Die Angebote an Sportarten und -disziplinen im Breitensport müssen auf die Funktionsstörungen abgestellt sein.

Reisen und Urlaub sind für behinderte Menschen ebenso wie für Nichtbehinderte wichtige Faktoren der Integration und der Teilnahme am Leben in der Gemeinschaft. Behinderte Menschen wollen wie alle anderen auch im Rahmen ihrer Möglichkeiten über Ort, Zeit und individuelle Gestaltung ihres Urlaubs selbst entscheiden. Sie treffen in der Realität jedoch auf vielfältige Hindernisse, die ihnen den Zugang zu selbstgewählten Urlaubszielen und -abläufen verwehren. Dies beginnt bei der Reiseplanung, beim fehlenden Zugang zu umfassenden Informationen über »behindertengerechte« Angebote vor Ort unter baulich-technischen Aspekten und betrifft ebenso die nicht durchgehend barrierefreien Transportwege und -mittel wie auch die Freizeitangebote und -aktivitäten am Urlaubsort.

Über Fragen von *Partnerschaft und Sexualität* behinderter Menschen wird in den letzten Jahren zunehmend auch eine öffentliche Diskussion geführt. Die frühere Tabuisierung ist zwar noch nicht vollständig überwunden, aber allmählich setzt sich die Einsicht durch, dass diese Themen nicht ausgeklammert werden dürfen, weil es sich dabei um menschliche Erfahrungen handelt, die wesentlich zur Persönlichkeitsentwicklung, zur Verselbstständigung und zur Identitätsfindung beitragen können. Auch Menschen mit geistiger Behinderung, die voraussichtlich lebenslang auf Hilfe und Unterstützung angewiesen sein werden, dürfen von diesen Erfahrungen nicht ausgeschlossen werden.

Die Bundeszentrale für gesundheitliche Aufklärung verfolgt aufgrund des Schwangerschaftskonfliktgesetzes derzeit insbesondere den Ansatz, sexualpädagogische Themen in die Ausbildung der Multiplikatoren einzubringen, um so die Grundlage für einen professionellen Umgang mit Themen der Sexualaufklärung in den einzelnen pädagogischen Berufen sicherzustellen.

Betreuungsgesetz

Die Rechtsstellung von volljährigen Behinderten ist insbesondere durch das am 1. Januar 1992 in Kraft getretene Betreuungsgesetz verbessert worden. Dieses Gesetz hat die vielfach als diskriminierend empfundene Entmündigung beseitigt und die veralteten Rechtsinstitute der Vormundschaft über Volljährige und Gebrechlichkeitspflegschaft durch ein flexibel ausgestaltetes Instrument der persönlichen Betreuung in rechtlichen Angelegenheiten ersetzt, das es ermöglicht, für die verschiedenen Arten und Schweregrade der Krankheiten oder Behinderungen zu jeweils angemessenen Ergebnissen zu führen. Eine Betreuung darf nur dann angeordnet werden, wenn dies aufgrund einer psychischen Krankheit oder einer körperlichen, geistigen oder seelischen Behinderung tatsächlich erforderlich ist, um die Angelegenheiten des Behinderten zu besorgen; sie ist daher bei Bestehen anderer Hilfsmöglichkeiten unzulässig.

Im Mittelpunkt des Betreuungsgesetzes steht die Stärkung der Personensorge. Das Gesetz verfolgt das Ziel, die persönlichen Rechte zu stärken, das Wohl der Betreuten und ihre Wünsche und Bedürfnisse so weit wie möglich zu berücksichtigen, durch rehabilitative Leistungen und Hilfen Selbstständigkeit und Handlungsspielräume wiederzuerlangen und eine ausnahmslos persönliche Betreuung vor allem durch ehrenamtliches Engagement sicherzustellen. Diese Neuregelung verbessert die Rechtsstellung psychisch Kranker und geistig oder seelisch Behinderter in entscheidender Weise und verbessert deren Möglichkeit, eigenständig und selbstbestimmt am Leben in der Gemeinschaft teilzunehmen. Von besonderer Bedeutung sind hierbei die im Gesetz vorgesehenen Betreuungsvereine, die teilweise aus bereits bestehenden Vormundschaftsvereinen hervorgegangen sind. Diese Vereine übernehmen Betreuungen, bemühen sich um die Gewinnung von ehrenamtlichen Betreuern, beraten sie und bilden sie fort. Das Erreichen der mit dem Betreuungsgesetz verfolgten Ziele erfordert zudem die Existenz einer ausreichenden Zahl von qualifizierten Berufsbetreuern. Die zwischenzeitliche Novellierung des Betreuungsrechts war durch den unerwartet hohen Anstieg der Betreuungszahlen und den überproportionalen Kostenanstieg begründet und hatte zum Ziel, die Betreuung durch Stärkung des Erforderlichkeitsgrundsatzes auf das für die rechtliche Betreuung Wesentliche zu konzentrieren und von überhöhtem Bürokratieaufwand zu befreien.

8 Psychische, psychosomatische und Suchterkrankungen

Ähnlich wie im vorangegangenen Kapitel besteht bei der Darstellung dieser Erkrankungen das Problem der angemessenen Bezeichnung dessen, worüber wir sprechen bzw. schreiben: Reden wir angemessener von Krankheiten oder Störungen, Leiden oder Abweichungen? Ab wann hat ein psychisches Symptom, ein bestimmtes »abweichendes Verhalten« Krankheitswert? Ab wann ist es behandlungsbedürftig? Ab wann sind die Betroffenen stationär zu behandeln? Das sind Fragen, auf die es keine exakten und allgemeingültigen Antworten gibt. An die Stelle der relativ verlässlichen apparativen diagnostischen Möglichkeiten in der Körpermedizin – wie z.B. durch Röntgen, Labor etc. – treten in der Diagnostik dieser Erkrankungen die weniger verlässlichen Methoden der psychiatrischen Exploration und der psychologischen Tests, wenn wir einmal von den körperlich begründbaren psychischen Störungen absehen. Darüber hinaus beeinflussen kulturelle Unterschiede die Definition und damit auch die Häufigkeit psychischer Störungen: Was in einer Kultur als psychisch auffällig oder abweichend gilt, kann in einer anderen Kultur als normal angesehen oder zumindest toleriert werden. Diese Bemerkungen gelten in gleichem Maße für Suchtkrankheiten: Wo endet beispielsweise »normales Trinken«, wo beginnt eine Alkoholsucht, also abhängiges krankhaftes Trinken?

Diese Diskussion führt auch die Autorengruppe des ICD-10, wenn sie in der Einleitung schreibt:

»Der Begriff ›Störung‹ (disorder) wird in der gesamten Klassifikation verwendet, um den problematischen Gebrauch von Begriffen wie ›Krankheit‹ oder ›Erkrankung‹ weitgehend zu vermeiden. ›Störung‹ ist kein exakter Begriff. Seine Verwendung in dieser Klassifikation soll einen klinisch erkennbaren Komplex von Symptomen oder Verhaltensauffälligkeiten anzeigen, die immer auf der individuellen und oft auch auf der Gruppen- oder sozialen Ebene mit Belastung und mit Beeinträchtigung von Funktionen verbunden sind. Soziale Abweichungen oder soziale Konflikte allein, ohne persönliche Beeinträchtigungen sollten nicht als psychische Störung im hier definierten Sinne angesehen werden« (Dilling u.a., 2004, S. 22 f.).

Es ist – wie gesagt – schwierig, eine allgemeine Definition psychischer Störungen vorzunehmen. Während die Psychiatrie-Enquête eine solche Definition nicht vornimmt, findet sich in den Empfehlungen der Expertenkommission (1988, S. 112) folgender Definitionsversuch:

»Anders als körperlich Kranke und Behinderte ... sind psychisch Kranke und Behinderte ... aufgrund von Störungen des Wahrnehmens, Fühlens, des Denkens, Wollens und der Erlebnisverarbeitung nicht nur in ihren Fertigkeiten eingeschränkt, ihre unmittelbaren Lebensbedürfnisse aus eigener Kraft zu befriedigen, sondern vor allem auch in ihrem Vermögen, soziale Beziehungen aufzubauen, zu unterhalten und soziale Rollen zu erfüllen«.

Psychische Störungen lassen sich also – ganz allgemein gesagt – als Störungen des Denkens, des Fühlens, des Wahrnehmens, des Erinnern, des Wollens oder anderer psychischer Fähigkeiten verbunden mit ihren Auswirkungen auf das Verhalten und die Beziehungen zu sich selber sowie zu anderen verstehen. Die in der Psychiatrie übliche und im folgenden skizzierte Einteilung psychischer Störungen geht von diesen »Grundstörungen« aus: So stehen z.B. bei den affektiven Störungen die Veränderungen des Fühlens im Zentrum, bei den Demenzerkrankungen sind es die Veränderungen des Erinnerns. Je mehr psychische Fähigkeiten bei einer Person gestört sind – wie z. B. bei den schizophrenen Erkrankungen das Denken, das Wahrnehmen, das Fühlen, das Wollen etc. –, desto schwerer ist die Erkrankung und desto schwieriger die Behandlung.

8.1 Psychiatrische Grundlagen

In der *10. Version der International Classification of Disease (ICD)* wird das große Spektrum psychischer Störungen in Kapitel V(F) folgendermaßen eingeteilt (vgl. Dilling u. a., 2004):

- Organische, einschließlich symptomatischer psychischer Störungen,
- Psychische und Verhaltensstörungen durch psychotrope Substanzen,
- Schizophrenie, schizotype und wahnhafte Störungen,
- Affektive Störungen,
- Neurotische Belastungs- und somatoforme Störungen,
- Verhaltensauffälligkeiten mit körperlichen Störungen oder Faktoren,
- Persönlichkeits- und Verhaltensstörungen,
- Intelligenzminderung,
- Entwicklungsstörungen,
- Verhaltens- und emotionale Störungen mit Beginn in der Kindheit und Jugend,
- nicht näher bezeichnete psychische Störungen.

Wir wollen – anhand der o. g. Einteilung – einen kurzen Überblick über die verschiedenen Störungen geben. Dabei haben wir uns auf die Zusammenfassung des ICD-10/V(F) durch Hardtmann (1996, S. 450–452) bezogen. Diese ist – aufgrund der spezifischen psychiatrischen Begrifflichkeit sowie ihrer komprimierten Form – z. T. nicht einfach zu verstehen, sodass evtl. psychiatrische Lehrbücher zu Rate gezogen werden müssen, wobei die Lehrbücher von Dörner und Plog (1996), Clausen u. a. (1997) und Bosshard u. a. (1999) besonders zu empfehlen sind.

Organische einschließlich symptomatische psychische Störungen: Dazu gehören: Demenz, hirnorganischer Abbau durch beschriebene bekannte und unbekannte Ursachen wie z. B. Gefäßleiden, Stoffwechselkrankheiten, Alkohol und Drogen und Funktionsstörungen des Gehirns. Es handelt sich um psychische Krankheiten, die durch Gehirnkrankheiten, Verletzungen oder andere Schädigungen zu einer Hirnfunktionsstörung führen. Sie können in jedem Lebensalter beginnen. Einige sind irreversibel und progredient, andere vorübergehend und behandelbar. Wesentliche Merkmale: Störungen kognitiver Funktionen wie des Gedächtnisses, des Lernens, des Denkens, Störungen des Sensoriums wie Bewusstseins- und Aufmerksamkeitsstörungen, Störungen der Wahrnehmung (Halluzinationen), der Denkinhalte (Wahn), der Stimmung und der Gefühle (Depression, Manie, Angst) (s. Tab. 8.1 über Demenz).

Psychische und Verhaltensstörungen durch psychotrope Substanzen: Dazu gehören: Alkohol, Opiate, Beruhigungsmittel, Kokain, Lösungsmittel und die durch sie bedingten akuten und chronischen Veränderungen, Entzugserscheinungen und psychotische Episoden. Das Spektrum dieser Störungen ist sehr weit; es reicht von unkomplizierten Intoxikationen bis zu schädlichem Dauergebrauch, psychotischen Störungen und Demenz (s. Tab. 8.2, S. 221). Die Substanzen selbst können durch Blut- und Urinproben nachgewiesen werden. Wesentliche Merkmale: bei der akuten Intoxikation v. a. Störungen des Bewusstseins, der Wahrnehmung, des Affekts und des Verhaltens; ohne Substanzzufuhr verschwinden diese Symptome nach einiger Zeit. Unterschiedliche Wirkungen hängen oft von unterschiedlichen Mengen oder vom Zusammenwirken unterschiedlicher Substanzen ab. Von einem schädlichen Gebrauch wird dann gesprochen, wenn das Konsumverhalten negative körperliche, psychische und soziale Folgen hat. Beim Abhängigkeitssyndrom besteht ein übermächtiger Wunsch oder Zwang, eine verminderte Kontrollfähigkeit, eine erhöhte Toleranzschwelle, eine fortlaufende Einengung der Interessen und ein Entzugssyndrom bis hin zum Delir, das durch Bewusstseinstrübung, Verwirrtheit, Angst, Halluzinationen, Wahnvorstellungen, Zittern, vegetative Übererregbarkeit und Schlaflosigkeit gekennzeichnet ist.

Tab. 8.1: Beeinträchtigungen des Verhaltens und der Persönlichkeit durch die Demenz, häufige Reaktionen der Umwelt darauf und hilfreiches (therapeutisches) Verhalten

Symptom	Problematische Verhaltensweisen	Reaktionen der Umwelt	Hilfreiches Verhalten
1. zunehmende Störung der Merkfähigkeit, Vergesslichkeit	dauernde Fragen, Suchen nach Gegenständen, Beschuldigung von anderen, Fehlhandlungen (Selbst- und Fremdgefährdung)	Ungeduld, Ärger, Fehlattribution als Schikane	1. Gedächtnisstützen, Vereinfachung der Kommunikation und »Überdetermination« von Botschaften (mehrere Sinne zugleich ansprechen), Ausschalten von Störreizen, Aktivierung des Altgedächtnisses
2. Orientierungsstörungen	Sich-Verlaufen, Nichterkennen enger Bezugspersonen	Einweisung in die Institution, Angst, Besorgnis, Ratlosigkeit, Trauer	2. Strukturierung der Umwelt, Strukturierung des Tagesablaufes, Beruhigung und Vermittlung von Sicherheit, Sicherung der Umgebung und des Ausgangs, Markierung von Räumen
3. Störungen der Einsicht und Kritikfähigkeit	Überschätzung der eigenen Kompetenz, Leugnen des Abbaus, Vertuschen von Fehlern, Beschuldigen von anderen	Ärger, Wut, Besorgnis, Angst	3. Übernahme »fürsorglicher Autorität«: Entscheidungen und Maßnahmen zur notwendigen Sicherung treffen und dabei Würde und Individualität des Kranken soweit wie möglich wahren

II Spezielle Sozialmedizin

Tab. 8.1: Beeinträchtigungen des Verhaltens und der Persönlichkeit durch die Demenz, häufige Reaktionen der Umwelt darauf und hilfreiches (therapeutisches) Verhalten (Fortsetzung)

Symptom	Problematische Verhaltensweisen	Reaktionen der Umwelt	Hilfreiches Verhalten
4. Affektstörung	Angst, Anklammern, Ungeduld, Depression, Suizidhandlungen	Ratlosigkeit, Ungeduld, Klinikeinweisung	4. Sicherheit und Geborgenheit vermitteln; nicht über die Fehlhandlungen streiten, Kompetenzen hervorheben und dazu ermutigen
5. Störung (bis zur Umkehr) des Schlaf-Wach-Rhythmus	Dösen am Tage, Schlaflosigkeit, ruheloses Wandern nachts	Schlafstörungen der Angehörigen, Erschöpfung, Affekthandlungen, Heimunterbringung	5. Integration in den natürlichen Tagesablauf: durch einfache Aufgaben an vertraute Gewohnheiten anknüpfen, Bewegung an frischer Luft, Hausmittel, Nachtbeleuchtung zur Orientierung
6. Inkontinenz	Blasen- und Darmentleerung an unpassenden Orten, Entfernen der Windeln	Ärger, Scham, Heimunterbringung	6. Anfangs systematisches Kontinenztraining; Markieren des WC durch starke Hinweisreize; durch Einbinden in die Tagesstruktur lange Phasen der Untätigkeit vermeiden
7. Aphasie	Wortfindungsstörungen; Zerfall der Satzstruktur, Verlust der Wortbedeutung bis zum Verstummen	Reduzierung der Kommunikation	7. »Prompting« (Helfen durch Vorsagen); Vereinfachen der Kommunikation (einfache Sätze; Reduktion auf das Wesentliche) Überdetermination von Botschaften (mehrere Sinneskanäle ansprechen; ggf. vormachen), langsam wiederholen. Wenn Unterhaltung scheinbar keinen Sinn mehr macht, ohne Worte kommunizieren sowie singen.
8. Apraxie	Unfähigkeit, Handlungen auszuführen	Ungeduld, Überpflege durch Abnahme aller Alltagsaufgaben	8. Geduldiges Wiederholen, Vormachen, ggf. Hand führen

Quelle: Götte u. Lackmann, 1991 (vgl. auch Robert Koch-Institut, 2005b).

8 Psychische, psychosomatische und Suchterkrankungen

Tab. 8.2: Rauschmittel und ihre Wirkungen

Rauschmittel	Wirkungen	
	kurzfristig	langfristig
Haschisch	Denken und Sinneswahrnehmungen verändern sich	Konzentrationsschwäche, Antriebslosigkeit, Angstzustände, Depressionen, Persönlichkeitsabbau
LSD	Starke Halluzinationen	Angstzustände, Verfolgungswahn, Persönlichkeitsabbau, Geisteskrankheiten können ausgelöst werden
Kokain	stark aufputschend, Selbstüberschätzung, Sinnestäuschungen	schwere Depressionen, Verfolgungswahn, Aggressionen, Schlaflosigkeit, körperlicher Verfall
Heroin	Schmerz- und Angstgefühle werden blockiert, sehr starke seelische und körperliche Abhängigkeit	Persönlichkeitsverlust, völliger körperlicher Verfall, Gelbsucht durch unsaubere Spritzen, Zwang zu Beschaffungskriminalität
Beruhigungsmittel (Barbiturate, Tranquilizer)	dämpfend, teilweise angstlösend, schlaffördernd	Nachlassen des Reaktions- und Konzentrationsvermögens. Je nach Zusammensetzung des Mittels Leberschäden, Schädigungen im Blutbild, Kreislaufstörungen, Beeinträchtigung der gesamten Persönlichkeit. Depressionen und Wahnvorstellungen sind möglich.
Schmerzmittel	Schmerzstillung, angenehmes Körpergefühl	seelische Abstumpfung, Leber- und Nierenschäden
Weckmittel (Aufputschmittel)	überwach, aufgedreht, vermeintlich gesteigerte Leistungsfähigkeit, gesteigertes Selbstwertgefühl	Gereiztheit bis Aggressivität, Schlaflosigkeit, Depressionen, Herabsetzung der Kritikfähigkeit, Verfolgungswahn
Schnüffelstoffe	Rausch mit vermeintlich gesteigerten Sinneswahrnehmungen, Bewusstseinseintrübung	Schwindel, Schlaflosigkeit, Kopfschmerzen, schwere Leber-, Gehirn-, Nervenschäden
Alkohol	Abnahme der Kritikfähigkeit, Einschränkung des Reaktionsvermögens, Verlust der Kontrolle über Sprache und Bewegung	schwere Schädigungen der Leber, des Herzens und der Bauchspeicheldrüse, Gehirnschäden (z. B. Nachlassen des Gedächtnisses), verminderte Leistungsfähigkeit, Depressionen

Quelle: BZgA, 1981, S. 40 f.

Die Diagnose »Abhängigkeit« sollte nur gestellt werden, wenn irgendwann während des letzten Jahres drei oder mehr der folgenden Kriterien gleichzeitig vorhanden waren:

1. Ein starker Wunsch oder eine Art Zwang, psychotrope Substanzen zu konsumieren.
2. Verminderte Kontrollfähigkeit bezüglich des Beginns, der Beendigung und der Menge des Konsums.

3. Ein körperliches Entzugssyndrom bei Beendigung oder Reduktion des Konsums, nachgewiesen durch die substanzspezifischen Entzugssymptome oder durch die Aufnahme der gleichen oder einer nahe verwandten Substanz, um Entzugssymptome zu mildern oder zu vermeiden.
4. Nachweis einer Toleranz. Um die ursprünglich durch niedrigere Dosen erreichten Wirkungen der psychotropen Substanz hervorzurufen, sind zunehmend höhere Dosen erforderlich (eindeutige Beispiele hierfür sind die Tagesdosen von Alkoholikern und Opiatabhängigen, die bei Konsumenten ohne Toleranzentwicklung zu einer schweren Beeinträchtigung oder sogar zum Tode führen würden).
5. Fortschreitende Vernachlässigung anderer Vergnügen oder Interessen zugunsten des Substanzkonsums, erhöhter Zeitaufwand, um die Substanz zu beschaffen, zu konsumieren oder sich von den Folgen zu erholen.
6. Anhaltender Substanzkonsum trotz Nachweises eindeutiger schädlicher Folgen, wie z. B. Leberschädigung durch exzessives Trinken, depressive Verstimmungen infolge starken Substanzkonsums oder drogenbedingte Verschlechterung kognitiver Funktionen.

Schizophrene, schizotype und wahnhafte Störungen: Dazu gehören u. a.: akute und vorübergehende und anhaltende schizoaffektive Mischzustände auch mit vorübergehender manischer und depressiver Symptomatik, weiter die paranoide, katatone, undifferenzierte und hebephrene Schizophrenie und die schizophrenen residualen Zustände. Wesentliche Merkmale: Störungen des Denkens und der Wahrnehmung und eine verflachte Affektivität. Ein Erklärungswahn kann entstehen, bei dem sich das Individuum von übernatürlichen Kräften beeinträchtigt und gesteuert fühlt. Bei akustischen Halluzinationen werden Kommentare zu Verhalten und Gedanken gehört, Wahrnehmungsqualitäten werden verändert – d. h. intensiviert oder abgeschwächt – registriert. Die Entwicklung kann schleichend oder akut sein und wird v. a. zu Beginn oft bedrohlich erlebt. Hauptsymptome sind 1. das Gedankenlautwerden oder der Gedankenentzug, 2. der Kontroll- und Beeinflussungswahn, 3. kommentierende und dialogische Stimmen, 4. Größen- und Kleinheitswahn, 5. Halluzinationen und überwertige Ideen, 6. Gedankenabreißen, Zerfahrenheit und Neologismen, 7. katatone Erregung und Haltungsstereotypien, 8. Apathie, Verflachung, sozialer Rückzug, 9. durchgängige Persönlichkeitsveränderungen. Für die Diagnose ist mindestens ein eindeutiges Symptom (i. d. R. mehrere) über einen Zeitraum von mindestens einem Monat erforderlich.

Affektive Störungen: Dazu gehören: manische, depressive, bipolare, rezidivierende und anhaltende Störungen. Die Beziehungen zwischen Ursachen, Symptomatik, psychischen und möglichen biochemischen Prozessen sind noch ungeklärt. Das Hauptsymptom ist die Veränderung der Affektivität i. S. einer gedrückten oder gehobenen, mitunter von Angst begleiteten Stimmungslage. Bei der Hypomanie oder Manie geht sie mit gesteigerter Aktivität und gehobenem psychischen und körperlichen Wohlbefinden einher. Soziale Konflikte können durch Reizbarkeit, Selbstüberschätzung und Hemmungslosigkeit entstehen. Bei der Depression sind v. a. eine verminderte Konzentration und Aufmerksamkeit, ein vermindertes Selbstwertgefühl, Schuld- und Unwertgefühle, negative und pessimistische Zukunftsperspektiven, Suizidgedanken, Selbstverletzungen, Schlaf- und Appetitstörungen zu beobachten. Alle diese Störungen können abwechselnd mit gesunden Intervallen, gemischt und anhaltend auftreten und werden je nach Schweregrad in leichte, mittelgradige und schwere – u. U. mit psychotischen Episoden – eingeteilt.

Neurotische, Belastungs- und somatoforme Störungen: Dazu gehören: Phobien, Zwänge, Reaktionen auf schwere Belastungen, dissoziale Störungen und somatoforme Störungen. Sie sind größtenteils psychisch verursacht. Phobische Patienten entwickeln Ängste vor objektiv ungefährlichen Objekten, die sie meinen meiden zu müssen und deren Vorstellung allein mitunter schon angstauslösend wirkt. Phobien leiten nicht selten Depressionen ein und sind bei Frauen häufiger als bei Männern zu beobachten. Die häufigsten sind die Agoraphobie (Angst vor einer Ansammlung von Menschen), soziale Phobien und umschriebene Phobien wie die Klaustrophobie (Angst vor geschlossenen Räumen), die Höhenangst und Tierphobien. Eine Sonderform ist das Panikgefühl. Zwangskranke leiden unter Zwangsgedanken, -ideen, -vorstellungen und -impulsen, die aber als eigene Gedanken und Impulse erkannt werden. Ihre Ausführung führt zu keiner Erleichterung der Spannung (Wiederholungszwang). Sie zeigen meist insgesamt zwanghafte Persönlichkeitszüge. Viele Zwangsgedanken und -handlungen beziehen sich auf die Reinlichkeit und stellen ritualisierte Handlungen dar, die auf magische Weise Gefahren abwenden sollen. Sie führen oft – als Zwangsgrübeleien – zu Entschlusslosigkeit und Langsamkeit. Außergewöhnlich belastende Lebensumstände können das Anpassungsvermögen eines Menschen übersteigen und zu Betäubung, Depression, Angst, Ärger, Verzweiflung, Überaktivität und Rückzug führen. Diese Symptome sind im Allgemeinen rückläufig, können aber auch chronisch werden und sind dann oft damit verbunden, dass das traumatisierende Erlebnis sich im Traum wieder aufdrängt und zu schweren Anpassungsstörungen führt. Neben depressiven Symptomen finden sich häufig Beeinträchtigungsgefühle und Störungen des Sozialverhaltens. Bei den speziellen dissoziativen Störungen liegt meist ein Erinnerungsverlust für das auslösende Ereignis vor, auch wenn es objektiv nicht so schwerwiegend war. Ortsveränderungen bringen keine Abhilfe. Trancezustände treten bei Verlust der Identität auf, gleichzeitig können Bewegungs- und Sinnesempfindungen gestört sein. Somatoforme – früher psychosomatische – Störungen führen zu körperlichen Missempfindungen, die physiologisch nicht begründet sind. In der Körpersprache drücken die Patienten mitunter seelische Konflikte aus, die sie bewusst nicht als solche wahrnehmen. Nach längerer seelischer Belastung kann es auch zu z. T. erheblichen Funktionsstörungen kommen (z. B. Magengeschwür). Zu trennen sind davon die Hypochondrien, bei denen sich die Patienten beharrlich und uneinsichtig mit ihren »eingebildeten« Krankheiten befassen.

Verhaltensauffälligkeiten mit körperlichen Störungen: Dazu gehören: Essstörungen, Schlafstörungen, sexuelle Störungen, Wochenbettstörungen, Missbrauch von Substanzen, die keine Abhängigkeit erzeugen. Unter die Essstörungen fällt v. a. die Anorexia nervosa, ein absichtlich v. a. von heranwachsenden Mädchen und jungen Frauen herbeigeführter Gewichtsverlust. Oft besteht ein falsches Körperschema. Eine Bulimie hingegen besteht aus anfallsweisem Heißhunger und oft gleichzeitig künstlich herbeigeführtem Erbrechen. Anorexie und Bulimie können bei demselben Patienten auftreten. Dyssomnien sind Schlafstörungen, die die Dauer und Intensität des Schlafes betreffen. Parasomnien werden umgangssprachlich als »Schlafwandeln« bezeichnet und sind nicht ungefährlich wegen des hohen Verletzungsrisikos durch die Bewusstseinseinschränkung. Sie sind häufig psychisch bedingt, können aber auch in Zusammenhang mit organischen Krankheiten auftreten. Das Gegenteil von Schlafstörung ist eine extreme Schläfrigkeit – Hypersomnie –, bei der sorgfältig organische Ursachen ausgeschlossen werden müssen. Alpträume

(Angstträume) sind bei Kindern häufig und deuten auf ein äußerst lebhaftes Traumerleben hin. Nichtorganische sexuelle Funktionsstörungen (Mangel an Verlangen, Orgasmusstörung, Ejaculatio praecox [vorzeitiger Samenerguss], Vaginismus [Krampf der Vagina], Dyspareunie [Schmerzen beim Verkehr]) haben vielfältige seelische Ursachen. Psychische Störungen im Wochenbett sind nicht selten; führend ist i. d. R. eine depressive Symptomatik. Des Weiteren können psychische Störungen durch chronische Einnahme von Medikamenten (Beruhigungs-, Schmerz-, Schlaf- und Abführmittel) ausgelöst werden.

Persönlichkeits- und Verhaltensstörungen: Dazu gehören: eine Persönlichkeitsstörung (paranoid, schizoid, dissozial, emotional instabil wie Borderline z. B.), andauernd (aber ohne hirnorganische Grundlage), abnorme Gewohnheiten und Störungen der Geschlechtsidentität. Von Persönlichkeitsstörungen spricht man erst, wenn es sich um lang anhaltende, tief verwurzelte Verhaltensmuster handelt. Sie werden nach Merkmalsgruppen eingeteilt, wobei Überschneidungen unvermeidbar sind: paranoid (empfindlich, misstrauisch, streitsüchtig, selbstbezogen), schizoid (kühl, distanziert, gleichgültig, einzelgängerisch, kontaktscheu), dissozial (gefühl- und verantwortungslos, beziehungsgestört, intolerant gegenüber Frustrationen, geringe Scham- und Schuldgefühle), emotional instabil, impulsiv, Borderline-Typus, histrionisch (Tendenz zur Dramatisierung i. S. von »hysterisch«), anankastisch (zwanghaft, perfektionistisch, pedantisch, eigensinnig), ängstlich (unbeholfen, zersorgt, eingeschränkter Lebensstil), abhängig (unselbstständig, Angst vor dem Alleinsein, entschlusslos). Persönlichkeitsveränderungen können auch durch Extrem- oder Dauerbelastungen ausgelöst werden (Misstrauen, sozialer Rückzug, Leere und Hilflosigkeit, Nervosität und Angst vor Bedrohung, Entfremdung). Zu den Persönlichkeitsstörungen gehören auch abnorme Gewohnheiten wie das pathologische Glücksspiel, die Pyromanie (Brandstiftung), die Kleptomanie (Stehlen) und die Trichitillomanie (Haarausreißen). Störungen der Geschlechtsidentität finden sich bei Transsexuellen und Transvestiten. Andere Störungen des Sexualverhaltens sind der Fetischismus, der Exhibitionismus, der Voyeurismus, die Pädophilie und der Sadomasochismus.

Intelligenzminderung: (vergleiche hierzu unsere Ausführungen in Kap. 6)

Entwicklungsstörungen: Dazu gehören: Störungen des Sprechens und der Sprache, der schulischen Fertigkeiten, der motorischen Funktion und tiefgreifende Persönlichkeitsstörungen, z. B. der Autismus. Es handelt sich um Störungen, die meist im Kleinkind- oder Kindesalter beginnen, stetig sind und keine Remissionen zeigen. Bei Störungen des Sprechens und der Sprache ist z. B. der Spracherwerb von Anfang an beeinträchtigt; davon abgeleitete Fähigkeiten wie die des Lesens und Schreibens sind in der Folge ebenfalls betroffen, wobei mitunter schwer zu diagnostizieren ist, ob und in welchem Grad zusätzlich eine Intelligenzminderung vorliegt. Artikulationsstörungen sind mit 4 Jahren üblich und werden meist bis zum Alter von 6–7 Jahren abgebaut. Eine Besonderheit ist die expressive Sprachstörung, die es Kindern mit normalem Sprachverständnis schwierig macht, ihre Gedanken auszudrücken. Bei der rezeptiven Sprachstörung ist das Sprachverständnis erschwert. Umschriebene Störungen sind die Lese- und Rechtschreibstörung, die isolierte Rechtschreibstörung, die Rechenstörung und verschiedene Kombinationen dieser Störungen. Darüber hinaus gibt es spezielle Störungen der Entwicklung motorischer Fähigkeiten. Mit Autismus wird eine tiefgreifende Entwicklungsstörung v. a. im sozialen und kommunikativen Bereich bezeichnet und auffällige Stereotypen im Gesamtverhalten (vgl. Kap. 7).

Verhaltens- und emotionale Störungen mit Beginn in der Kindheit und Jugend: Dazu gehören: hyperkinetische Störungen, Störungen des Sozialverhaltens, emotionale Störungen, Tics und – unter den »übrigen Störungen« – das Einnässen, Einkoten und das Stottern u. a. Hyperaktive Störungen äußern sich in einem unruhigen und wenig modulierten Verhalten, Mangel an Ausdauer und Unaufmerksamkeit; sie sind bei Jungen häufiger als bei Mädchen und sind zu trennen von einfacheren Aktivitäts- und Aufmerksamkeitsschwankungen.

Störungen des Sozialverhaltens zeigen sich in aggressiven, dissozialen und unkontrollierten Verhaltensmustern; sie sind oft kombiniert mit anderen Störungen und können auf den familiären Rahmen beschränkt bleiben, mit und ohne soziale Bindungen einhergehen und häufig auch zusammen mit schweren emotionalen Störungen (Depression, Trennungsangst, Phobie, Angstneurose) auftreten. Weitere Störungen sind der elektive Mutismus, bei dem eine Sprachkompetenz nur in bestimmten Situationen gezeigt wird, reaktive Bindungsstörungen durch Traumatisierung und Tics, die vorübergehend oder dauerhaft auftreten können.

8.2 Sozialpsychiatrische Grundlagen

Wie auch bei den vorhergehenden Kapiteln beziehen sich die Ausführungen zu den sozialmedizinischen – in diesem Fall sozialpsychiatrischen – Grundlagen primär auf die epidemiologischen Aspekte sowie auf die verschiedenen Krankheitsmodelle der hier besprochenen Störungen.

Krankheitsmodelle

Mehr noch als für die anderen Krankheiten gilt für psychische Störungen, dass sie (wenn überhaupt) nur im Rahmen verschiedener Krankheitsmodelle verstehbar (und somit erfolgreich behandelbar) sind. Das *medizinische Krankheitsmodell* hat seit Beginn der Psychiatrie als Wissenschaft (also etwa seit Mitte des 19. Jahrhunderts) die Theorie und Therapie psychischer Störungen dominiert (und im Nationalsozialismus pervertiert). Die Dominanz des medizinischen Modells hat auch dazu geführt, dass andere Krankheitsmodelle (wie insbesondere psychologische und soziologische Modelle und die damit verbundenen Methoden der Psychotherapie und Soziotherapie) erst spät Eingang in die Psychiatrie gefunden haben. Das medizinische Modell hat aber auch wichtige Erkenntnisse über die organischen Ursachen einiger psychischer Störungen gebracht (zuerst unter dem Blickwinkel der Infektion, dann der Degeneration, später der Neurotransmitter-Störungen des Gehirns – worauf ja insbesondere die Behandlung mit Psychopharmaka basiert).

In den 60er-Jahren gewannen *soziologische Theorien* Einfluss auf das Verständnis psychischer Störungen. Insbesondere der in Kapitel 1 erwähnte labeling-Ansatz brachte es zu weitreichender Anerkennung. Im Kontext dieser Theorie wurden psychische Störungen als Verhaltensergebnisse einer Abweichungskarriere verstanden, die bei geringfügigen Normverletzungen ihren

Ausgang nimmt und sich aufgrund der Reaktionen der Umgebung, insbesondere der offiziellen Agenten und Institutionen sozialer Kontrolle (wozu auch das System der Psychiatrie gehört), schließlich zu manifesten psychisch abweichenden Verhaltensweisen stabilisiert. Auch wenn es dieser Theorie nicht gelang, das medizinische Modell psychischer Störungen grundlegend in Frage zu stellen, trugen der labeling-Ansatz und die ihm verpflichteten Untersuchungen doch dazu bei, bestimmte besonders stigmatisierende Umgangsweisen mit psychisch Kranken (wie z. B. Zwangseinweisungen, Gerichtsprozesse, psychiatrische Diagnosen, Krankenhausmilieu) und deren die Störungen des Patienten weiter verfestigenden Wirkungen zu analysieren.

Heute scheint die *Stress-Theorie* insbesondere in ihrer medizinsoziologischen Ausformulierung als life-event-Theorie das sozialpsychiatrische Verständnis psychischer Störungen zu dominieren. Wie in Kapitel 1 ausgeführt, wird Stress als intervenierende (vermittelnde) Variable zwischen belastenden Lebenssituationen und der Entstehung psychischer Störungen verstanden. Weiterhin werden die individuellen und kollektiven Bewältigungsmöglichkeiten von Personen, mit Stress fertig zu werden, als modifizierende Merkmale mit in die Analyse einbezogen. Als Beispiel für diesen Untersuchungsansatz sollen die Arbeiten von Brown und Mitarbeitern angeführt werden. Es gelang dieser Forschergruppe schon früh, sowohl für schizophrene als auch für depressive Erkrankungen einen signifikanten Zusammenhang zwischen der Häufung belastender Lebensereignisse und dem Ausbruch der genannten Erkrankungen nachzuweisen (Brown, 1974). Anhand einer Untersuchung über die sozialen Ursachen von *Depressionen* bei Frauen (Frauen leiden signifikant häufiger an Depressionen als Männer) soll das komplexe Theoriegebäude näher erläutert werden (Abb. 8.1). Brown und Harris (1978) unterscheiden Hintergrundfaktoren (Soziale Schicht und Lebensstadium), primäre ätiologische Faktoren (d. h. die eigentlichen life-events = Lebensereignisse) und Vulnerabilitätsfaktoren, d. h. Faktoren, die einer Betroffenen die Bewältigung von Belastungen erschweren (»Verletzlichkeit«).

In die Untersuchung waren 500 Frauen aus dem Londoner Stadtteil Camberwell und 100 wegen einer Depression behandelte Frauen einbezogen. Sowohl die wegen einer Depression behandelten als auch die depressiven noch nicht behandelten Frauen aus der Gemeinde hatten deutlich häufiger stark belastende Lebensereignisse oder aber langwierige Schwierigkeiten zu erleiden. Dies traf besonders für Frauen aus der Unterschicht zu. Dabei war jedoch weniger diese schichtenabhängige Häufigkeit der Lebensereignisse für den Ausbruch der Depression verantwortlich, sondern die Tatsache der erhöhten »Verletzlichkeit« dieser Frauen, wie z. B. keine Berufstätigkeit, Fehlen einer nahestehenden Bezugsperson, drei oder mehr Kinder unter 14 Jahren im Haushalt, Verlust der eigenen Mutter vor dem 11. Lebensjahr.

Wie wir sehen, bezieht das Modell der sozialen Entstehung von Depressionen Merkmale unterschiedlicher Theorien mit ein: Sozialschicht (sozialökonomische Theorie), Lebensereignisse (Stress-Theorie), Vulnerabilitätsfaktoren (Coping-Theorie), Verlust der Mutter in der Kindheit (Sozialisations-Theorie), geringe Selbstachtung (Psychologische Theorie).

Ein ähnlich komplexes Theoriegebäude hat Ciompi (1984) für die *Schizophrenie* vorgelegt (vgl. Abb. 8.2, S. 228). Auch hier werden unterschiedliche Hypothesen über die Ursache der Schizophrenie – aus der biomedizinischen,

8 Psychische, psychosomatische und Suchterkrankungen

Abb. 8.1: Vereinfachtes Entstehungsmodell von Depressionen

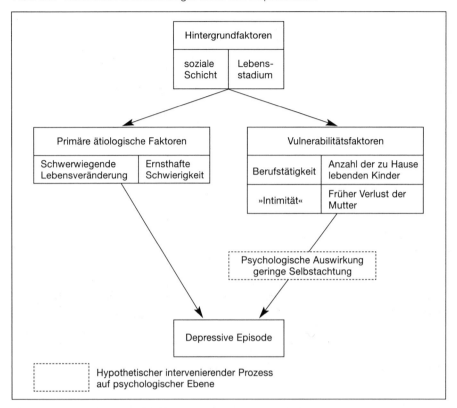

Quelle: Katschnig, 1980, S. 299

familiensoziologischen und sozialpsychologischen Forschung – zu einem komplexen Modell verknüpft (vgl. über die verschiedenen Schizophrenie-Theorien insbesondere Finzen, 2004):

»Einerseits genetisch-organisch-biochemische und andererseits psycho- und soziogene Faktorenbündel führen in wechselnder Kombination zu verletzlichen, praemorbiden Persönlichkeiten, welche dazu neigen, auf Belastungen überdurchschnittlich stark mit Spannung, Angst, Verwirrung, Denkstörungen, Derealisations- und Depersonalisationserlebnissen bis zu Wahn und Halluzinationen zu reagieren. Nach (einer oder mehreren) akut-psychotischen Phasen ist die weitere Entwicklung in Wechselwirkung mit der Ausgangspersönlichkeit wahrscheinlich vorwiegend durch psycho-soziale Faktoren bestimmt, woraus die enorme Vielfalt der Verläufe zwischen völliger Heilung, Residualzuständen verschiedenen Ausmaßes und schwerster Chronifizierung resultiert« (Ciompi, 1984).

Bei *psychosomatischen Erkrankungen* gibt es ebenfalls vielfältige sozialmedizinische Aspekte. Wir sind auf einige bereits bei der Darstellung des psychosomatischen Krankheitsmodells (Kap. 1) eingegangen. Speziell bei den Essstörungen sind folgende epidemiologische und psychosoziale Zusammenhänge von Interesse (aus Corazza u. a., 2001):

II Spezielle Sozialmedizin

Abb. 8.2: Langzeitverlauf der Schizophrenie in drei Phasen

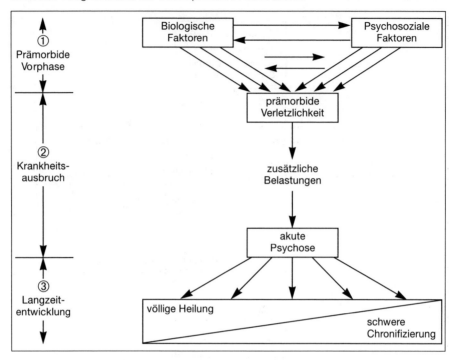

Quelle: Finzen, 2004, S. 108 (nach Ciompi, 1984)

Bei der Magersucht schätzt man, dass etwa zwei von 100 Mädchen im Alter zwischen 15 und 18 Jahren davon betroffen sind. Bei der Bulimie gibt es eine riesige Dunkelziffer, wobei die Zahl etwa zwei- bis dreimal höher angesetzt wird als bei der Anorexie. Das entspräche vier bis sechs von 100 erkrankten Mädchen im jugendlichen Alter. Jungen sind erheblich seltener magersüchtig als Mädchen.

Essstörungen sind eine gesellschaftliche Krankheit:

- Sie kommen als Massenphänomen nur im Überfluss vor. Das heißt, diese Krankheiten gibt es nicht in armen Ländern.
- Sie sind eng verbunden mit dem in den Industrienationen vorherrschenden »weiblichen« Schlankheits- und Frauenideal.
- Sie treten vor allem bei Mittelschichts-Mädchen auf, die aus stark leistungs- und erfolgsorientierten Familien kommen.

Das Erkrankungsrisiko steigt vor allem dann, wenn in der Pubertät mit Diäten oder Fastenkuren experimentiert wird. Dazu zählt auch die Erfahrung, dass die Hungergefühle nach einigen Tagen einer Hungereuphorie weichen. Essstörungen wurzeln in frühen familiären Erfahrungen und beginnen fast immer in der Pubertät. Besonders schwierig ist diese Phase für Mädchen, denen in der Erziehung zuwenig Selbständigkeit gewährt wird. Sie müssen sich von der Familie ablösen und gleichzeitig eine weibliche Identität finden. Häufig orientiert sich dann das Bild am idealisierten, krankmachenden Schlankheitsideal unserer Zeit.

Magersüchtige Frauen versuchen, sich unbewusst über die eigene körperliche »Dürre« von der Mutter und damit vom Frau-Sein abzugrenzen. Weibliche Körperformen fallen der Magersucht zum Opfer. Die dann oft ausbleibende Regel ist ein zusätzlicher »Sieg« über das Frau-Werden. Aus dem Triumph über den Hunger wird zusätzlich eigene Autonomie gewonnen. Bei magersüchtigen Jungen steht weniger die Frage der Geschlechtsidentität im Vordergrund, sondern mehr das Streben nach Autonomie und Abgrenzung.

8 Psychische, psychosomatische und Suchterkrankungen

Abb. 8.3: Ursachen der Drogenabhängigkeit

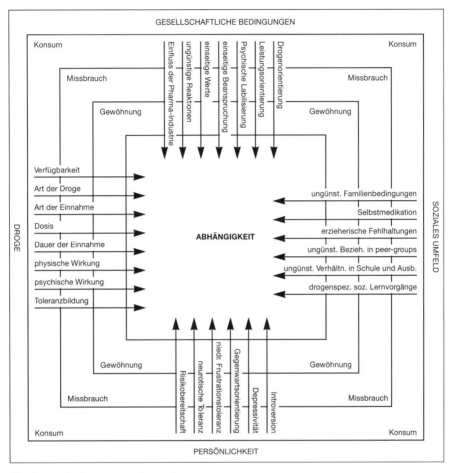

Quelle: Bartsch u. Knigge-Illner, 1987

Ess-brech-süchtige Frauen kämpfen ebenfalls um ihre weibliche Identität und ihr Selbstbewusstsein. Sie leiden jedoch an ihren süchtigen Heißhunger- und Brechanfällen und können keinen »Gewinn« aus ihrer Krankheit ziehen. Im Gegenteil: Sie erleben sich selbst in einer permanenten Niederlage (vgl. auch die multifaktoriellen Theorie-Modelle der Anorexia nervosa und der Bulimia nervosa in Jacobi u. a., 2004, S. 32 f.).

Schließlich wollen wir noch auf die multifaktorielle Verursachung der *Drogenabhängigkeit* hinweisen. Bartsch und Knigge-Illner (1987; vgl. auch Loviscach 1996; Köhler 2000) haben die vielfältigen Einflussfaktoren auf die Entwicklung einer Abhängigkeit folgenden vier großen Bereichen zugeordnet: Droge, Persönlichkeit, Soziales Umfeld und gesellschaftliche Bedingungen (häufig werden die beiden zuletzt genannten Bereiche auch zusammengefasst). Aus der Abb. 8.3 ist deutlich abzulesen, welch zahlreiche Möglichkeiten es in unserer Gesellschaft gibt, abhängig zu werden.

II Spezielle Sozialmedizin

Epidemiologie

Da es – wie eingangs ausgeführt – schwierig ist, psychiatrische Störungen immer eindeutig zu definieren, können auch die Zahlen über die *Häufigkeiten psychischer Störungen und Suchtkrankheiten* nur Annäherungswerte sein. In der Psychiatrie-Enquête wurde darauf hingewiesen, dass genauere Angaben über die Zahl psychisch Kranker infolge des Mangels an ausreichenden epidemiologischen Untersuchungen nicht möglich sind. Aufgrund von Untersuchungen in anderen Ländern wurde die Größenordnung von psychischen Störungen und Suchtkrankheiten wie folgt umrissen:

»Psychische Krankheiten und Behinderungen sind nicht – wie vielfach noch angenommen – ein quantitativ unbedeutendes Problem. Betroffen ist vielmehr ein sehr erheblicher Teil der Bevölkerung. Etwa jeder dritte Bundesbürger hat bereits einmal in seinem Leben irgendeine psychische Krankheit durchgemacht oder leidet noch daran. In der Bundesrepublik Deutschland sind oder waren demnach rd. 20 Mio. Menschen andauernd, wiederholt oder wenigstens einmal während ihres Lebens in irgendeiner Form unmittelbar betroffen« (1975, S. 7).

Dohrenwend u. a. (1980) machten anhand der Analyse einer Reihe von amerikanischen Arbeiten folgende Angaben zur Häufigkeit psychischer Störungen: Gesamthäufigkeit psychischer Störungen 16–25 %; davon 0,6–3 % schizophrene Störungen, ca. 0,3 % affektive Störungen, 8–15 % neurotische Störungen, ca. 7 % Persönlichkeitsstörungen.

Diese für Amerika erhobenen Häufigkeitswerte sind mit den Ergebnissen der in der Bundesrepublik durchgeführten epidemiologischen Studien durchaus vergleichbar: Dilling u. a. (1984) stuften 18,5 % der Befragten aus ihrer Gemeindestudie in Oberbayern (N = 1 536 Untersuchte) wegen psychischer Störungen als behandlungsbedürftig ein. Die größte Gruppe waren neurotische und psychosomatische Erkrankungen mit 11,3 %, gefolgt von Suchterkrankungen mit 1,8 %, Demenzerkrankungen mit 1,4 %, affektive und andere Psychosen mit 1,3 %, geistige Behinderungen mit 1,0 %, Persönlichkeitsstörungen mit 0,7 %, organische psychiatrische Erkrankungen (außer Demenz) mit 0,6 % und Schizophrenien mit 0,4 %.

Schepank et al. (1987) haben eine Untersuchung über die Häufigkeit *neurotischer und psychosomatischer* Erkrankungen vorgelegt. In ihrer Stichprobe (n = 600) der Mannheimer Bevölkerung wurde die Prävalenz neurotischer und psychosomatischer Störungen mit 26 % angegeben: 7,2 % Psychoneurosen, 5,7 % Persönlichkeitsstörungen, 1,5 % Alkoholismus und Medikamentenabhängigkeit.

Die Häufigkeit *gerontopsychiatrischer Erkrankungen* in einer ebenfalls in Mannheim durchgeführten älteren Studie wurde mit 24 % der über 65-Jährigen angegeben (Cooper u. Sosna, 1983). Eine neuere Untersuchung aus Berlin (Helmchen u. a., 1996, S. 186) kommt zu ähnlichen Ergebnissen: Knapp die Hälfte (44 %) der 70-jährigen und älteren Westberliner zeigte keinerlei psychische Störungen, während knapp ein Viertel (24 %) eindeutig psychisch krank war. Das restliche knappe Drittel setzte sich aus Trägern psychopathologischer Symptome ohne Krankheitswert (16 %) und psychischer Störungen mit Krankheitswert (17 %) zusammen. Die häufigsten psychischen Krankheiten im Alter sind Demenzen mit 14 % der 70-Jährigen und Älteren, was umgerechnet auf die Bevölkerung der über 65-Jährigen einer Prävalenz von 6 % (ohne leichte Formen) entspricht. Demenzerkrankungen werden mit dem

8 Psychische, psychosomatische und Suchterkrankungen

Alter eindeutig häufiger. Während bei den 60-Jährigen nur wenige Demenzerkrankungen gefunden wurden, betrug ihr Anteil bei den 90-Jährigen über 40 % (vgl. auch Robert Koch-Institut, 2006, S. 32 f.). Die zweithäufigste Gruppe psychischer Erkrankungen in der Altenpopulation sind Depressionen mit 9 %. Sie zeigen keine eindeutige Altersabhängigkeit.

Die neueste Untersuchung über die Häufigkeit psychischer und psychosomatischer Störungen sowie Suchterkrankungen in Deutschland wurde 1998 im Rahmen des Bundes-Gesundheitssurveys des Robert Koch-Instituts (vgl. Kapitel 2 zur Gesundheitsberichterstattung) durchgeführt. Sie kommt zu einer recht fragwürdig hohen Prävalenz von 32,1 % und dies, obwohl sie sich nur auf Personen zwischen 18 und 65 Jahren bezieht, eine methodische Begrenzung, die angesichts der vielen psychischen Störungen insbesondere bei älteren Leuten unverständlich ist. Ein weiterer Mangel der Studie ist, dass die Autoren sich bei der Darstellung der Ergebnisse nicht an die ICD-Klassifikation psychischer Störungen halten. Die Ergebnisse sind in Abbildung 8.4 dargestellt.

Schließlich sei noch auf die steigende Bedeutung psychischer Störungen bei den Arbeitsunfähigkeitstagen und den Frühberentungen hingewiesen: 40 % der Krankschreibungen und 28 % der Frühberentungen erfolgen aufgrund psychischer Erkrankungen und stellen damit die häufigste Ursache von Frühberentungen dar (Berger u. a., 2004, S. 279 f.).

Abb. 8.4: Häufigkeit psychischer Störungen in Deutschland

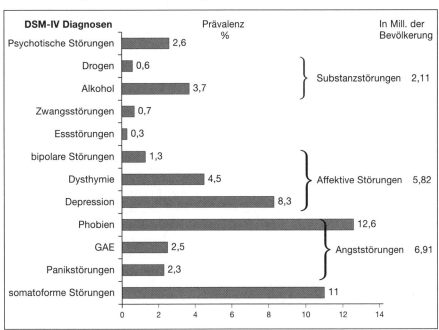

Quelle: Wittchen u. Jacobi, 2005, S. 10

Während die Zahlen über psychische und psychosomatische Störungen in den genannten Untersuchungen (mit Ausnahme des Bundesgesundheitssurveys) weitgehend übereinstimmen, weichen die *Zahlen über Suchterkrankungen* erheblich von einander ab. Ein Grund dafür ist, dass die Nikotinsucht häufig nicht in die Suchtstatistik einbezogen wird. Unter Berücksichtigung der Nikotinsucht kommt das Bundesministerium für Bildung und Forschung (2004, S. 27 ff.) zu folgenden (z. T. geschätzten) Angaben (vgl. auch Robert Koch-Institut, 2006, S. 107 f.):

- Tabak: 5 % Abhängige,
- Alkohol: 2,4 % Abhängige,
- Medikamente: 2 % Abhängige,
- illegale Drogen: 1 % Abhängige.

Sozialepidemiologische Untersuchungen begannen – zuerst in den USA – mit einem *sozialökologischen* Konzept, Beziehungen zwischen psychischen Störungen und städtischen Wohngebieten herzustellen. So fanden zum Beispiel Faris und Dunham (1939) eine positive Korrelation zwischen der Krankenhausaufnahme aufgrund einer Schizophrenie oder Alkoholpsychose und der Herkunft aus desorganisierten und verslumten Stadtteilen der City von Chicago.

In der ebenfalls »klassischen« Arbeit von Hollingshead und Redlich (1958) standen nicht Wohngebiete, sondern *soziale Schichten* in ihrem Zusammenhang zu Art und Häufigkeit psychischer Störungen und psychiatrischer Behandlung im Vordergrund des Interesses. In dieser wie auch in anderen späteren Arbeiten bestätigte sich die Häufung schwerer psychischer Störungen bei Angehörigen der Unterschicht und die Benachteiligung ihrer psychiatrischen Versorgung.

In den 60er-Jahren konzentrierte sich die sozialepidemiologische Forschung auf Repräsentativuntersuchungen ganzer Gemeinden, um die Selektionsmechanismen auszuschalten, die sich ergeben, wenn nur von behandelten Patienten ausgegangen wird. Auch diese Untersuchungen (vgl. z. B. die Midtown Studie von Srole u. a., 1962) bestätigten die Befunde über die Häufung schwerer psychischer Erkrankungen in der Unterschicht. Darüber hinaus wurde deutlich, dass – insbesondere wiederum in unteren Sozialschichten – nur ein geringer Teil der Betroffenen ausreichend psychiatrisch behandelt wurde.

Die Ergebnisse dieser Studien wurden unterschiedlich interpretiert: Während die Anhänger der »Verursachungstheorie« die hohe Rate psychischer Störungen in der Unterschicht als Konsequenz der dort besonders belastenden Lebensbedingungen verstanden, wurden diese Ergebnisse im Rahmen der »Selektionshypothese« oder »Drifthypothese« als Folge des »drifts« nach unten der durch psychische Störungen behinderten Menschen zu erklären versucht. Es ist realistisch davon auszugehen, dass beide Prozesse stattfinden.

In der Folge dieser Studien konzentrieren sich empirische Untersuchungen auf die Bedeutung von einzelnen soziologischen Faktoren für die Entstehung und den Verlauf psychischer Störungen wie z. B. Arbeitssituation, Familiensituation, Mobilität.

Wir wollen abschließend noch auf einige empirische Arbeiten eingehen, die die Situation psychisch Kranker in Einrichtungen der *psychiatrischen*

Versorgung und den Einfluss sozialer Faktoren auf den *Verlauf* von psychischen Erkrankungen untersucht haben. Wir haben bereits auf die Untersuchung von Hollingshead und Redlich hingewiesen, aus der die Benachteiligung von Patienten aus den unteren Sozialschichten in der psychiatrischen Versorgung besonders deutlich wurde. Die wenigen dazu in der Bundesrepublik vorliegenden Arbeiten stützen dieses Ergebnis (vgl. Mielck, 2000).

Von besonderem Einfluss war auch die Arbeit von Wing und Brown (1970) über den Vergleich von drei psychiatrischen Krankenhäusern mit unterschiedlicher therapeutischer Ausrichtung. Die Autoren konnten zeigen, dass das Milieu und das Behandlungskonzept des Krankenhauses das Ausmaß der psychischen Gestörtheit der dort Behandelten stark beeinflusst: War das Behandlungskonzept eher verwahrend, war die Gestörtheit der Patienten ausgeprägter (soziale Zurückgezogenheit, affektive Verflachung, sprachliche Verarmung etc.). War das Behandlungskonzept eher therapeutisch und rehabilitativ orientiert, besserte sich das klinische Bild der schizophrenen Patienten merkbar. Diese Untersuchung stellt zugleich eine empirisch-wissenschaftliche Beweisführung der schon lange diskutierten These dar, dass die von der traditionellen Psychiatrie postulierten »typischen Verläufe« schizophrener Erkrankungen zumindest teilweise als das Produkt der Lebenssituation der in Großkrankenhäusern asylierten Patienten verstanden werden müssen.

8.3 Sozialpsychiatrische Praxis

Wir müssten dieses Kapitel eigentlich mit einem Exkurs über die Sozialgeschichte der Psychiatrie beginnen. Wir würden dann die heute in der psychiatrischen Versorgung vorherrschenden therapeutischen Methoden, Institutionen und Berufe, die sich im Laufe der Geschichte herausgebildet haben, besser verstehen können.

Ausgrenzen, Zwangsbehandeln, Vernichten, Asylieren, medizinisch begründete Trakturen etc. waren über lange Zeit gesellschaftliche Reaktionen, mit denen man (je nach vorherrschendem Paradigma) den »verirrten«, »unsozialen«, »unvernünftigen«, »arbeitsunfähigen«, »gehirnkranken« und schließlich »erblich geisteskranken« Menschen begegnete.

Doch nicht nur der leidvolle Umgang mit psychisch Kranken hat seine Geschichte, auch sozialtherapeutische Maßnahmen sind nicht erst nach der »sozialpsychiatrischen Wende« in den 60er-Jahren entstanden. So entwickelten z. B. W. Battie um 1759 in England und Ph. Pinel um 1790 in Frankreich eine Art »Milieutherapie«. In der Mitte des 19. Jahrhunderts entwarf W. Griesinger in Deutschland eine gemeindenahe Versorgungskonzeption mit kleinen »Stadtasylen«, Hausbesuchen und ambulanter Nachsorge.

Mit diesen wenigen Hinweisen können wir nur hoffen, beim Leser Interesse für eine weitergehende in diesem Rahmen nicht zu leistende Beschäftigung mit der Sozialgeschichte der Psychiatrie zu wecken (vgl. Dörner, 1969; Foucault, 1969; Dörner u. Plog, 1996, Kapitel 14).

Nach diesen einleitenden Bemerkungen wollen wir die Teilbereiche sozialpsychiatrischer Praxis (Prävention, Sozialtherapie, Rehabilitation) nacheinander skizzieren:

Prävention

Gibt es – angesichts der vielfältigen Ursachen psychischer Störungen und Suchterkrankungen – überhaupt realistische Ansätze zu ihrer Prävention? Und wenn ja, wo sind diese Ansätze in der Primärprävention sinnvoll durchzuführen? In der Prävention »kränkender« Sozialisationserfahrungen? In der Prävention zerrütteter, zerbrochener, unglücklicher Familien? In der Prävention von belastenden Lebensereignissen wie Verlusten, Trennungen, Arbeitslosigkeit? In der Prävention von Desorganisation und Isolation in der Gemeinde? In der Prävention von Benachteiligungen in unteren Sozialschichten? In der Prävention von Stress, Hetze und Konkurrenz am Arbeitsplatz? – um nur die wichtigsten sozialmedizinischen Hypothesen über die Ursachen von psychischen Störungen und Suchten anzusprechen.

Das Konzept der Risikofaktoren, das wir beispielsweise bei der Prävention von Herz-Kreislauf-Krankheiten kennen gelernt haben, lässt sich auf die Prävention psychischer Störungen nicht sinnvoll anwenden: Es gibt zu viele und insbesondere zu viele unbekannte Risiken für psychische Gesundheit. Außerdem verändern sich die gesellschaftlichen Bedingungen, unter denen psychisches Leid entstehen kann, schnell, manchmal schneller als der Prozess ihrer epidemiologischen Entdeckung und der Formulierung und Umsetzung präventiver Maßnahmen.

In der Psychiatrie-Enquête werden vier Bereiche der Primärprävention psychischer Störungen unterschieden:

»*Medizinischer Bereich:* Während der Schwangerschaft, der Geburt und in den ersten Lebensmonaten, aber auch während der weiteren Entwicklung, im Erwachsenenalter und vor allem im hohen Lebensalter ist die Sicherung der körperlichen Integrität Voraussetzung für die psychische Gesundheit ...
Psychosozialer Bereich: Ebenso wichtig, vor allem in der Entwicklungs- und Wachstumszeit, aber auch im späteren Leben, ist die Sicherung von Grundbedürfnissen im psychosozialen Bereich. Dazu gehört das Bedürfnis nach Geborgenheit, nach beständigen und strukturierten Kontakten zu festen Bezugspersonen, nach ausreichender affektiver Bindung und intellektueller und pädagogischer Anregung ...
Soziokultureller Bereich: Zu den soziokulturellen Voraussetzungen, die für eine gesunde psychische Entwicklung entscheidend sind, gehören vor allem Zugang zu Bildungs- und Ausbildungsmöglichkeiten, der dem Individuum die Chance zur Entwicklung seiner Fähigkeiten gibt und ihm die Möglichkeit zur Entfaltung seiner Persönlichkeit bietet ...
Sozioökonomischer Bereich: Die Verwirklichung beruflicher Möglichkeiten, die Sicherung des Arbeitsplatzes und die Freiheit von ökonomischer Not fallen in diesen Bereich, in dem besonderes Augenmerk auf Risikogruppen wie Emigranten, Flüchtlinge, Gastarbeiter, Angehörige der untersten Sozialschicht und andere Randgruppen gerichtet werden sollte« (1975, S. 386).

Wir würden diese Maßnahmen heute der Strategie der Gesundheitsförderung zurechnen (s. Kap. 5.1). Ähnlich wie die psychiatrische Versorgung insgesamt waren auch die Themen psychische Gesundheitsförderung und Prävention psychischer Krankheiten lange Zeit ganz unten auf der politischen Agenda. Erst seit wenigen Jahren werden gesundheitspolitische Aktivitäten zur Förderung psychischer Gesundheit sichtbar, in Deutschland z. B. durch die »Aktion Psychisch Kranke« (2004), international z. B. durch entsprechende Programme der WHO (*www.euro.who.int/mentalhealth*) und der Europäischen Union (*www.imhpa.net*).

Die Aktivitäten der Förderung psychischer Gesundheit werden ergänzt durch Maßnahmen zur »Normalisierung« des gesellschaftlichen Umgangs mit psychisch Kranken mit dem Ziel, dass eine größere Toleranz gegenüber psychisch Auffälligen, ein Akzeptieren abweichenden Verhaltens für die Betroffenen weniger leidvoll wäre. In diese Richtung zielt das *Antistigma-Programm* »open the doors«, das vom Weltverband für Psychiatrie initiiert und auch in mehreren deutschen Städten durchgeführt wird. Ziel des Programms ist es, bestehende Vorurteile abzubauen und das Verhalten der Öffentlichkeit gegenüber schizophren Erkrankten sowie das Verhalten von Personengruppen, die durch ihren Beruf in Kontakt mit Erkrankten kommen, durch gezielte Interventionen positiv zu beeinflussen. Um die Schwerpunkte der Stigmatisierung und Diskriminierung aus der Sicht unterschiedlich Betroffener (Patienten, Angehörige, Pflegepersonal, Ärzte und Bevölkerung) zu erfassen, wurden bundesweite und lokale Bevölkerungsumfragen, Patientenbefragungen und Focus-Interviews in den Projektzentren durchgeführt und ausgewertet. Auf der Basis dieser Ergebnisse und der Ergebnisse der jüngsten Einstellungsforschung wurden Strategien zur Intervention entwickelt. Dazu gehören:

- die Aufklärung der Öffentlichkeit durch lokale Veranstaltungen sowie regionale und überregionale Medienarbeit,
- die Information von Sozialleistungsträgern, Arbeitgebern und anderen Einrichtungen, die für die Rehabilitation der Erkrankten bedeutsam sind,
- die aktive Einflussnahme auf Einstellungen und Verhalten definierter Zielgruppen in Form von Begegnungen, Vorträgen und workshops, etwa mit Journalisten, Polizisten, Schülern, Lehrern und in der Psychiatrie tätigen Berufsgruppen *(www.openthedoors.de)*.

Sozialtherapie

Im Zentrum der sozialtherapeutischen Praxis steht die Gemeindepsychiatrie. Dörner nennt folgende Grundsätze der Gemeindepsychiatrie:

- »Von der Bettenbehandlung zur ambulanten und halbambulanten Behandlung;
- Von der Asylierung zur Rehabilitierung;
- Vom Sedieren und Isolieren zu möglichst frühem Aktivieren und Kommunizieren;
- Vom Abbruch der sozialen Beziehungen zu deren Erhalt bzw. zu deren Revision durch Veränderung;
- Von der administrativen Zerschneidung der Behandlungskompetenz (Krankenhaus, Behörden, niedergelassener Arzt) zur personalen Kontinuität und zum gleitenden System der Behandlung;
- Von der Hierarchisierung des Behandlungsmilieus zum therapeutischen Team, zu Selbstverwaltung, zur therapeutic community; von der Priorität der gesellschaftlichen Sicherheit und des individuell unnötigen Zwangs zum therapeutisch begründeten Risiko und dazu, der Gesellschaft mehr unvernünftiges Verhalten zuzumuten als bisher;
- Von der Selektion der Patienten nach Gemeingefährlichkeit bzw. sozialer Schichtung zur Rekommunalisierung, d. h. zur regionalen Versorgung nach den Bedürfnissen der Bevölkerung und der Einrichtung gemeindenaher Zentren« (Dörner, 1972, S. 132).

Tabelle 8.3 zeigt die von der Enquête vorgeschlagene *Struktur der psychiatrischen Versorgung* in einem sogenannten Standardversorgungsgebiet. Anhand der Planungsmaterialien zur Psychiatrie-Enquête lassen sich für die genannten Einrichtungen genaue Bedarfzahlen errechnen (vgl. BMJFG, 1978).

II Spezielle Sozialmedizin

Tab. 8.3: Angebote in einem Standardversorgungsgebiet

Das Vorfeld psychiatrischer und psychotherapeutisch/psychosomatischer sowie rehabilitativer Dienste		
Allgemeine professionelle Beratung in den Bereichen: Erziehung, Seelsorge, Rechtspflege, Gesundheitsämter, Arbeitsverwaltung und Sozialverwaltung, Sozialarbeit	Beratungsstellen praktische Ärzte und Ärzte für Allgemeinmedizin	psychosoziale Kontaktstellen Fachärzte anderer Disziplinen

Ambulante Dienste	
niedergelassene Nervenärzte niedergelassene ärztliche und nicht-ärztliche Fachpsychotherapeuten Beratungsstellen für Kinder, Jugendliche und Eltern	niedergelassene Psychagogen (Kinder- und Jugendlichenpsychotherapeuten) psychosoziale Versorgungseinrichtungen (in unterversorgten Gebieten)

Ambulante Dienste an Krankenhauseinrichtungen	*Halbstationäre Dienste*	*Stationäre Dienste*	*Komplementäre Dienste*	*Spezielle rehabilitative Dienste*	*Dienste für Behinderte*
ambulante Dienste an psychiatrischen Behandlungszentren psychotherapeutisch/ psychosomatische Polikliniken Fachambulanzen	Tageskliniken und Nachtkliniken Tageskliniken und Nachtkliniken für besondere Patientengruppen	psychiatrische Abteilungen an Allgemeinkrankenhäusern psychotherapeutisch/ psychosomatische Abteilungen an psychiatrischen Krankenhäusern und Allgemeinkrankenhäusern, gerontopsychiatrische Abteilung Assessment-Unit für psychisch kranke alte Menschen	Übergangsheime Wohnheime und Wohnheime für besondere Patientengruppen Beschützende Wohngruppen und Wohnungen Familienpflege Tagesstätten Patientenclubs Einrichtungen für Schwerst- und Mehrfachbehinderte	Werkstätten für Behinderte Beschützende Arbeitsplätze	Einrichtung zur Früherkennung, Frühdiagnose und Frühbehandlung Sonderkindergärten Sonderschulen Sonderklassen Wohnangebote Bildungs-, Freizeit- und Erholungsstätten

– – – – Koordination – – – –   Psychosozialer Ausschuss / Kooperation der Träger / Psychosoziale Arbeitsgemeinschaft   – – – – Planung – – – –

Quelle: Psychiatrie-Enquête, 1975, S. 310

Die Verbesserung der psychiatrischen Versorgung seit der Psychiatrie-Enquête lässt sich in folgenden Stationen nachzeichnen:

- 1978: Verabschiedung der Ländergesetze über Schutz- und Hilfsmaßnahmen für psychisch Kranke (sog. Psych-KGs) mit der Neuregelung der Zwangseinweisungen und der Einrichtung von Sozialpsychiatrischen Diensten.
- 1979–1987: Durchführung des Modellprogramms Psychiatrie zur Erprobung von in der Psychiatrie-Enquête empfohlenen Maßnahmen und Einrichtungen
- 1988: Abgabe der Empfehlungen der Expertenkommission der Bundesregierung zum Modellprogramm Psychiatrie.
- 1990: Verabschiedung der Personalbemessungsverordnung Psychiatrie (Psych-PV), die wesentlich dazu beigetragen hat, das Personaldefizit im stationären Bereich zu kompensieren (vgl. Kunze 1997).
- 1995: Weltkongress Psychiatrie in Hamburg, auf dem das Prinzip des Trialogs zwischen Patienten, Angehörigen und Therapeuten als Grundlage jeder Behandlung propagiert wurde.
- 1997: Entwicklung des Konzepts der Personenbezogenen Hilfen, das zur Grundlage einer qualitativ und stellenmäßig verbesserten Versorgung in der Gemeindepsychiatrie wurde (vgl. Kauder 1999).
- 1998: Einführung sozialpsychiatrischer Verbünde im Rahmen der Novellierung der Psych-KGs zur besseren Koordination der Versorgungsangebote in einer Region.
- 1999: Verabschiedung des Psychotherapeutengesetzes mit der Einbeziehung auch nichtärztlicher Psychotherapeuten in die ambulante und kassenfinanzierte Versorgung.
- 2000: Einbeziehung der Soziotherapie als Leistung der GKV (§ 37a SGB V) im Rahmen der ambulanten Versorgung chronisch psychisch Kranker durch niedergelassene Psychiater.

Tabelle 8.4 von Bosshard u. a. (1999, S. 50) gibt einen Überblick über die Einrichtungen und die Rechtsgrundlagen für die Finanzierung der Gemeindepsychiatrie.

So erfreulich die Veränderungen der psychiatrischen Versorgung seit der Psychiatrie-Enquête sind, so ist doch nicht zu übersehen, wie langsam und gegen wieviele Widerstände sich dieser Prozess vollzogen hat und wie unterschiedlich er in den einzelnen Bundesländern realisiert worden ist. Von einer flächendeckenden Versorgung nach den Vorgaben der Psychiatrie-Enquête kann auch heute noch nicht gesprochen werden (vgl. z. B. Wittchen und Jacobi, 2001; Berger, 2004).

Ein Spezialproblem der psychiatrischen Versorgung stellen die sog. *Zwangseinweisungen* dar. Die gesetzlichen Voraussetzungen unfreiwilliger Einweisung sind:

- (psychische) Erkrankung oder Behinderung;
- dadurch bedingte »gegenwärtige erhebliche Gefahr für sich oder andere« (PsychKG) oder die Gefahr (nicht unbedingt akut) erheblichen gesundheitlichen Schadens des Betroffenen (Betreuungsrecht);

II Spezielle Sozialmedizin

Tab. 8.4: Zuständigkeiten und Rechtsgrundlagen für die Finanzierung der Gemeindepsychiatrie

Aufgaben	Zuständigkeiten	Träger	Einrichtungen	Rechtsgrundlagen
Ambulante Hilfen zur Alltags- und Krankheitsbewältigung	Kommune (Sozialamt)	Freie Träger der Wohlfahrtspflege	Sozialpsychiatrisches Zentrum	SGB XII: Eingliederungshilfe
	Krankenkasse und andere	Kommune	Kontakt- und Beratungsstelle	SGB V §§ 40, 43: medizinische und ergänzende Leistungen zur Rehabilitation
	Kommune (Gesundheitsamt)		Betreutes Wohnen	SGB V § 42: Belastungserprobung und Arbeitstherapie
			Tagesstätte	
			Ambulante psychiatrische Pflege	SGB V §§ 37, 38: Anspruch auf Krankenbehandlung, Leistung zur Verkürzung von Krankenhausbehandlung
			Sozialpsychiatrischer Dienst	
				PsychKGs der Länder: versorgende und nachgehende Hilfe, Zwangseinweisung
Wohnen	Überörtliche Sozialhilfe	Träger der freien Wohlfahrtspflege	Wohnheime	Eingliederungshilfe nach SGB XII; bei Pflegebedürftigkeit Pflegekasse SGB XI
	Pflegeversicherung		Übergangsheime	
Arbeit	Rentenversicherung	Träger der freien Wohlfahrtspflege	Berufstrainingszentren	SGB VI §§ 16–19: Berufsfördernde Leistungen
	Arbeitsamt		Werkstätten	
		Private Träger		SGB III § 56: Arbeitsförderungsgesetz: Eingliederung ins Erwerbsleben
Stationäre Behandlung	Krankenkassen	Öffentliche Träger	Psychiatrische Kliniken	SGB V §§ 27, 39, 40: Anspruch auf Krankenbehandlung in Form einer Komplexleistung
		Private Träger	Psychiatrische Stationen an allgemeinen Krankenhäusern	
				Psychiatrie-Personalverordnung
			Tageskliniken	PsychKG
			Institutsambulanzen	SGB V § 118: Ermächtigung zur Teilnahme an der kassenärztlichen Verordnung

Quelle: Bosshard u. a., 1999, S. 50

- die Gefahr ist nicht anders abwendbar, etwa durch ambulante Behandlung oder Aufsicht (PsychKG);
- Antrag des Ordnungsamtes (Psych KG) oder des Betreuers an das Gericht mit Attest eines Arztes; bei Eilbedürftigkeit können Amt oder Betreuer sofort einweisen und müssen die nachträgliche richterliche Genehmigung einholen.

Während zu Beginn der Psychiatriereform die Zwangseinweisungsrate in erster Linie abhängig war von der Qualität der psychiatrischen Versorgung (schlechte Versorgung = hohe Zwangseinweisungsrate, vgl. Waller, 1982), sind die Gründe heute – wie Müller in dem nachfolgenden Zitat verdeutlicht – komplexer:

»Klärungsbedarf besteht bei der Frage, wie es zum erheblichen Anstieg unfreiwilliger Einweisungen sowohl nach Betreuungsrecht als auch nach dem PsychKG kommt. Die Bevölkerungszahl nahm nicht zu. Eine geringfügige Zunahme der Lebenserwartung und damit der Zahl älterer und teilweise dementer Patienten erklärt den rasanten Anstieg auch nicht ... Schwerwiegende psychische Erkrankungen sind nach mehreren epidemiologischen Studien über den Zeitraum hinweg in etwa gleich häufig geblieben. Als mögliche Einflussfaktoren sind insbesondere zu beachten:
- Versorgungsstruktur,
- Versorgungsrealität,
- Risikobereitschaft bei Ärzten und Angehörigen,
- gesetzliche Anforderungen (Erschwerung oder Erleichterung),
- Zeitgeist und Rechtsverständnis« (Müller, 2004, S. 2796).

Die Zahl der Zwangseinweisungen in Deutschland hat sich in den vergangenen acht Jahren fast verdoppelt und ist im europäischen Vergleich auffallend hoch: pro Jahr entfallen auf 100 000 Einwohner 175 Zwangseinweisungen (ähnlich hoch wie in Österreich, übertroffen nur von Finnland mit 218 Einweisungen), in den Niederlanden sind es nur 44 und in Frankreich nur 11 (Paulus, 2005, S. 17).

Doch auch in anderen europäischen Ländern ging der *Wechsel von der Krankenhaus- zur Gemeindeversorgung* nur langsam und nicht ohne Probleme voran. So wurde in der sogenannten »Psychiatrie-Revolution« in Italien deutlich, dass die gesetzlich geregelte Abschaffung der Landeskrankenhäuser ohne gleichzeitigen Aufbau ausreichender Gemeindeeinrichtungen nicht ohne Nachteile für die betroffenen Patienten und ihre Angehörigen durchgeführt werden kann. Ähnlich war die Situation in England, wo der Aufbau der Gemeindepsychiatrie schon früher und weniger spektakulär begann, wo aber – insbesondere aufgrund ökonomischer Probleme des Landes – immer wieder Rückschläge zu verzeichnen sind.

Wenn wir die Entwicklung der gemeindenahen Versorgung von psychisch Kranken mit der Versorgung anderer chronisch kranker Menschen vergleichen, so lässt sich – bei aller Zurückhaltung angesichts der vielen noch ungelösten Probleme – heute sagen, dass die Psychiatrie – theoretisch wie praktisch – in der Gesundheitsversorgung eine Vorreiterstellung eingenommen hat, von der andere medizinische Disziplinen lernen können. Dies gilt auch für die Kooperation unterschiedlicher Gesundheitsberufe im Rahmen der *»therapeutischen Gemeinschaft«* (Jones 1976). Mit dieser sozialtherapeutischen Methode ist eine partnerschaftliche Beziehung von Patienten und Therapeuten, eine gleichberechtigte Arbeitsteilung zwischen den Therapeuten untereinander, ein Minimum an Hierarchie, ein Maximum an Information und Kontakten zwischen allen Beteiligten gemeint.

Rehabilitation

Die *Rehabilitation* psychisch Kranker sollte ebenfalls im Gemeinderahmen stattfinden. Sie hat die Wiedergewinnung wichtiger Lebensbezüge in den Bereichen Wohnen, Arbeiten und soziale Beziehungen zum Ziel. Welche Einrichtungen dabei eine Rolle spielen können, zeigt die folgende Abbildung. Sie stammt aus der Berner Sozialpsychiatrie (Hoffmann u. a., 1994) und dient dem Betreuungsteam zur Verortung des jeweiligen Rehabilitationsstandes. Bei der Planung der psychiatrischen Rehabilitation ist in Deutschland inzwischen der Integrierte Behandlungs- und Rehabilitationsplan (IBRP)zur verpflichtenden Grundlage geworden (vgl. Kauder, 2001).

Viele der in Abbildung 8.5 genannten Einrichtungen sind bereits im Kapitel 7 über »Behinderungen« erwähnt worden. Auch wenn die Grundzüge der Rehabilitation auch für psychisch behinderte Menschen gelten, so gibt es doch einige Besonderheiten, die in den Grundsätzen der Bundesarbeitsgemeinschaft für Rehabilitation psychisch Kranker (BAG RPK) folgendermaßen zum Ausdruck gebracht wurden: »RPKs bieten medizinische, berufliche und psychosoziale Angebote unter dem Dach einer Einrichtung in Händen eines multiprofessionellen Reha-Teams. Die Angebote sind prozessorientiert und zeitnah miteinander verzahnt. Hinsichtlich der Ausgestaltung und Durchführung der beruflichen Rehabilitation gibt es regionale Unterschiede.

Abb. 8.5: Das Netz psychiatrischer Rehabilitation

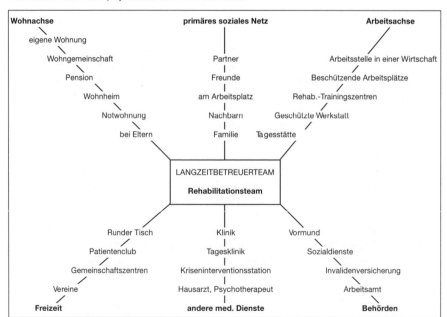

Quelle: Hoffmann u. a., 1994, S. 58

Es handelt sich dabei um ein Komplexleistungsangebot, wobei in der Umsetzung der persönliche Hilfebedarf auf der Grundlage eines individuell zu erstellenden Reha-Planes leitend ist und ein differenziertes Spektrum an Rehaelementen (z. B. stationär/teilstationär/ambulant) zur Verfügung steht.

Kooperationsbeziehungen und regionale Bezüge bieten größtmögliche Realitäts- und Wohnortnähe sowie Flexibilität in der Ausgestaltung des individuellen Reha-Planes. RPK-Einrichtungen sind kleine Einrichtungen (10 bis 50 Plätze), in ihrer Struktur überschaubar und zeichnen sich durch ein besonderes psychiatrisch-rehabilitatives Milieu aus. Bei RPK-Einrichtungen sitzen alle relevanten Rehabilitations-Leistungsträger auf der Grundlage einer Empfehlungsvereinbarung an einem Tisch und sind zur praktischen Zusammenarbeit insbesondere bei der Formulierung, Überprüfung, ständiger Fortschreibung und Sicherung des individuellen Rehabilitations-Planes aufgefordert« *(www.bagrpk.de)*. Im Jahr 2000 gab es insgesamt 42 RPK-Einrichtungen mit insgesamt 803 Plätzen, davon 637 stationär und 166 teilstationär. Zum 1. 7. 2006 ist die neue RPK-Empfehlungsvereinbarung in Kraft getreten, in der die Zusammenarbeit der Krankenversicherungsträger und der Rentenversicherungsträger sowie der Bundesagentur für Arbeit bei der Gewährung von Leistungen zur Teilhabe in Rehabilitationseinrichtungen für psychisch kranke und behinderte Menschen geregelt wird (ebenda). Anlässlich der Diskussion um die RPK-Empfehlungsvereinbarung haben Berger u.a. (2004, S. 288 ff.) folgende Forderung für eine »rehabilitative Medizin psychischer Störungen« aufgestellt:

- »Längerfristige sowohl stationäre als auch ambulante Rehabilitation für Menschen mit psychischen Störungen, die infolge ihrer erheblichen Beeinträchtigungen, ihrer Funktionsfähigkeiten und Teilhabe an Lebensbereichen komplexe Rehabilitationsleistungen unter Einbeziehung der Bundesagentur für Arbeit benötigen ...
- Eine kürzerfristige medizinische Komplex-Rehabilitation etwa von Patienten mit Depressionen, Zwangserkrankungen, Persönlichkeitsstörungen, bipolaren Erkrankungen, bei denen dem RPK-Konzept entsprechend Pharmako-, Psycho- und Soziotherapie gleichwertig und aufeinander abgestimmt zur Anwendung kommen ...
- Psychotherapeutische Rehabilitation: Für die Abgrenzung von anderen Segmenten der Rehabilitation psychischer Störungen ist es wichtig, dieses Angebot auf die Zielgruppe von Menschen auszurichten und zu begrenzen, bei denen psychische und somatische Störungsbilder bestehen, die miteinander verwoben sind und dazu führen, dass die Erwerbsfähigkeit gefährdet ist und die Rehabilitationsprognose im Hinblick auf die Erhaltung und Wiederherstellung der Erwerbsfähigkeit hinreichend günstig ist ...
- Rehabilitation bei substanzabhängigen Störungen (Suchtrehabilitation): Die Rehabilitation bei substanzabhängigen Störungen (Abhängigkeitserkrankungen) ist leistungsrechtlich durch die Vereinbarung Abhängigkeitserkrankungen geregelt. Es hat sich gezeigt, dass die Aufteilung in die Entzugsbehandlung zu Lasten der GKV und die Entwöhnungsbehandlung als Maßnahme der medizinischen Rehabilitation zu einer fachlich nicht zu begründeten Fragmentierung der Behandlung führt ... Eine entsprechende Weiterentwicklung ist daher erforderlich ...

- Gerontopsychiatrische Rehabilitation: Ein qualifiziertes und spezialisiertes Angebot gerontopsychiatrischer Rehabilitation existiert bisher in Deutschland (fast) nicht, obwohl die sozialrechtlichen Voraussetzungen vorhanden sind ... Der Bedarf an spezifischen gerontopsychiatrischen Rehabilitationsleistungen ist jetzt schon erkennbar und wird voraussichtlich dramatisch wachsen ... Rehabilitation wird hier insbesondere zur Vermeidung oder Verminderung von Pflegeabhängigkeit dienen und die teilweise oder vollständige Wiederherstellung der Selbstständigkeit in der alltäglichen Lebensführung sein ... Hier besteht erheblicher Entwicklungsbedarf.
- Rehabilitation in der Kinder- und Jugendpsychiatrie und -psychotherapie: Auch notwendige Rehabilitationsangebote für psychisch erkrankte Kinder und Jugendliche (z. B. schulische Rehabilitation) gehören in den Gesamtrahmen einer rehabilitativen Medizin psychischer Störungen ...«

Die bisherigen Ausführungen über Prävention, Sozialtherapie und Rehabilitation im Bereich der Versorgung psychisch und psychosomatisch Kranker gelten im Besonderen auch für die *Versorgung von Suchtkranken,* wenngleich hier einige hervorzuhebende Besonderheiten bestehen. In erster Linie ist die – banal erscheinende – Tatsache zu nennen, dass eine Sucht ja immer einen Suchtstoff voraussetzt, also Alkohol, Heroin, Medikamente etc., der zur Verfügung stehen muss (zur Suchtprävention vgl. z. B. BzgA, 2004). Damit ergeben sich zusätzliche Möglichkeiten der Prävention durch Einschränkung der Verfügbarkeit der Suchtmittel über Steuern und Verkaufs- und Werbebeschränkungen bei Alkohol und Kontrolle des Anbaus, des Exports und des Verkaufs in der Dealerszene beispielsweise von Heroin oder anderen illegalen Drogen. Natürlich wäre es ein Trugschluss anzunehmen, dass sich mit dem Verschwinden der Droge auch die der Sucht zugrunde liegende psychosoziale Problematik auflöst. Auf der anderen Seite ist aber davon auszugehen, dass solche Faktoren wie Verkaufsinteressen von Herstellern und Vertreibern legaler und illegaler Suchtstoffe, Verführung durch Werbung oder Ausnutzung von Probierverhalten ebenfalls den Kreis suchtabhängiger Personen vergrößern (vgl. z. B. die Antitabakkampagne der WHO von 2005, *www.who.int/tobacco*).

Im Idealfall sind Therapie und Rehabilitation Suchtkranker zu einer therapeutischen Kette verknüpft. Dieses Behandlungsprinzip erfüllt die zentralen Forderungen der Sozialtherapie nach Koordination und Kooperation und gilt für Drogenabhängige und Alkoholkranke gleichermaßen. In den vergangenen Jahren hat sich ein Wandel von der abstinenzorientierten zur akzeptierenden Drogenhilfe abgezeichnet, der von Loviscach (1996, S. 184) folgendermaßen charakterisiert wird:

»Stand im Mittelpunkt des Abstinenzmodells ein vorgegebenes Ziel, dem sich der Hilfeprozeß wie auch der Klient unterzuordnen hatten, ist es beim Akzeptanzmodell umgekehrt: Im Mittelpunkt steht der Klient, der selber entscheidet, ob, und wenn, welche Hilfe er braucht und wahrnehmen will. Der Objektstatus der Drogenabhängigen wird überwunden. Die Drogenhilfe entwickelt ein bedürfnisgerechtes Angebot, in dem neben der traditionellen Therapievermittlung weitere nun ›entdeckte‹ Ziele wie z. B. Überlebenshilfen, Hilfen im Gesundheitsbereich, soziale Hilfen usw. gleichberechtigt angestrebt werden.«

8 Psychische, psychosomatische und Suchterkrankungen

Tab. 8.5: Zuständigkeiten und Rechtsgrundlagen für die Finanzierung der Drogenhilfe

Aufgaben	Zuständigkeiten	Einrichtungen	Träger	Rechtsgrundlagen
Ambulante Hilfen	Kommune	Drogenberatungsstelle	Gemeinnützige Vereine	Mischfinanzierung durch Kommune, Land, Träger, Modellförderungen, Krankenkasse, Rentenversicherung, private, halböffentliche Stiftungen
		Niederschwellige Hilfen: Kontaktcafés, Notschlafstellen, Selbsthilfegruppen	Freie Träger Kommune	
				SGB I §§ 10, 27, 29 (Jugendhilfe, Eingliederung Behinderter) SGB V (Krankenversicherung)
				SGB IV (Rentenversicherung)
				SGB VIII (Kinder- und Jugendhilfe)
				SGB XII (Lebensunterhalt, Eingliederung)
Substitution	Kommune	Drogenhilfezentren	Gemeinnützige Vereine	SGB V § 27 (Krankenbehandlung)
		Arztpraxen	Freie Träger	SGB VI (Medizinische Rehabilitation)
		Drogenberatungstellen	Kommune	
		Gesundheitsamt		SGB XII (Eingliederungshilfe)
Stationäre Behandlung: Entgiftung und Entwöhnung	Kommune	Psychiatrische Kliniken	Öffentliche Träger	Rentenversicherung (SGB VI), wenn durch Beitragszahlung ein Anspruch besteht; wenn nicht: Krankenkasse (SGB V); wenn nicht: überörtlicher Sozialhilfeträger (SGB XII)
	Land	Stationäre Einrichtungen an allgemeinen Krankenhäusern	Private Träger	
	Rentenversicherungsträger	Fachkliniken		
Nachsorge	Land	Clean-WGs	Gemeinnützige Vereine	SGB V, VI (ergänzende Behandlungsmaßnahmen der medizinischen Rehabilitation) SGB XII (Wiedereingliederungshilfe)
	Überörtliche Träger der Sozialhilfe	Betreutes Wohnen	Freie Träger	
	Rentenversicherungsträger			

Quelle: Bosshard u. a., 1999, S. 263

Damit ist auch eine Veränderung in der Suchtversorgung verbunden, die sich weg von dem Prinzip der Therapiekette und hin zum Prinzip der Vernetzung bewegt (vgl. Loviscach, 1996; vgl. auch den Drogen- und Suchtbericht der Drogenbeauftragten der Bundesregierung, 2006). Über Institutionen und die rechtlichen Grundlagen ihrer Finanzierung informiert Tabelle 8.5.

Unter den sozialtherapeutischen und rehabilitativen Maßnahmen sowohl von psychisch Kranken als auch von Suchtkranken haben Selbsthilfegruppen eine hervorragende Bedeutung. Die bekannteste aller Selbsthilfegruppen überhaupt – die Anonymen Alkoholiker – haben inzwischen weltweite Verbreitung erlangt.

Doch auch in der Psychiatrie gibt es eine zunehmende Zahl von Selbsthilfezusammenschlüssen, deren Spektrum von binnenorientierten »Patientenclubs« bis hin zu politisch aktiven Verbänden (wie z. B. der Bundesverband der Psychiatrie-Erfahrenen) reicht (vgl. Hellerich, 2003).

Literatur

Aktion Psychisch Kranke (Hg.): Prävention bei psychischen Störungen. Psychiatrie Verlag, Bonn 2004
Alexander, F.: Psychosomatische Medizin. de Gruyter, Berlin 1951
Allhoff, P. u. a. (Hg.): Krankheitsverhütung und Früherkennung. Handbuch der Prävention. Springer Verlag, Berlin etc. 1997
Anderson, R.: Health promotion, an overview. Unit Technical Paper, WHO/EURO, Kopenhagen 1983
Ansen, H. u. a.: Soziale Arbeit im Krankenhaus. Reinhardt Verlag, München und Basel 2004
Antonovsky, A.: Salutogenese. Zur Entmystifizierung der Gesundheit. dgvt-Verlag, Tübingen 1997
Antor, G., U. Bleidick (Hg.): Handlexikon der Behindertenpädagogik. Kohlhammer, Stuttgart 2001
Armstrong, D.: An outline of Sociology as applied to Medicine. 4. Auflage. Wright. PSG, Bristol etc. 1994
Aue, M. u. a.: Krankheits- und Sterbebegleitung. 2. Auflage. Beltz Verlag, Weinheim und Basel 1995
Badura, B. (Hg.): Evaluation im Gesundheitswesen. Ansätze und Ergebnisse. Juventa Verlag, Weinheim 1999
Badura, B. (Hg.): Soziale Unterstützung und chronische Krankheit. Suhrkamp Verlag, Frankfurt/M. 1981
Badura, B.: Sozialepidemiologie in Theorie und Praxis. In: Europäische Monographien zur Gesundheitserziehung Band 5, S. 29–48, Köln 1983
Badura, B. u. a. (Hg.): System Krankenhaus, Arbeit, Technik und Patientenorientierung. Juventa Verlag, Weinheim und München 1993a
Badura, B.: Soziologische Grundlagen der Gesundheitswissenschaften. In: Hurrelmann, K., U. Laaser (Hg.): Gesundheitswissenschaften, a. a. O., 2006, S. 63–87
Badura, B.: Qualitätsforschung im Gesundheitswesen. Ein Vergleich ambulanter und stationärer Rehabilitation. Juventa Verlag, Weinheim und München 1995
Badura, B., H. Schellschmidt: Die zukünftige Rolle von Bürgern, Versicherten und Patienten im Gesundheitswesen. Public Health Forum Nr. 20 (1998), S. 15–16
Badura, B., J. Siegrist (Hg.): Evaluation im Gesundheitswesen. 2. Auflage. Juventa Verlag 2002
Barton, R.: Institutional neurosis. John Wright, Bristol 1959
Bartsch, N., H. Knigge-Illner (Hg.): Sucht und Erziehung – ein Handbuch für Lehrer und Sozialpädagogen. Band 1. Beltz Verlag, Weinheim 1987
Bateson, G. u. a.: Schizophrenie und Familie. Suhrkamp Verlag, Frankfurt/M. 1970
Bauer, M.-L. u. a.: (K)ein Recht auf Behandlung? Dr. med. Mabuse (2005) Heft 7/8, S. 24–27
Beaglehole, R. u. a.: Einführung in die Epidemiologie. Huber Verlag, Bern 1997
Beck, U.: Risikogesellschaft. Suhrkamp Verlag, Frankfurt/M. 1986
Becker, H. S.: Outsiders, studies in the sociology of deviance. Free Press, London 1963 (deutsch: Außenseiter, S. Fischer Verlag 1973)
Becker, J.: Der Patientenrat. Interessenvertretung und Qualitätssicherung in stationären Einrichtungen. Soziale Psychiatrie, 20, Heft 2, S. 7–9 (1996)
Becker, N., J. Waahrendorf: Krebsatlas der Bundesrepublik Deutschland. Springer Verlag, Berlin 1998
Benzeval, M. u. a. (eds.): Tackling inequalities in health. An agenda for action. King's Fund, London 1995
Berger, H., U. Schirmer (Hg.): Sozialpsychiatrische Dienste. Lambertus Verlag, Freiburg 1993

Berger, M.: Die Versorgung psychisch Erkrankter in Deutschland. Nervenarzt 75 (2004), S. 195–204

Berger, M. u. a.: Rolle der Rehabilitation im Versorgungsspektrum psychisch Erkrankter. In: Aktion Psychisch Kranke (Hg.): Prävention bei psychischen Störungen. Psychiatrie Verlag, Bonn 2004, S. 276–292

Berghold, J. B., D. Filsinger (Hg.): Vernetzung psychosozialer Dienste. Juventa Verlag, Weinheim und München 1993

Berkman, L. F., S. L. Syme: Social networks, host resistance, and mortality. Am. J. Epidemiology, 109, 186–204 (1979)

Bettscheider, A. u. a.: 10 Jahre Methadonprogramm im Saarland. Ministerium für Frauen, Arbeit, Gesundheit und Soziales des Saarlandes, Saarbrücken 2000

Blohmke, M.: Arbeitslosigkeit und Gesundheit. In: Kofler, W., P. Lercher: Sozialmedizin. Innsbruck o. J.

Borde, T., M. David (Hg.): Gut versorgt? Migrantinnen und Migranten im Gesundheits- und Sozialwesen. Mabuse Verlag, Frankfurt/M. 2003

Borgetto, B.: Selbsthilfe und Gesundheit. Huber Verlag, Bern 2004

Bosshard, M. u. a.: Sozialarbeit und Sozialpädagogik in der Psychiatrie. Psychiatrie Verlag, Bonn 1999

Brand, H., N. Schmacke: Der öffentliche Gesundheitsdienst. In: Schwartz, F. W.: Das Public Health Buch a. a. O., S. 259–268 (2003)

Braun, J. u. a.: Selbsthilfe und Selbsthilfeunterstützung in der Bundesrepublik Deutschland. Kohlhammer, Stuttgart 1997

Braun, J., A. Greiwe: Kontaktstellen und Selbsthilfe. Bilanz und Perspektiven der Selbsthilfeförderung in Städten und ländlichen Regionen. ISAB, Köln 1989

Braun, J., U. Kettler (Hg.): Praxishandbuch für Selbsthilfekontaktstellen 3. Auflage. ISAB, Köln und Leipzig 1994

Braun, J., M. Opielka: Selbsthilfeförderung durch Selbsthilfekontaktstellen. Kohlhammer, Stuttgart 1992

Braun, J. u. a.: Selbsthilfeförderung durch Länder, Kommunen und Krankenkassen. Kohlhammer, Stuttgart 1994

Brearley, G., P. Birchley: Beratung und Gesprächsführung bei Krankheit und Behinderung. Ullstein Mosby, Wiesbaden 1995

Brenner, H.: Wirtschaftskrise, Arbeitslosigkeit und psychische Erkrankung. Urban & Schwarzenberg, München etc. 1979

Brenner, M. H.: Mortality and the national economy. Lancet, Heft 2, 1979 a

Brenner, H. u. a.: Verbesserte Langzeitüberlebensraten von Krebspatienten. Deutsches Ärzteblatt 102 (2005), S. 2096–2100

Brill, K.-E.: Sozialpsychiatrische Dienste: ein Überblick. In: H. Berger und U. Schirmer (Hg.) a. a. O., 1993, S. 100–122

Brown, G. W.: Life-events and the onset of depressive and schizophrenic conditions. In: Gunderson, E. K., R. H. Rahe (eds.): Life stress and illness. Thomas, Springfield 1974

Brown, G. W., T. O. Harris: Social origins of depression: a study of psychiatric disorders in women. Tavistock, London 1978

Brown, G. W.: Social causes of disease. In: Tuckett, D. (ed.) a. a. O., 1976, S. 291–333

Buer, F.: Gesundheitsberatung: Grundlagen im pädagogischen Kontext. Schwerpunktheft Sozialpädagogik der Zeitschrift Psychodrama, 5 (1992)

Bundesarbeitsgemeinschaft für Rehabilitation (Hg.): Rehabilitation Behinderter. 2. Auflage. Deutscher Ärzte-Verlag, Köln 1994

Bundesarbeitsgemeinschaft für Rehabilitation: ICF-Praxisleitfaden. 2. Auflage. Frankfurt/M. 2006

Bundesarbeitsgemeinschaft für Sicherheit und Gesundheit bei der Arbeit: Arbeitswelt NRW 2004. infoprint Heft 2 (2005), S. 17–19

Bundesministerium für Arbeit und Soziales (BAS): Die Lage der Behinderten und die Entwicklung der Rehabilitation. Dritter und Vierter Bericht der Bundesregierung. Bonn 1994 u. 1998

Bundesministerium für Gesundheit (Hg.): Daten des Gesundheitswesens. Ausgabe 1999. Nomos Verlag, Baden-Baden 1999

Bundesministerium für Jugend, Familie und Gesundheit: Modellverbund »Ambulante psychiatrische und psychotherapeutisch/psychosomatische Versorgung«. Kohlhammer, Stuttgart 1982
Bundesministerium für Jugend, Familie, Frauen und Gesundheit (Hg.): Empfehlungen der Expertenkommission der Bundesregierung zur Reform der Versorgung im psychiatrischen und psychotherapeutisch/psychosomatischen Bereich auf der Grundlage des Modellprogramms Psychiatrie der Bundesregierung. Bonn 1988
Bundesministerium für Jugend, Familie, Frauen und Gesundheit (Hg.): Bericht zur gesundheitlichen Situation von Frauen in Deutschland. 3. Auflage. Kohlhammer, Stuttgart 2002
Bundesministerium für Gesundheit und Soziale Sicherheit: HIV/AIDS-Bekämpfungsstrategie der Bundesregierung. Bonn 2005
Bundesministerium für Gesundheit: Statistisches Taschenbuch Gesundheit 2005. Berlin 2005
Bundesministerium für Gesundheit u. a. (Hg.): Aktionsprogramm Umwelt und Gesundheit. APUG-Bericht 1999–2005. Bonn 2005
Bundesministerium für Gesundheit u. a. (Hg.): Pflegeversicherung. Berlin 2006
Bundesvereinigung für Gesundheitserziehung e. V. (Hg.): Umwelt und Gesundheit. Bonn 1990
Bundeszentrale für gesundheitliche Aufklärung: Familienszenen. Mal etwas Anderes über Drogen. Köln 1981
Bundeszentrale für gesundheitliche Aufklärung: Menschen wie wir. Köln 1977
Bundeszentrale für gesundheitliche Aufklärung: Europäischer Kodex gegen den Krebs. Köln 1992
Bundeszentrale für gesundheitliche Aufklärung (Hg.): Gesundheitsförderung für soziale Benachteiligte. Köln 2003
Bundeszentrale für gesundheitliche Aufklärung (Hg.): Suchtprävention in der Bundesrepublik Deutschland. Köln 2004
Bundeszentrale für gesundheitliche Aufklärung (Hg.): Kriterien guter Praxis in der Gesundheitsförderung bei sozial Benachteiligten. Köln 2005
Burmeister, J.: Gesundheit, Selbsthilfe und Selbsthilfeunterstützung. In: Sting, S. u. G. Zurhorst (Hg.): Gesundheit und Soziale Arbeit. Juventa Verlag, Weinheim 2000, S. 71–78
Caplan, G.: Support systems and Community Mental Health. New York 1974
Ciompi, L.: Affektlogik. Über die Struktur der Psyche und ihre Entwicklung. Ein Beitrag zur Schizophrenieforschung. Klett-Cotta, Stuttgart 1984
Clausen, J. u. a.: Soziale Arbeit im Arbeitsfeld Psychiatrie. Lambertus Verlag, Freiburg 1996
Cochrane, A.: Effectiveness and efficiency. Nuffield, London 1972
Coe, R. M.: Sociology of medicine. McCraw-Hill, New York 1970
Cooper, B., U. Sosna: Psychische Erkrankungen in der Altenbevölkerung. Nervenarzt, 54, 239–249 (1983)
Cooper, D.: Psychiatrie und Anti-Psychiatrie. London 1967
Corazza, V. u. a.: Kursbuch Gesundheit. Kiepenheuer & Witsch, Köln 2001
Crawford, R.: You are dangerous to your health: The ideology and politics of victim blaming. Int. J. Health Services, 4, 663–674 (1977)
David, M. (Hg.): Migration-Frauen-Gesundheit: Perspektiven im europäischen Kontext. Mabuse Verlag, Frankfurt/M. 2000
Deneke, C., L. Kaba-Schönstein, H. Waller: Gesundheitsförderung sozial Benachteiligter – Das Projekt »Preiswerte Ernährung«. Theorie und Praxis der Sozialen Arbeit 51 (2000), S. 21–26
Deneke, C., P. Hofrichter, H. Waller: Armut und Gesundheit – Bestandsaufnahme, Bewertung und Entwicklung von gesundheitsbezogenen Interventionsprojekten in Niedersachsen. ZAG Forschungs- und Arbeitsberichte. Lüneburg 2002
Deneke, C., H. Waller, K. Walther: Zur Lebenssituation allein erziehender Sozialhilfeempfängerinnen und ihrer Kinder unter besonderer Berücksichtigung ihrer Gesundheit. ZAG Forschungs- und Arbeitsberichte. Lüneburg 2003
Deneke, C., L. Kaba-Schönstein, H. Waller: Gesundheitsförderung und Prävention mit sozial benachteiligten Bevölkerungsgruppen im Rahmen sozialer Dienste. ZAG Forschungs- und Arbeitsberichte. Lüneburg 2004
Deneke, C., H. Bruns, H. Waller: Gesunde Ernährung für sozial benachteiligte Jugendliche. ZAG Forschungs- und Arbeitsberichte. Lüneburg 2005
Deneke, C.: Gesundheitsarbeit in der Jugendhilfe. In: Ortmann, K. u. H. Waller (Hg.): Gesundheitsbezogene Sozialarbeit. Schneider Verlag, Baltmannsweiler 2005, S. 114–127

Literatur

Deppe, H.-U.: Zur sozialen Anatomie des Gesundheitssystems. VSA-Verlag, Frankfurt/M. 2005

Deutscher Bundestag: Bericht über die Lage der Psychiatrie in der BRD. Zur psychiatrischen und psychotherapeutisch/psychosomatischen Versorgung der Bevölkerung. Drucksache 7/4200. Bonn 1975

Deutscher Bundestag (Hg.): AIDS: Fakten und Konsequenzen. Bonn 1988

Deutscher Bundestag: Bericht der Bundesregierung über die Lage behinderter Menschen und die Entwicklung ihrer Teilhabe. Berlin 2004

Dietz, A. u. a. (Hg.): Behandlungsvereinbarungen. Psychiatrie Verlag, Bonn 1998

Dilling, H. u. a.: Psychische Erkrankungen in der Bevölkerung. Enke Verlag, Stuttgart 1984

Dilling, H. u. a. (Hg.): Internationale Klassifikation psychischer Störungen. 5. Auflage. Huber Verlag, Bern etc. 2004

Dörner, K.: Bürger und Irre. Europäische Verlagsanstalt, Frankfurt/M. 1969

Dörner, K., U. Plog (Hg.): Sozialpsychiatrie. Luchterhand Verlag, Neuwied etc. 1972

Dörner, K.: Was fördert die »Rückkehr der psychisch Leidenden«? In: Dörner, K., U. Plog (Hg.) a. a. O., 1972, S. 130–136

Dörner, K.: Wie werde ich Patient oder Sozialisation zum Patienten. In: derselbe: Diagnosen der Psychiatrie, Campus Verlag, Frankfurt/M. 1975

Dörner, K., U. Plog: Irren ist menschlich. Lehrbuch der Psychiatrie/Psychotherapie, Psychiatrie Verlag, Bonn 1996

Dörr, M.: Soziale Arbeit in der Psychiatrie. Reinhardt Verlag, München und Basel 2005

Dohrenwend, B. u. a.: Mental illness in the United States. Epidemiological estimates. Praeger, New York 1980

Draper, P. u. a.: Health and wealth, Royal Society of Health Journal, June 1977

Dubos, R.: Mirage of Health. Anchor Books, New York 1959

Eis, D.: Welchen Einfluß hat die Umwelt? In: Schwartz, F. W.: Das Public Health Buch. a. a. O., S. 51–80 (2003)

Engel, G. L.: Psychological development in health and disease. Saunders, Philadelphia 1962

Faltermaier, T.: Gesundheitsbewußtsein und Gesundheitshandeln. Psychologische Verlagsunion, Weinheim 1994

Faltermaier, T. : Gesundheitspsychologie. Kohlhammer, Stuttgart 2005

Faris, R. F. L., H. W. Dunham: Mental disorders in urban areas. Chicago 1939

Fehr, R.: Ökologische Gesundheitsförderung. Huber Verlag, Bern 2001

Fengler, C., T. Fengler: Alltag in der Anstalt. Psychiatrie-Verlag, Rehburg-Loccum 1980

Finzen, A.: Schizophrenie. Die Krankheit verstehen. 7. Auflage. Psychiatrie Verlag, Bonn 2004

Fleischer, K.: Gesundheitsförderung – eine Rückführung der Sozialpädagogischen Familienhilfe zu ihren historischen Vorläufern. In: Homfeldt, H. G., B. Hünersdorf (Hg.): Soziale Arbeit und Gesundheit. Luchterhand Verlag, Neuwied 1997, S. 251–268

Fleissner, P. u. a.: Grundsätzliche Überlegungen zu einer komparativen Analyse von Gesundheitssystemen am Beispiel Italiens, Großbritanniens und der DDR. In: Schönbäck, W. (Hg.), a. a. O.

Fliegel, I., A. Krämer: Suchtpräventive Projektarbeit mit Jugendlichen. Die Mobilen Teams zur Suchtprävention Berlin. In: Sting, S., G. Zurhorst (Hg.): Gesundheit und Soziale Arbeit. a. a. O., S. 97–102 (2000)

Forschungsverbund DHP: Die Deutsche Herz-Kreislauf-Präventionsstudie. Verlag Hans Huber, Bern u. a. 1998

Foucault, M.: Wahnsinn und Gesellschaft. Suhrkamp Verlag, Frankfurt/M. 1969

Franzkowiak, P.: Kleine Freuden, kleine Fluchten. Alltägliches Risikoverhalten und medizinische Gefährdungsideologie. In: Wenzel, E. (Hg.): Die Ökologie des Körpers. Suhrkamp Verlag, Frankfurt/M. 1986, S. 121 174

Franzkowiak, P.: Präventive Soziale Arbeit im Gesundheitswesen. Reinhardt Verlag, München und Basel 2006

Frieboes, R.: Grundlagen und Praxis der Soziotherapie. Kohlhammer, Stuttgart 2005

Fritz, F. u. F. Groner (Hg.): Wartesaal Deutschland. Ein Handbuch für die Soziale Arbeit mit Flüchtlingen. Lucius und Lucius, Stuttgart 2004

Freidson, E.: Der Ärztestand. Enke Verlag, Stuttgart 1979

Friedmann, M., R. H. Rosenman: Der A-Typ und der B-Typ. Rowohlt Verlag, Reinbek 1975

Fuhrmann, I. u. a. (Hg.): Abschied vom Ich – Stationen der Alzheimer-Krankheit. 2. Auflage. Verlag Herder, Freiburg etc. 1996

Gaettens-Küthmann, E.: Angewandte Sozialmedizin – Erfahrungen mit einer Rehabilitationsambulanz. In: Trojan, A., H. Waller (Hg.) a. a. O. 1980
Geene, R., A. Halkow (Hg.): Armut und Gesundheit. Mabuse Verlag, Frankfurt/M. 2004
Geene, R., J. Steinkühler (Hg.): Strategien und Erfahrungen. Mehr Gesundheit für alle. Wirtschaftsverlag NW, Bremerhaven 2005
Geißler-Piltz, B. u. a.: Klinische Sozialarbeit. Reinhardt Verlag, München und Basel 2005
Glaser, A. Strauss: Time of dying. Aldine, Chicago 1968 (deutsch: Interaktion mit Sterbenden, Göttingen 1974)
Götte, R., E. Lackmann: Alzheimer – was tun? Beltz Verlag, Weinheim und Basel 1991
Goffmann, E.: Stigma. Penguin, 1963 (deutsch: Stigma, Suhrkamp Verlag, Frankfurt/M. 1967)
Goffmann, E.: Asylum. Penguin, 1961 (deutsch: Asyle, Suhrkamp Verlag, Frankfurt/M. 1972)
Gove, W. R.: Social reaction as an explanation of mental illness, an evaluation. Am. Sociol. Rev., 35, 873–884 (1970)
Groß, J.: Möglichkeiten und Grenzen medizinischer Versorgung von Patienten und Patientinnen ohne legalen Aufenthaltsstatus. Flüchtlingsrat Berlin e. V., Berlin 2005
Grunow, D., V. Grunow-Lutter: Der öffentliche Gesundheitsdienst im Modernisierungsprozeß. Juventa Verlag, Weinheim/München 2000
Grunow, D. u. a.: Gesundheitsselbsthilfe im Alltag. Enke Verlag, Stuttgart 1983
Hardtmann, G.: Psychiatrie. In: Kreft, D., I. Mielenz (Hg.): Wörterbuch Soziale Arbeit. 4. Auflage. Beltz Verlag, Weinheim und Basel 1996, S. 450–452
Hart, T. J.: The inverse care law. Lancet, Heft 1, 405–412 (1971)
Hartwig, J., A. Huck, H. Waller: Psychische Störungen und psychiatrische Versorgung von BewohnerInnen von Alten- und Pflegeheimen. Abschlussbericht eines vom Niedersächsischen Ministerium für Wissenschaft und Kultur geförderten Forschungsprojekts, ZAG Forschungs- und Arbeitsberichte, Lüneburg 2002
Hartwig, J., H. Waller: Gesundheitsarbeit mit Straßenkindern. Zwischenbericht. Lüneburg 2005
Hartwig, J., H. Waller: Gesundheitsbewusstsein und Inspruchnahme von Krebsvorsorgeuntersuchungen bei Männern. ZAG Forschungs- und Arbeitsberichte, Lüneburg 2004
Hartwig, J., P. Janzen, H. Waller: Verbesserung der Entlassungsplanung von älteren, pflegebedürftigen Patienten/innen aus dem Krankenhaus. ZAG Forschungs- und Arbeitsberichte. Lüneburg 2004
Helfferich, C. u. a.: Leben und Interessen vertreten – Frauen mit Behinderung, In: Ortmann, K., H. Waller (Hg.)., a. a. O., S. 15–24 (2000)
Helmchen, H. u. a.: Psychische Erkrankungen im Alter. In: Mayer, K. U. und P. B. Baltes (Hg.): Die Berliner Altersstudie, a. a. O., 1996, S. 185–219
Helmert, U.: Soziale Ungleichheit und Krankheitsrisiken. Maro Verlag, Augsburg 2003
Hellerich, G.: Selbsthilfe Psychiatrie-Erfahrener. Psychiatrie-Verlag, Bonn 2003
Hensle, U., M. Vernooij: Einführung in die Arbeit mit behinderten Menschen. 7. Auflage. Quelle und Meyer, Wiebelsheim 2002
Herzlich, C., J. Pierret: Kranke gestern, Kranke heute. Die Gesellschaft und das Leiden. Verlag C. H. Beck, München 1991
Hildebrandt, H.: Lust am Leben. Gesundheitsförderung mit Jugendlichen. Ein Ideen- und Aktionsbuch für die Jugendarbeit. 2. Auflage. Brandes&Apsel, Frankfurt/M. 1992
Hoehne, R.: Gesundheitsarbeit im Kindergarten. In: Ortmann, K. u. H. Waller (Hg.): Gesundheitsbezogene Sozialarbeit. Schneider Verlag, Baltmannsweiler 2005, S. 102–113
Hoffmann, H. u. a. (Hg.): Sozialpsychiatrische Lernfälle 2. Psychiatrie-Verlag, Bonn 1994
Holler, G. u. a.: Sozialarbeit und Beschäftigungstherapie in Praxen niedergelassener Nervenärzte. Modellversuch Psychiatrie, Hannover 1988
Holmes, T. H., R. H. Rahe: The social readjustment rating scale. J. of Psychosomatic Research, 11, 213–218 (1967)
Hollingshead, A. B., F. C. Redlich: Social class and mental illness. New York 1958
Homfeldt, H. G.: Gesundheitsarbeit im Stadtteil. In: Ortmann, K. u. H. Waller (Hg.): Gesundheitsbezogene Sozialarbeit. Schneider Verlag, Baltmannsweiler 2005, S. 143–160
Hurrelmann, K.: Gesundheitssoziologie. Juventa, Weinheim 2000
Hurrelmann, K., P. Kolip (Hg.): Geschlecht, Gesundheit und Krankheit. Huber Verlag, Bern 2002

Literatur

Hurrelmann, K. u. a. (Hg.): Lehrbuch Prävention und Gesundheitsförderung. Verlag Hans Huber, Bern etc. 2004
Hurrelmann, K., U. Laaser (Hg.): Gesundheitswissenschaften. 4. Auflage. Beltz Verlag, Weinheim und Basel 2006
Illich, I.: Die Nemesis der Medizin. Rowohlt Verlag, Reinbek 1977
Jacobi, C. u. a.: Essstörungen. Hogrefe Verlag, Göttingen etc. 2004
Jahoda, M. u. a.: Die Arbeitslosen von Marienthal. 1933
Jahrbuch für kritische Medizin: Patientenbeteiligung im Gesundheitswesen. Argument Verlag, Hamburg 2005
Jones, M.: Prinzipien der therapeutischen Gemeinschaft. Huber Verlag, Bern etc. 1976
Jores, A.: Praktische Psychosomatik. Huber Verlag, Bern etc. 1981
Katschnig, H.: Sozialer Streß und psychische Erkrankung, Urban & Schwarzenberg, München etc. 1980
Kauder, V. (Hrsg.): Personenzentrierte Hilfen in der psychiatrischen Versorgung 3. Auflage. Psychiatrie-Verlag, Bonn 1999
Keel, B.: Soziale Arbeit als Schlüsselberuf. Die ICF-Klassifikation und ihre Bedeutung für die Sozialarbeit im Gesundheitswesen. Forum 4/2003, S. 9–12
Keupp, H.: Psychische Störungen als abweichendes Verhalten. Urban & Schwarzenberg, München etc. 1972
Kickbusch, I.: Issues in Health Promotion. Health Promotion, 1, 437–442 (1986)
Klesse, R. u. a.: Gesundheitshandeln von Frauen. Campus Verlag, Frankfurt/M. 1992
Köhler, T.: Rauschdrogen und andere psychotrope Substanzen. Kohlhammer Verlag, Stuttgart, Berlin, Köln 2000
Kolip, P. (Hg.): Programme gegen Sucht: internationale Ansätze zur Suchtprävention im Jugendalter. Juventa Verlag, Weinheim 1999
Kolip, P. (Hg.): Weiblichkeit ist keine Krankheit. Die Medikalisierung körperlicher Umbruchphasen im Leben von Frauen. Juventa Verlag, Weinheim u. München 2000
Koos, E. L.: The Health of Regionville. Columbia University Press, New York 1954
Koos, E. L.: Krankheit in Regionville. In: Mitscherlich, A. u. a. (Hg.): Der Kranke in der modernen Gesellschaft. Kiepenheuer u. Witsch, Köln 1967
Krämer, A., L. Prüfer-Krämer (Hg.): Gesundheit von Migranten. Juventa Verlag, Weinheim und München 2004
Kranich, C.: Patientenrechte und Patientenunterstützung im Entwicklungsland Deutschland. Public Health Forum Nr. 26 (1999), S. 6–7
Kranich, C., J. Bröcken (Hrsg.): Patientenrechte und Patientenunterstützung in Europa. Nomos-Verlag, Baden-Baden 1997
Kraus, S. (Hg.): Soziale Arbeit mit alten Menschen. Weißensee Verlag, Berlin 2003
Kruckenberg, P., H. Kunze (Hg.): Personenbezogene Hilfen in der psychiatrischen Versorgung. Aktion Psychisch Kranke, Band 24. Rheinland Verlag, Köln 1997
Kübler-Ross, E.: Interview mit Sterbenden. Kreuz-Verlag, Stuttgart 1971
Kunze, H. (Hg.): Psychiatrie-Personalverordnung. Kohlhammer, Stuttgart 1994
Längler, A. u. a.: Allgemeine Grundlagen der pädiatrischen Onkologie. Klinikarzt 34/6 (2005), S. 159–164
Lampert, T.: Schichtspezifische Unterschiede im Gesundheitszustand und Gesundheitsverhalten. Berliner Zentrum Public Health, Berlin 2005
Laing, R. D., A. Esterson: Sanity, madness and the family. London 1964
Landesverein für Gesundheitspflege Niedersachsen e. V. (Hg.): Projekt Arbeitskreise Gesundheit. Dokumentation Hannover o. J.
Leschke, M.: Akutes Koronarsyndrom. Klinikarzt 34/4 (2005), S. 90
Lisizin, J. P.: A word about health. Medicina, Moskau 1988
Loviscach, P.: Soziale Arbeit mit Suchtkranken. Lambertus Verlag, Freiburg 1996
Lynch, J. J.: Das gebrochene Herz. Rowohlt Verlag, Reinbek 1979
Mackenbach, J., M. Bakker (eds.): Reducing inequalities in health: a European perspective. Routlege, London 2002
Maschewsky-Schneider, U.: Frauen sind anders krank: zur gesundheitlichen Lage der Frauen in Deutschland. Juventa Verlag, Weinheim 1997
Maschewsky-Schneider, U. (Hg.): Frauen – das kranke Geschlecht? Mythos und Wirklichkeit. Leske und Budrich Verlag, Opladen 1996
Matic, S. et al. (eds.): HIV/AIDS in Europe. WHO, Kopenhagen 2006

Matsumoto, Y. S.: Social stress and coronary heart disease in Japan: a hypothesis. Milbank Memorial Fund Quarterly, 48, 9–13 (1970)
Mayer, K. U., P. B. Baltes (Hg.): Die Berliner Altersstudie. Akademie Verlag, Berlin 1996
McKeown, T.: Die Bedeutung der Medizin. Suhrkamp Verlag, Frankfurt/M. 1982
Marzinzik, K.: Soziale Gesundheitsarbeit: Perspektiven für eine lebensweltorientierte Prävention. Diss. phil. Universität Bielefeld 2005
Matzat, J.: Selbsthilfe und Patientenpartizipation im Gesundheitswesen. Psychomed 17/1 (2005), S. 14–20
Mechanic, D.: Medical Sociology. 2. Auflage. The Tree Press, New York 1978
Mersch-Sundermann, V. (Hg.): Umweltmedizin. Thieme Verlag, Stuttgart 1999
Mielck, A.: Soziale Ungleichheit und Gesundheit. Verlag Hans Huber, Bern 2005
Mühlum, A., N. Gödecker-Geenen: Soziale Arbeit in der Rehabilitation. Reinhardt Verlag, München und Basel 2003
Müllensiefen, D: Möglichkeiten und Grenzen sozialarbeiterischer Gesundheitsarbeit mit Arbeitslosen. In: Maier, K., Müllensiefen, D. (Hg.): Der Teufelskreis von Arbeitslosigkeit und gesundheitlichen Einschränkungen. Freiburg 1991
Müller, P.: Zwangseinweisungen nehmen zu. Deutsches Ärzteblatt 101 (2004), S. 2794–2798
Navarro, V.: Medicine under capitalism. Prodist, New York 1976
Navarro, V.: Class struggle, the state and medicine. M. Robertson, Oxford 1978
Naidoo, J., J. Wills: Lehrbuch der Gesundheitsförderung. Verlag für Gesundheitsförderung, Gamburg 2003
Oakley, A.: The family, marriage, and its relationship to illness. In: Tuckett, D. (ed.), a. a. O., 1976, S. 74–109
Ortmann, K., H. Waller (Hg.): Sozialmedizin in der Sozialarbeit. Forschung für die Praxis. Verlag für Wissenschaft und Forschung, Berlin 2000
Ortmann, K., H. Waller (Hg.): Gesundheitsbezogene Sozialarbeit. Schneider Verlag, Baltmannsweiler 2005
Parsons, T.: The social system. Free Press, London 1951
Paulus, J.: Zwangseinweisungen nehmen zu. Psychologie Heute, 7/2005, S. 17
Pfaff, H. u. a.: Zentrale Probleme des Gesundheitswesens noch ungelöst. In: GPK- Themenheft zu Problembereichen und Reformbedarf im Gesundheitswesen. Sonderausgabe 33 (1992) I, S. XXff
Pflanz, M.: Allgemeine Epidemiologie. Thieme Verlag, Stuttgart 1973
Puska, P. u. a.: The North Karelien Project. WHO Kopenhagen 1981
Reinicke, P.: Sozialarbeit im öffentlichen Gesundheitsdienst im Spiegel ausgewählter Materialien. Gesundheitswesen 61 (1999), 197–202
Reinl, H., G. Stumpp: Perspektiven einer lebensweltorientierten Drogenarbeit. In: Sting, S., G. Zurhorst (Hg.): Gesundheit und Soziale Arbeit. Juventa Verlag, Weinheim und München 2000, S. 147–156
Richter, H.-E.: Engagierte Analysen. Rowohlt Verlag, Reinbek 1981
Richter, A. u. a. (Hg.): Gesund in allen Lebenslagen. ISS Pontifex, Frankfurt/M. 2004
Robert Koch-Institut (Hg.): Neu und vermehrt auftretende Infektionskrankheiten. Berlin 2003
Robert Koch-Institut (Hg.): Gesundheit alleinerziehender Mütter und Väter. Berlin 2003a
Robert Koch-Institut (Hg.): Inanspruchnahme alternativer Methoden in der Medizin. Berlin 2003b
Robert Koch-Institut (Hg.): Sterbebegleitung. Berlin 2003c
Robert Koch-Institut (Hg.): Arbeitslosigkeit und Gesundheit. Berlin 2003d
Robert Koch-Institut (Hg.): Pflege. Berlin 2004
Robert Koch-Institut (Hg.): Schutzimpfungen. Berlin 2004a
Robert Koch-Institut (Hg.): Selbsthilfe im Gesundheitsbereich. Berlin 2004b
Robert Koch-Institut (Hg.): Telefonischer Gesundheitssurvey des Robert Koch-Instituts zu chronischen Krankheiten und ihren Bedingungen. Berlin 2004c
Robert Koch-Institut (Hg.): Armut, soziale Ungleichheit und Gesundheit. Berlin 2005
Robert Koch-Institut (Hg.): Brustkrebs. Berlin 2005a
Robert Koch-Institut (Hg.): Altersdemenz. Berlin 2005b
Robert Koch-Institut (Hg.): Gesundheit in Deutschland. Berlin 2006
Robert Koch-Institut (Hg.): Bürger- und Patientenorientierung im Gesundheitswesen. Berlin 2006a
Robert Koch-Institut (Hg.): Gesundheitsbedingte Frühberentung. Berlin 2006b

Literatur

Robert Koch-Institut (Hg.): Koronare Herzkrankheit und akuter Myokardinfarkt. Berlin 2006c

Robert Koch-Institut (Hg.): HIV und AIDS. Berlin 2006d

Rosenbrock, R. u. a. (Hg.): Präventionspolitik. Gesellschaftliche Strategien der Gesundheitssicherung. Edition Sigma, Berlin 1994

Rosenbrock, R. u. a. (Hg.): Primärprävention im Kontext sozialer Ungleichheit. Wirtschaftsverlag NW, Bremerhaven 2004

Rosenbrock, R.: Gesundheitspolitik. In: Hurrelmann, K. und U. Laaser (Hg.): Gesundheitswissenschaften. 4. Auflage. Beltz Verlag, Weinheim und Basel 2006

Rosenhan, D. L.: On being sane in insane place. Sience, 172, 250–258 (1973)

Rosenstock, I. M.: The health belief model and preventive health behavior. In: Health Education Monographs 2 (1974), 354–386

Sachverständigenrat für die Konzertierte Aktion im Gesundheitswesen: Bedarfsgerechtigkeit und Wirtschaftlichkeit. Gutachten (Kurzfassung) 2000/2001

Sachverständigenrat zur Begutachtung der Entwicklung im Gesundheitswesen: Koordination und Qualität im Gesundheitswesen. Gutachten (Kurzfassung) 2005

Schaefer, H., M. Blohmke: Sozialmedizin. Thieme Verlag, Stuttgart 1978

Schaeffer, D. u. a.: Evaluation der Modellprojekte zur unabhängigen Patientenberatung und Nutzerinformation. Huber Verlag, Bern 2005

Scheff, T. J.: Being mentally ill: sociological theory. Aldine Publ., Chicago 1996 (deutsch: Das Etikett Geisteskrankheit. S. Fischer Verlag, Frankfurt/M. 1973)

Schell, W.: Das deutsche Gesundheitswesen von A–Z. Thieme Verlag, Stuttgart etc. 1995

Schepank, H.: Psychogene Erkrankungen der Stadtbevölkerung. Springer-Verlag, Berlin etc. 1987

Schmacke, N.: Ärzte oder Wunderheiler? Die Macht der Medizin und der Mythos des Heilens. Westdeutscher Verlag, Opladen 1997

Schmidtke, J.: Sind Gesundheit und Krankheit angeboren? In: Schwartz, F. W.: Das Public Health Buch. a. a. O., S. 32–50 (2003)

Schneekloth, U. , I. Leven: Hilfe- und Pflegebedürftige in Privathaushalten in Deutschland 2002. Schnellbericht. Infratest, München 2003

Schneekloth, U.: Hilfe- und Pflegebedürftige in Alteneinrichtungen 2005. Schnellbericht. Infratest, München 2006

Schneider, M. u. a.: Gesundheitssysteme im internationalen Vergleich. BASYS, Augsburg 1995

Schönbäck, W. (Hg.): Gesundheit im gesellschaftlichen Konflikt. Urban & Schwarzenberg, München 1980

Schreiner-Kürten, K.: Prävention erreicht 1.4 Millionen. Gesundheit und Gesellschaft 7 (2004) Ausgabe 5, S. 14–15

Schulze Steinmann, L. u. a. : Die Zukunft sozialpsychiatrischer Heime. Psychiatrie Verlag, Bonn 2003

Schwartz, F. W. (Hg.): Das Public Health Buch. 2. Auflage. Urban & Fischer, München und Jena 2003

Schwartz, F. W.: Einsatz von Sozialarbeitern in Nervenarztpraxen. Hannover 1988

Schwarzer, R.: Psychologie des Gesundheitsverhaltens. 3. Auflage. Hogrefe Verlag, Göttingen 2004

Schwendter, R.: Einführung in die Soziale Therapie. dgtv-Verlag, Tübingen 2000

Schwenkmezger, P.: Emotionen und Gesundheit. Zeitschrift für klinische Psychologie, 21, 4–16 (1992)

Seller, H.: Sozialphysiologie I., Funkkolleg Umwelt und Gesundheit. Studienbegleitheft 2. Beltz Verlag, Weinheim 1978

Selye, H.: Einführung in die Lehre vom Adaptationssyndrom. Thieme Verlag, Stuttgart 1953

Siegrist, J.: Medizinische Soziologie. 6. Auflage. Urban & Schwarzenberg, München 2005

Slesina, W. u. a.: Betriebliche Gesundheitsförderung. Juventa Verlag, Weinheim und München 1998

Srole, L. u. a.: Mental health in the metropolis: the midtown study. New York 1962

Stadler, H.: Behinderung-Negativ-Variante des »Normalen« – oder? Rehabilitation, 31, 178–181 (1992)

Stange, K.: Sozialarbeit in Sozialen Diensten der Gesetzlichen Krankenversicherung. In: Ortmann, K., H. Waller (Hg.): Gesundheitsbezogene Sozialarbeit. Schneider Verlag, Baltmannsweiler 2005, S. 52–62

Stadt Wien (Hg.): Chronisch Kranke in Wien. Wien 2004
Statistisches Bundesamt (Hg.): Gesundheitsbericht für Deutschland. Verlag, Metzler-Poeschel. Stuttgart 1998
Steen, R.: Soziale Arbeit im Öffentlichen Gesundheitsdienst. Reinhardt Verlag, München und Basel 2005
Sting, S., G. Zurhorst (Hg.): Gesundheit und Soziale Arbeit. Juventa Verlag, Weinheim und München 2000
Sting, S., C. Blum: Soziale Arbeit in der Suchtprävention. Reinhardt Verlag, München und Basel 2003
Streich, W.: Armut und soziale Ungleichheit – wo soll Politik ansetzen, um das Gesundheitsgefälle in der Bevölkerung abzubauen? Eine Einführung in die Wilkinson-Debatte. Jahrbuch für kritische Medizin 34 (2001), 82–88
Student, C. u. a.: Soziale Arbeit in Hospiz und Palliative Care. Reinhardt Verlag, München und Basel 2004
Sudnow, D.: Passing on: the social organization of dying. Prentice-Hall, New York 1967 (deutsch: Organisiertes Sterben. S. Fischer Verlag, Frankfurt/M. 1973)
Thimm, W.: Das Normalisierungsprinzip – Eine Einführung. Lebenshilfe-Verlag, Marburg 1994
Townsend, P., N. Davidson (eds.): Inequalities in health. The Black Report. Penguin Books, Harmondsworth etc. 1982
Trabert, G.: Gesundheitsarbeit in der Wohnungslosenhilfe. In: Ortmann, K. u. H. Waller (Hg.): Gesundheitsbezogene Sozialarbeit. Schneider Verlag, Baltmannsweiler 2005, S. 161–177
Tress, W. u. a.: Psychosomatische Grundversorgung in der Praxis. Deutsches Ärzteblatt, 93, 481–483 (1996)
Trojan, A.: Psychisch krank durch Etikettierung? Urban & Schwarzenberg, München etc. 1978
Trojan, A. (Hg.): Wissen ist Macht. Fischer alternativ, Frankfurt/M. 1986
Tuckett, D. (ed.): An introduction to medical sociology. Tavistock, London 1976
Viefhues, H. (Hg.): Lehrbuch Sozialmedizin. Kohlhammer, Stuttgart 2001
Virchow, R.: Mitteilungen über die in Oberschlesien herrschende Typhus-Epidemie, 1848 (Reprint, Hildesheim 1968)
Virchow, R.: Die Einheitsbestrebungen in der wissenschaftlichen Medizin. Berlin 1849
Virchow, R.: Gesammelte Abhandlungen aus dem Gebiet der öffentlichen Medizin und der Seuchenlehre. Band 1. Berlin 1879
Vogel, R.: Patientenbeteiligung stärken. Soziale Psychiatrie, 20, Heft 2, S. 4–6 (1996)
v. Ferber, C.: Gesundheit und Gesellschaft. Kohlhammer, Stuttgart 1971
v. Ferber, L. u. C.: Streßkonzept der Soziologie. In: Keil, T. U.: Lexikon der Grundlagenforschung. Banaschewski Verlag, München 1978
v. Ferber, C.: Verzahnung und Selbsthilfe. Voraussetzungen und Bedingungen bürgernaher Gesundheitspolitik. Soziale Sicherheit, 43, 3–7 (1994)
v. Troschke, J.: Gesundheitserziehung. In: Blohmke, M. (Hg.): Ökologischer Kurs: Teil Sozialmedizin. Enke Verlag, Stuttgart 1979, S. 124–139
Waller, H. (Hg.): Zwangseinweisung in der Psychiatrie. Verlag Hans Huber, Bern etc. 1982
Waller, H.: Community Action für Gesundheit. In: Schmacke, N. (Hg.): Gesundheit und Demokratie. Von der Utopie der sozialen Medizin. VAS-Verlag, Frankfurt/M. 1999, S. 154–165
Waller, H.: Gesundheitswissenschaft. Eine Einführung in Grundlagen und Praxis. 4. Auflage. Kohlhammer, Stuttgart 2006
Watzlawick, P.: Kommunikation und Interaktion in psychiatrischer Sicht. In: Psychiatrie der Gegenwart. Springer Verlag, Berlin 1978
Weidtmann, V.: Prävention durch Impfung. In: Allhoff, P. u. a. (Hg.): Krankheitsverhütung und Früherkennung, a. a. O., 1997, S. 124–155
Weiss, R.: Macht Migration krank? Seismo Verlag, Zürich 2003
Weiß, H.: Armut. In: Antor, G. , U. Bleidick (Hg.): Handlexikon der Behindertenpädagogik. Kohlhammer, Stuttgart 2001, S. 176–178
Weiß, H. u. a.: Soziale Arbeit in der Frühförderung und Sozialpädiatrie. Reinhardt Verlag, München und Basel 2004

Literatur

Wilkinson, R.: Kranke Gesellschaften: soziales Gleichgewicht und Gesundheit. Springer Verlag, Wien etc. 2001

Wing, J. K., G. W. Brown: Institutionalism and schizophrenia. Cambridge University Press, Cambridge 1970

Whitehead, M.: The health divide. Health Education Council, London 1987

WHO: Regionale Strategie zur Erreichung des Ziels »Gesundheit für alle bis zum Jahr 2000«, Eur/Rc 30/8, Kopenhagen 1981

WHO: Entwicklung von Indikatoren für die Beobachtung des Fortschreitens auf dem Wege zur Gesundheit für alle bis zum Jahr 2000. Deutsche Zentrale für Volksgesundheitspflege, Heft 38, Frankfurt/M. 1983

WHO: Gesundheitsförderung. Eine Diskussionsgrundlage über Konzept und Prinzipien. Kopenhagen 1984

WHO: Einzelziele für »Gesundheit 2000«. Kopenhagen 1985

WHO: Ottawa-Charta zur Gesundheitsförderung. Kopenhagen 1986

Willer, A.: HIV-Infektion. Klinikarzt 34/11 (2005), S. 318

Wittchen, H., F. Jacobi: Die Versorgungssituation psychischer Störungen in Deutschland. Bundesgesundheitsblatt 44 (2001), S. 6–15

Wolff, H. G.: Life stress and bodily disease. William & Wilkens, Baltimore 1950

World Bank (ed.): Investing in health. World development report 1993. Oxford University Press. Oxford 1993

Wulff, E.: Wahnsinnslogik. Von der Verstehbarkeit schizophrener Erfahrungen. Psychiatrie-Verlag, Bonn 1995

Young, M. A.: Review of research and studies of health education practice. Health Education Monographs, 23 (1967)

Zempel, J., H. Waller: Betreuung seelisch Behinderter in Wohngemeinschaften. Ergebnisse der Begleitforschung. FH Nordostniedersachsen, Lüneburg 1992

Zierau, J., I. Gonzales-Campanini: Aufsuchende Familienhilfe für junge Mütter – Netzwerk Familienhebammen. Institut für Entwicklungsplanung und Strukturforschung, Hannover 2005

Register

AIDS 186
- epidemiologische Zusammenhänge 188
- Hauptbetroffenengruppen 188
- Hauptübertragungswege 190
- medizinische Grundlagen 186
- sozialmedizinische Grundlagen 188
- sozialmedizinische Praxis 191
alleinerziehende Mütter 65
Arbeitslosigkeit 60
Arbeitsschutz 85
Arbeitsunfälle 59
Arztpraxen 81
Ausgleichsabgabe 213

Behandlungsvereinbarungen 119
Behinderung 37, 193
- Armut und Behinderung 200
- Behinderungen ausgehend vom Gehirn und Nervensystem 195
- Behinderungen der Muskeln und des Skelettsystems 194
- Behinderungen der Sinnesorgane 196
- Bildung und Arbeit 209
- Einrichtungen der Behindertenhilfe 202
- Erklärungsmodelle von Behinderung 37
- Frauen mit Behinderung 199
- Frühförderung 204
- Intelligenzschädigungen 197
- International Classification of Functioning, Disability and Health 38
- International Classification of Impairments, Disabilities and Handicaps 38
- medizinische Grundlagen 193
- Rehabilitation und Teilhabe behinderter Menschen 148
- soziale Integration 214
- Sozialepidemiologie 198
- sozialmedizinische Praxis 201
- Vorsorgeuntersuchungen 203
- Wohnen 206
- Zahl der behinderten Menschen 52
Belastungen am Arbeitsplatz 60
Beratung 141
Berufsbildungswerke 212
Berufsförderungswerke 212
Berufskrankheiten 58–59
Betreuungsgesetz 216
Bluthochdruck 169
Bürger-Partizipation 120

chronische Krankheiten 51, 106

Demenz 218
Deutsche Herz-Kreislauf-Präventionsstudie 43
Diagnosis Related Groups 89
Disease-Management-Programme 110

Epidemiologie 41
- Aufgaben der Epidemiologie 41
- Behinderungen 44
- Datenquellen der Epidemiologie 42
- Ergebnisse der Epidemiologie 47
- Haupttodesursachen 48
- Methoden der Epidemiologie 44
- psychosomatische Erkrankungen 110
Erklärungsmodell zur gesundheitlichen Ungleichheit 57

Fallpauschalen 89
Familienfaktoren und Krankheit 64
Fehlplatzierung 113
Finanzierung der gesetzlichen Krankenversicherung 71
Frühberentungen 59
Frühförderung 205

Gemeindepsychiatrie 235
Gemeinschaftspraxen 82
Gesamtkrankenstand 59
Geschichte der gesetzlichen Krankenversicherung 96
Geschlechtsrollen 64
Gesundheits-Check-up 130
Gesundheitsamt 83
Gesundheitsarbeit 136
Gesundheitsarbeit in Sozialen Diensten 138
Gesundheitsaufklärung 129
Gesundheitsausgaben 72
Gesundheitsberatung 129
Gesundheitsberichterstattung 53
Gesundheitsberufe 93
gesundheitsbezogene Sozialarbeit 94, 136
Gesundheitsbildung 129
Gesundheitserziehung 129
Gesundheitsförderung 132
- Handlungsbereiche 133
- Ottawa-Charta 133
- Rolle der Krankenkassen 134
Gesundheitspolitik 99
Gesundheitsselbsthilfe 79
Gesundheitssurveys 43
Gesundheitsverhalten 104
Gesundheitswesen 68
- ambulante Versorgung 80

255

Register

- Berufe im Gesundheitswesen 90
- Finanzierungsträger der Gesundheitsversorgung 71
- Gesetzgebung im Gesundheitswesen 70
- Institutionen der Gesundheitsversorgung 78
- marktwirtschaftliche Systeme 68
- staatliche Gesundheitssysteme 69
- stationäre Versorgung 88
- Systemanalyse des Gesundheitswesens 68
- Systembewertung des Gesundheitswesens 101
- Systemgestaltung des Gesundheitswesens 96

Global Burdens of Disease 49

Häufigkeit psychischer Störungen in Deutschland 231
Health-Belief-Modell 128
Heimbewohner 159
help-seeking-behavior 105
Herz-Kreislauf-Erkrankungen 168
- medizinische Grundlagen 168
- präventive Strategien 172
- Rehabilitation 173
- Risikofaktorenmodell des Herzinfarkts 171
- sozialmedizinische Grundlagen 169
- sozialmedizinische Praxis 172
- Soziotherapie 173
- Todesursachenstatistik 171
Hospitalismus 113
Hospiz 164

Inanspruchnahme der ambulanten Versorgung 108
Infektionserkrankungen 183, 185
- meldepflichtige 185
Infektionskrankheiten 43
Infektionsschutzgesetz 184
integrierte Versorgung 83
integriertes Behandlungs-/Rehabilitationsprogramm 145
INTERHEART-Studie 170
inverse care law 69
Inzidenz 45

Kinder- und Jugendgesundheitssurvey 43
Krankenhäuser 89, 111
Krankenkassen 76
Krankenpflegepersonal 94
Krankenrolle 29
Krankenstand 45
Krankheitsfrüherkennungsuntersuchungen 127
Krankheitstheorien 12
- biomedizinisches Krankheitsmodell 15

- Devianz-Modell von Krankheit 28
- Konversionsmodell 18
- Laienkonzepte 13
- psychosomatisches Krankheitsmodell 18
- Risikofaktoren-Modell 34
- sozialepidemiologisches Modell 36
- sozioökonomisches Krankheitsmodell 30
- Stress-Coping-Krankheitsmodell 23
- Stress-Modell der Psychosomatik 21
- Verhaltensmodell von Krankheit 26
Krankheitsverhalten 11, 104
Krebserkrankungen 175
- Europäischer Kodex gegen den Krebs 181
- Krebstodesfälle 180
- medizinische Grundlagen 175
- Primärprävention 181
- Rehabilitation 182
- Sekundärprävention 181
- sozialmedizinische Grundlagen 177
- sozialmedizinische Praxis 181
- sozialtherapeutische Betreuung 182

labeling-Ansatz 12, 29
Lebenserwartung 48
Leistungen der Krankenkassen 77
Leistungen der Pflegeversicherung 77
Letalität 45
life-event-Forschung 25
life-event-Theorie 226

Magersucht 228
Medikalisierung 18, 110
Methadonprogramme 191
Migration und Krankheit 62
Mikrozensus 43
Mitbestimmung im Gesundheitswesen 118
Morbidität 45
Mortalität 44

Nachsorge 152
Nationaler Gesundheitssurvey 43
Normalisierungsprinzip 205

öffentliches Gesundheitswesen 83

Palliativmedizin 163
Patientenberatung 121
Patientenkarriere 105
Patientenorientierung des Gesundheitswesens 120
Pflege 153
- Anzahl und Struktur der Hilfe- und Pflegebedürftigen 156
- Begriff der Pflegebedürftigkeit 154
- Leistungen der Pflegeversicherung 155

Register

- Risiko der Pflegebedürftigkeit 162
- Stufen der Pflegebedürftigkeit 154

Pflegeversicherung 71, 155
Prävalenz 45
Prävention 122, 134
- Früherkennungsmaßnahmen 127
- personenbezogene Prävention 125
- Primär-, Sekundär- und Tertiärprävention 124
- Verhaltensprävention 129
- Verhältnisprävention 131
- Vorsorgeuntersuchungen 127

Präventionsgesetz 136
Psychiatrie-Enquête 235
psychische Störungen 217
psychische und psychosomatische Störungen
- affektive Störungen 222
- Entwicklungsstörungen 224
- Epidemiologie 230
- Krankheitsmodelle 225
- neurotische, Belastungs- und somatoforme Störungen 222
- organische einschließlich symptomatische psychische Störungen 218
- Persönlichkeits- und Verhaltensstörungen 224
- psychiatrische Grundlagen 218
- Rechtsgrundlagen für die Finanzierung der Gemeindepsychiatrie 238
- schizophrene, schizotype und wahnhafte Störungen 222
- sozialpsychiatrische Praxis 233
- Struktur der psychiatrischen Versorgung 235
- Verhaltens- und emotionale Störungen mit Beginn in der Kindheit und Jugend 225
- Verhaltensauffälligkeiten mit körperlichen Störungen 223

psychosomatische Erkrankungen 227
psychosoziale Dienste 87
psychosoziale Probleme im Krankenhaus 111
Psychotherapeutengesetz 237
Pyramide des Gesundheitssystems 79

Rauchen 178
Rehabilitation 146
- ambulante Rehabilitation 151
- berufliche Rehabilitation 150
- medizinische Rehabilitation 149
- Rehabilitation psychisch Kranker 240
- schulisch-pädagogische Rehabilitation 150
- soziale Rehabilitation 151

Risikofaktoren 36
Risikofaktorenmodell 169
Risikoverhalten 28

Schlaganfall 169
Schutz- und Hilfsmaßnahmen für psychisch Kranke 237
Schutzimpfungen 125–126
Schwerbehindertenrecht 212
Säuglingssterblichkeit 47
Selbstbehandlung 106
Selbsthilfe 134
Selbsthilfe im Gesundheitswesen 115
Selbsthilfegruppen 115, 244
Selbsthilfekontaktstellen 118
Social Readjustment Rating Scale 25
Sozialanamnese 139
Sozialarbeiter 84, 94, 146
soziale Netzwerke 24
soziale Schicht und Krankheit 54
soziale Unterstützung 24
Sozialpsychiatrische Dienste 88
Sozialstationen 86
Sozialtherapie 143–144, 235
Soziotherapie 143, 146, 237
Sterbebegleitung 163
Suchterkrankungen 218
- Häufigkeit 231
- psychische und Verhaltensstörungen durch psychotrope Substanzen 218
- Rauschmittel und ihre Wirkungen 221
- Rechtsgrundlagen für die Finanzierung der Drogenhilfe 243
- Ursachen der Drogenabhängigkeit 229
- Versorgung von Suchtkranken 242

therapeutische Gemeinschaft 239
Todesursachen 50
totale Institution 113
Tuberkulose 16
Typ-A-Verhalten 21, 28

Umwelt und Krankheit 65

Werkstätten für behinderte Menschen 213

Zwangseinweisungen 237

Heiko Waller

Gesundheitswissenschaft

Eine Einführung in Grundlagen und Praxis

4., überarb. und erw. Auflage 2006
268 Seiten mit 38 Abb. Kart.
€ 25,–
ISBN 978-3-17-019073-3

Die wesentlichen Elemente der neuen Disziplin der Gesundheitswissenschaft werden in dieser klar gegliederten, kompakten Einführung vorgestellt. Die Darstellung ist konsequent auf das Thema „Gesundheit" bezogen. Dazu werden im ersten Teil die Grundlagen des Fachs – Gesundheitskonzepte, Gesundheitsressourcen, Gesundheitsrisiken und Gesundheitssysteme – dargestellt. Der zweite, eher praxisorientierte Teil widmet sich der Gesundheitssystemgestaltung sowie den individuellen und gesellschaftlichen Möglichkeiten der Gesundheitsförderung und der Prävention. Damit bildet dieses Lehrbuch ein Standardwerk für Studierende der Studiengänge Gesundheitswissenschaften, Public Health, Medizin, Psychologie, Soziologie, Pflege, Sozialarbeit und Heil- und Sozialpädagogik.

Der Autor:
Prof. Dr. Dr. **Heiko Waller** M. Sc. ist Arzt und Soziologe und lehrt Sozialmedizin am Fachbereich Sozialwesen der Fachhochschule in Lüneburg. Er ist Leiter der Sektion Gesundheitssoziologie und Sozialmedizin im Zentrum für Angewandte Gesundheitswissenschaften der Fachhochschule und der Universität Lüneburg.

 www.kohlhammer.de

W. Kohlhammer GmbH · 70549 Stuttgart
Tel. 0711/7863 - 7280 · Fax 0711/7863 - 8430

Toni Faltermaier

Gesundheits-psychologie

2005. 368 Seiten mit 9 Abb. und 4 Tab. Kart.
€ 19,-
ISBN 978-3-17-017187-9
Urban-Taschenbücher, Band 571
Grundriss der Psychologie, Band 21

Dieses Lehrbuch stellt eine systematische Einführung in die noch junge Disziplin der Gesundheitspsychologie dar. Der Autor gibt eine in sich geschlossene und aktuelle Übersicht über zentrale gesundheitspsychologische Theorien, wichtige Ergebnisse der Forschung und neue Anwendungsmöglichkeiten. Ausgehend von den Problemen unseres medizinischen Gesundheitssystems entwickelt er die Grundfragen und -begriffe einer modernen Psychologie der Gesundheit. Theoretische Modelle der Krankheitsentstehung und der Salutogenese werden als Orientierung herangezogen, um die psychischen und sozialen Einflüsse auf den Gesundheits- und Krankheitsprozess systematisch zu beschreiben. Einen großen Raum nimmt dabei die Bedeutung der Gesundheitspsychologie für die Praxis ein, insbesondere für die dringend notwendige Prävention und Gesundheitsförderung.

Der Autor:
Professor Dr. **Toni Faltermaier**, Dipl.-Psych., lehrt und forscht am Institut für Psychologie, Bereich Gesundheitspsychologie und Gesundheitsbildung, der Universität Flensburg.

▶ www.kohlhammer.de

W. Kohlhammer GmbH · 70549 Stuttgart
Tel. 0711/7863-7280 · Fax 0711/7863-8430

Werle/Woll/Tittlbach

Gesundheitsförderung

Körperliche Aktivität und Leistungsfähigkeit im Alter

2006. 302 Seiten mit 34 Abb. und 45 Tab. Kart.
€ 22,-
ISBN 978-3-17-017971-4
Urban-Taschenbücher, Band 762
Grundriss Gerontologie, Band 12

Im Zuge der demographischen Entwicklung gewinnt die Ursachenforschung zum erfolgreichen Altern stark an Bedeutung. Daher ist die Frage einer lebenslangen körperlich-sportlichen Aktivität und körperlichen Leistungsfähigkeit im Hinblick auf Gesundheitsförderung von besonderer Relevanz. In diesem Buch werden Theorien zu Gesundheit und Gesundheitsförderung beschrieben und es wird die Bedeutung von körperlicher Leistungsfähigkeit und körperlich-sportlicher Aktivität für erfolgreiches Altern dargestellt. Die Planung gesundheitsbezogener Interventionsformen sowie Anwendungsbeispiele zeigen Möglichkeiten der Gesundheitsförderung.

Der Autor:
Dr. **Jochen Werle** ist wissenschaftlicher Mitarbeiter am Institut für Sport und Sportwissenschaft der Universität Heidelberg.
Prof. Dr. **Alexander Woll** ist Hochschullehrer für Sportwissenschaft an der Universität Konstanz und
Dr. **Susanne Tittlbach** ist als wissenschaftliche Assistentin am Institut für Sport und Sportwissenschaft der Universität Karlsruhe tätig.

www.kohlhammer.de

W. Kohlhammer GmbH · 70549 Stuttgart
Tel. 0711/7863-7280 · Fax 0711/7863-8430